Ferri 临床诊疗指南
——呼吸系统疾病诊疗速查手册

Ferri's Clinical Advisor
Manual of Diagnosis and Therapy in Respiratory Diseases

原　　　著　Fred F. Ferri

丛 书 主 审　王福生

分 册 主 审　施焕中

分 册 主 译　张　骅　徐国纲

北京大学医学出版社

Ferri LINCHUANG ZHENLIAO ZHINAN——HUXI XITONG JIBING
ZHENLIAO SUCHA SHOUCE
图书在版编目（CIP）数据

Ferri 临床诊疗指南 . 呼吸系统疾病诊疗速查手册 /（美）
弗雷德·费里（Fred F. Ferri）原著；张骅，徐国纲主译 . —
北京：北京大学医学出版社，2021.9
　书名原文：Ferri's Clinical Advisor 2021
　ISBN 978-7-5659-2462-0

Ⅰ.①F…　Ⅱ.①弗…②张…③徐…　Ⅲ.①呼吸疾病 - 诊疗
Ⅳ.①R

中国版本图书馆 CIP 数据核字（2021）第 139685 号

北京市版权局著作权合同登记号：图字：01-2021-1812

Elsevier (Singapore) Pte Ltd.
3 Killiney Road, #08-01 Winsland House I, Singapore 239519
Tel: (65) 6349-0200; Fax: (65) 6733-1817

Ferri 临床诊疗指南——呼吸系统疾病诊疗速查手册

主　　译：张　骅　徐国纲
出版发行：北京大学医学出版社
地　　址：（100191）北京市海淀区学院路 38 号　北京大学医学部院内
电　　话：发行部 010-82802230；图书邮购 010-82802495
网　　址：http://www.pumpress.com.cn
E - m a i l：booksale@bjmu.edu.cn
印　　刷：北京信彩瑞禾印刷厂
经　　销：新华书店
责任编辑：梁　洁　　责任校对：靳新强　　责任印制：李　啸
开　　本：889 mm×1194 mm　1/32　印张：15.875　字数：514 千字
版　　次：2021 年 9 月第 1 版　2021 年 9 月第 1 次印刷
书　　号：ISBN 978-7-5659-2462-0
定　　价：80.00 元
版权所有，违者必究
（凡属质量问题请与本社发行部联系退换）

译者名单

分 册 主 审　施焕中

分 册 主 译　张　骅　徐国纲

分册副主译　张自艳　柳　威　方年新　童　瑾　张小芳　刘凯雄

译　　　者（按姓名汉语拼音排序）

陈　辉　襄阳市中心医院（湖北文理学院附属医院）

陈俊文　湖北医药学院附属襄阳市第一人民医院

陈育全　广州市第十二人民医院

杜英臻　解放军总医院第二医学中心

方年新　南方医科大学附属东莞医院（东莞市人民医院）

方章兰　重庆大学附属肿瘤医院

冯　伟　武汉市肺科医院

高　亭　咸阳市中心医院

高　炜　中国康复研究中心北京博爱医院

高艳锋　河北省人民医院

高玉芝　浙江大学附属第一医院

郭天芳　济南市中心医院

韩　飚　浙江大学医学院附属杭州市第一人民医院

何　芳　襄阳市中心医院（湖北文理学院附属医院）

何　李　重庆医科大学附属第二医院

何正兵　益阳市中心医院

胡晶晶　重庆医科大学附属第二医院

胡煜东　南方医科大学附属东莞医院（东莞市人民医院）

黄　勇　中国科学院大学重庆医院

江　杰　南方医科大学附属东莞医院（东莞市人民医院）

厷　锴　咸阳市第一人民医院

兰　霞　重庆大学附属肿瘤医院

黎建文　南方医科大学附属东莞医院（东莞市人民医院）

李爱民　山西医科大学第一医院

李云雷　乐清市人民医院

李子广　蚌埠医学院第二附属医院

林玉蓉　西安市北方医院

刘　岗　苏州工业园区星海医院

刘国梁　中日友好医院

刘红梅　河南省人民医院

刘凯雄　福建医科大学附属第一医院

刘荣梅　首都医科大学附属北京胸科医院

刘娅妮　华中科技大学同济医学院附属同济医院

刘孜卓　天津医科大学总医院

柳　威　湖南省人民医院（湖南师范大学附属第一医院）

卢伟波　南方医科大学附属东莞医院（东莞市人民医院）

卢　晔　福建中医药大学附属厦门第三医院

陆霓虹　昆明市第三人民医院

罗　力　西南交通大学附属成都市第三人民医院

罗　玲　重庆大学附属肿瘤医院

孟伟民　青海省第四人民医院

南　勇　浙江省人民医院（杭州医学院附属人民医院）

蒲红斌　解放军总医院第二医学中心

秦　浩　中国人民解放军海军军医大学第一附属医院

覃泳杰　广东省人民医院

仇美华　烟台毓璜顶医院

屈亚莉　武汉市金银潭医院

阙一帆　解放军总医院第二医学中心

盛　艳　湖北医药学院附属襄阳市第一人民医院

苏　俊　浙江大学医学院附属杭州市第一人民医院

孙思庆　南京中医药大学附属南京医院 / 南京市第二医院

唐　飞　安徽省胸科医院

陶新曹　中日友好医院

童　德　中南大学湘雅二医院

童　瑾　重庆医科大学附属第二医院

王　慧　成都市第一人民医院

王金威　福建中医药大学

王俊轶　成都市第三人民医院 / 成都市呼吸健康研究所

王　楠　郑州大学第二附属医院

王　鹏　宝鸡高新医院

王生成　儋州市人民医院

王孝宾　中南大学湘雅二医院

王瑶辉　中南大学湘雅二医院

吴怀球　湖南省人民医院（湖南师范大学附属第一医院）

吴鹭龄　福建省福州肺科医院

吴文娟　苏州工业园区星海医院

肖　奎　中南大学湘雅二医院

肖　云　中南大学湘雅二医院

邢西迁　云南大学附属医院

徐国纲　解放军总医院第二医学中心

徐　鹏　湖北医药学院附属襄阳市第一人民医院

徐文娟　武汉市金银潭医院

薛世民　榆林市第二医院

杨澄清　武汉市肺科医院

杨高怡　杭州市胸科医院

杨　姣　昆明医科大学第一附属医院

杨　俊　中国科学院大学重庆医院

杨礼腾　深圳大学第三附属医院

杨小艳　石河子大学医学院第一附属医院

尹　雯　武汉市中心医院

于鹏飞　烟台毓璜顶医院

余　婷　襄阳市中心医院（湖北文理学院附属医院）

袁灿灿　湖北省中西医结合医院

战云飞　济南市中心医院

张　冬　内蒙古科技大学包头医学院第一附属医院

张　骅　北京市和平里医院

张科宏　长青藤医学编辑部

张龙举　遵义医科大学第三附属医院

张文娜　上海市质子重离子医院

张小芳　成都市温江区人民医院

张　颖　杭州市第七人民医院

张自艳　襄阳市中心医院（湖北文理学院附属医院）

赵　瑞　赤峰市医院

赵生涛　中国人民解放军联勤保障部队第920医院

钟　鸣　复旦大学附属中山医院

朱芷若　中南大学湘雅二医院

原著者名单

Allison Dillon
Thomas H. Dohlman
Stephen Dolter
David J. Domenichini
Kathleen Doo
James H. Dove
Andrew P. Duker
Shashank Dwivedi
Evlyn Eickhoff
Christine Eisenhower
Amani A. Elghafri
Pamela Ellsworth
Alan Epstein
Patricio Sebastian Espinosa
Danyelle Evans
Mark D. Faber
Matthew J. Fagan
Ronan Farrell
Timothy W. Farrell
Kevin Fay
Mariam Fayek
Jason D. Ferreira
Fred F. Ferri
Heather Ferri
Barry Fine
Staci A. Fischer
Tamara G. Fong
Yaneve Fonge
Michelle Forcier
Frank G. Fort
Glenn G. Fort
Justin F. Fraser
Gregory L. Fricchione
Michael Friedman
Daniel R. Frisch
Anthony Gallo
Mostafa Ghanim
Irene M. Ghobrial
Katarzyna Gilek-Seibert
Richard Gillerman
Andrew Gillis-Smith
Dimitri Gitelmaker
Alla Goldburt
Danielle Goldfarb
Jesse Goldman
Corey Goldsmith

Maheswara Satya Gangadhara Rao Golla
Caroline Golski
Helen B. Gomez
Avi D. Goodman
Paul Gordon
John A. Gray
Simon Gringut
Lauren Grocott
Stephen L. Grupke
Juan Guerra
Patan Gultawatvichai
David Guo
Priya Sarin Gupta
Nawaz K. A. Hack
Moti Haim
Sajeev Handa
M. Owais Hanif
Nikolas Harbord
Sonali Harchandani
Erica Hardy
Colin J. Harrington
Taylor Harrison
Brian Hawkins
Don Hayes
Shruti Hegde
Rachel Wright Heinle
Dwayne R. Heitmiller
Jyothsna I. Herek
Margaret R. Hines
Ashley Hodges
Pamela E. Hoffman
R. Scott Hoffman
Dawn Hogan
N. Wilson Holland
Siri M. Holton
Anne L. Hume
Zilla Hussain
Donny V. Huynh
Terri Q. Huynh
Sarah Hyder
Dina A. Ibrahim
Caitlin Ingraham
Nicholas J. Inman
Louis Insalaco
Ashley A. Jacobson
Koyal Jain

Vanita D. Jain
Fariha Jamal
Sehrish Jamot
Robert H. Janigian
Noelle Marie Javier
Michael Johl
Christina M. Johnson
Michael P. Johnson
Angad Jolly
Rebecca Jonas
Kimberly Jones
Shyam Joshi
Siddharth Kapoor
Vanji Karthikeyan
Joseph S. Kass
Emily R. Katz
Ali Kazim
Sudad Kazzaz
Sachin Kedar
A. Basit Khan
Bilal Shahzad Khan
Rizwan Khan
Sarthak Khare
Hussain R. Khawaja
Byung Kim
Robert M. Kirchner
Robert Kohn
Erna Milunka Kojic
Aravind Rao Kokkirala
Yuval Konstantino
Nelson Kopyt
Lindsay R. Kosinski
Katherine Kostroun
Ioannis Koulouridis
Timothy R. Kreider
Prashanth Krishnamohan
Mohit Kukreja
Lalathaksha Kumbar
David I. Kurss
Sebastian G. Kurz
Michael Kutschke
Peter LaCamera
Ann S. LaCasce
Ashley Lakin
Jayanth Lakshmikanth
Uyen T. Lam
Jhenette Lauder
Nykia Leach
David A. Leavitt
Kachiu C. Lee

Nicholas J. Lemme
Beth Leopold
Jian Li
Suqing Li
Donita Dillon Lightner
Stanley Linder
Kito Lord
Elizabeth A. Lowenhaupt
Curtis Lee Lowery III
David J. Lucier Jr.
Michelle C. Maciag
Susanna R. Magee
Marta Majczak
Shefali Majmudar
Gretchen Makai
Pieusha Malhotra
Eishita Manjrekar
Abigail K. Mansfield
Stephen E. Marcaccio
Lauren J. Maskin
Robert Matera
Kelly L. Matson
Maitreyi Mazumdar
Nadine Mbuyi
Russell J. McCulloh
Christopher McDonald
Barbara McGuirk
Jorge Mercado
Scott J. Merrill
Jennifer B. Merriman
Rory Merritt
Brittany N. Mertz
Robin Metcalfe-Klaw
Gaetane Michaud
Taro Minami
Hassan M. Minhas
Jared D. Minkel
Farhan A. Mirza
Hetal D. Mistry
Jacob Modest
Marc Monachese
Eveline Mordehai
Theresa A. Morgan
Aleem I. Mughal
Marjan Mujib
Shiva Kumar R. Mukkamalla
Vivek Murthy
Omar Nadeem
Catherine E. Najem
Hussain Mohammad H. Naseri

Uzma Nasir
Adrienne B. Neithardt
Peter Nguyen
Samantha Ni
Melissa Nothnagle
James E. Novak
Chloe Mander Nunneley
Emily E. Nuss
Gail M. O'Brien
Ryan M. O'Donnell
Adam J. Olszewski
Lindsay M. Orchowski
Sebastian Orman
Brett D. Owens
Paolo G. Pace
Argyro Papafilippaki
Lisa Pappas-Taffer
Marco Pares
Anshul Parulkar
Birju B. Patel
Devan D. Patel
Nima R. Patel
Pranav M. Patel
Saagar N. Patel
Shivani K. Patel
Shyam A. Patel
Brett Patrick
Grace Rebecca Paul
E. Scott Paxton
Mark Perazella
Lily Pham
Long Pham
Katharine A. Phillips
Christopher Pickett
Justin Pinkston
Wendy A. Plante
Kevin V. Plumley
Michael Pohlen
Sharon S. Hartman Polensek
Kittika Poonsombudlert
Donn Posner
Rohini Prashar
Amanda Pressman
Adam J. Prince
Imrana Qawi
Reema Qureshi
Nora Rader
Jeremy E. Raducha
Samaan Rafeq
Neha Rana

Gina Ranieri
Bharti Rathore
Ritesh Rathore
Neha P. Raukar
John L. Reagan
Bharathi V. Reddy
Chakravarthy Reddy
Snigdha T. Reddy
Anthony M. Reginato
Michael S. Reich
James P. Reichart
Daniel Brian Carlin Reid
Victor I. Reus
Candice Reyes
Harlan G. Rich
Rocco J. Richards
Nathan Riddell
Giulia Righi
Alvaro M. Rivera
Nicole A. Roberts
Todd F. Roberts
Gregory Rachu
Emily Rosenfeld
Julie L. Roth
Steven Rougas
Breton Roussel
Amity Rubeor
Kelly Ruhstaller
Javeryah Safi
Emily Saks
Milagros Samaniego-Picota
Radhika Sampat
Hemant K. Satpathy
Ruby K. Satpathy
Syeda M. Sayeed
Daphne Scaramangas-Plumley
Aaron Schaffner
Paul J. Scheel
Bradley Schlussel
Heiko Schmitt
Anthony Sciscione
Christina D. Scully
Peter J. Sell
Steven M. Sepe
Hesham Shaban
Ankur Shah
Kalpit N. Shah
Shivani Shah
Esseim Sharma
Yuvraj Sharma

Lydia Sharp
Charles Fox Sherrod IV
Jessica E. Shill
Philip A. Shlossman
Asha Shrestha
Jordan Shull
Khawja A. Siddiqui
Lisa Sieczkowski
Mark Sigman
James Simon
Harinder P. Singh
Divya Singhal
Lauren Sittard
Irina A. Skylar-Scott
John Sladky
Brett Slingsby
Jeanette G. Smith
Jonathan H. Smith
Matthew J. Smith
U. Shivraj Sohur
Vivek Soi
Rebecca Soinski
Maria E. Soler
Sandeep Soman
Akshay Sood
C. John Sperati
Johannes Steiner
Ella Stern
Philip Stockwell
Padmaja Sudhakar
Jaspreet S. Suri
Elizabeth Sushereba
Arun Swaminathan
Joseph Sweeney
Wajih A. Syed
Maher Tabba
Dominick Tammaro
Alan Taylor
Tahir Tellioglu
Edward J. Testa
Jigisha P. Thakkar
Anthony G. Thomas
Andrew P. Thome
Erin Tibbetts
Alexandra Meyer Tien
David Robbins Tien
Helen Toma
Iris L. Tong
Brett L. Tooley

Steven P. Treon
Thomas M. Triplett
Hiresh D. Trivedi
Vrinda Trivedi
Margaret Tryforos
Hisashi Tsukada
Joseph R. Tucci
Sara Moradi Tuchayi
Melissa H. Tukey
Junior Uduman
Sean H. Uiterwyk
Nicole J. Ullrich
Leo Ungar
Bryant Uy
Babak Vakili
Emily Van Kirk
Jennifer E. Vaughan
Emil Stefan Vutescu
Brent T. Wagner
J. Richard Walker III
Ray Walther
Connie Wang
Danielle Wang
Jozal Waroich
Emma H. Weiss
Mary-Beth Welesko
Adrienne Werth
Matthew J. White
Paul White
Estelle H. Whitney
Matthew P. Wicklund
Jeffrey P. Wincze
John P. Wincze
Marlene Fishman Wolpert
Tzu-Ching (Teddy) Wu
John Wylie
Nicole B. Yang
Jerry Yee
Gemini Yesodharan
Agustin G. Yip
John Q. Young
Matthew H. H. Young
Reem Yusufani
Caroline Zahm
Evan Zeitler
Talia Zenlea
Mark Zimmerman
Aline N. Zouk

中文版丛书序

Ferri's Clinical Advisor 2021 一书的主编 Fred F. Ferri 博士是美国布朗大学（Brown University）阿尔伯特医学院的社区卫生临床医学教授，也是众多医学院的客座教授。在过去的 25 年里，他一直是美国最畅销的医学作家，著有 30 多部医学著作，许多著作被翻译成多种语言，在国际上享有盛誉。此外，他在布朗大学曾获得多项杰出的学术荣誉，包括布朗大学卓越教学奖和迪恩教学奖。由于 Fred F. Ferri 博士对患者的奉献精神，获得了美国医学会颁发的医生认可奖和美国老年医学会颁发的老年医学认可奖。

Ferri's Clinical Advisor 2021 一书详细描述了 988 种医学障碍和疾病，涉及呼吸、感染、心血管、消化、肾病、免疫与风湿、血液、肿瘤、内分泌与代谢、妇产科、骨科、神经、精神、急诊等 10 余个学科，涵盖的医学主题总数超过了 1200 个，包括数以千计的插图、流程图、表格，足以称为医学百科全书，具有很强的可读性、适用性和实用性。

张骅和徐国纲作为丛书主译携手国内数十家大学附属医院、教学医院团队，在翻译过程中查遗补漏、学术纠错、规范用语、润色文字，努力做到信、达、雅。

"独立之精神，自由之思想"是中国现代集历史学家、古典文学研究家、语言学家、诗人于一身的陈寅恪先生的信仰，亦是他一生的追求，这也应成为我们每一位医者的信仰。

寰视宇内，唯有书香。我想，当我们的大学培育出像本书众多审译者一样的具有"独立之精神，自由之思想"信仰之人渐多时，其国家乃具有向前发展之希望。

在中文版 Ferri 临床诊疗指南系列丛书即将出版之际，我愿本书能为广大医学界同仁的临床诊疗工作带来极大裨益和提升。

王福生

中国科学院院士
解放军总医院第五医学中心感染病诊疗与研究中心主任
国家感染性疾病临床医学研究中心主任

2021 年 2 月

中文版丛书前言

由美国布朗大学阿尔伯特医学院 Fred F. Ferri 教授主编的 *Ferri's Clinical Advisor 2021* 一书详细描述了 988 种医学障碍和疾病，涉及呼吸、感染、心血管、消化、肾病、免疫与风湿、血液、肿瘤、内分泌与代谢、妇产科、骨科、神经、精神、急诊等 10 余个学科，涵盖的医学主题总数超过了 1200 个，包括数以千计的插图、流程图、表格，具有很强的可读性、适用性和实用性。由于其为广而博的医学专著，且受限于篇幅，故书中对一些疾病知识点以高度总结的形式展示，同时也给读者留下了自我拓展的空间，并且在每一章后都有推荐阅读以飨读者。

本书的审译者来自国内数十家大学附属医院、教学医院。翻译之初我们统一规范了翻译的整体基本要求、版式规范要求、内容规范要求，并制订了英文图书审校四大原则（查遗补漏、学术纠错、规范用语、润色文字），努力做到信、达、雅。诸位同道在临床、科研工作之余，耐心、细致地完成了翻译、审校工作，但在翻译中，由于英语和汉语表达方式的差异，瑕疵在所难免，恳请各位读者不吝赐教，以便审译者不断改进与提高。希望本书的中文版能够帮助到每一位渴望提高医疗质量、造福患者的临床医生。

感谢北京大学医学出版社、爱思唯尔（Elsevier）出版集团及原作者 Fred F. Ferri 教授对我们的信任，授予我们翻译的机会，以及翻译过程中给予我们的持续帮助。

感谢翻译团队每一位成员的努力付出，也感谢我们的家人给予我们的理解与支持。

张　骅　徐国纲

2021 年 1 月

译者序

欣闻张骅、徐国纲两位大夫主译由美国布朗大学沃伦·阿尔伯特医学院 Fred F. Ferri 教授主编的 *Ferri's Clinical Advisor 2021* 一书，我为他们的不断进步感到由衷的高兴。这两位大夫跟我都有在武汉工作的经历，作为呼吸专业的同行，见证了他们的成长。张骅于 2006 年在解放军总医院学习工作过，徐国纲英国留学回来后特招入伍在解放军总医院工作，他们潜心钻研、不畏艰难险阻、吃苦耐劳、率直严谨、勇于担当，继承了解放军总医院忠诚敬业、厚德创新的精神。两位医学博士在各自的工作岗位上脚踏实地、勤奋努力，成为本领域的佼佼者，彰显了我们呼吸人的责任与担当。

作为一名医生、一名医学院的教授，我自始至终认为，坚持不懈、脚踏实地地干比别人多的活儿，终会成为出类拔萃的学科领军人物。这个世界没有任何捷径可以让人长时间的高枕无忧。多吃点苦，多吃点亏，多让些甜头给别人，肯定没有坏处，最终都会得到加倍丰厚的回报。所谓天道酬勤，此话永世不假。有得必有失，有失亦必有得，牢记初心，坚持到底，就一定会有收获。也因为这一点，我特别敬重那些能够吃苦耐劳的人。

Ferri's Clinical Advisor 2021 一书详细描述了 988 种医学障碍和疾病，涉及众多学科，涵盖的医学主题总数超过了 1200 个，计划以分册的形式出版。呼吸系统疾病诊疗速查手册的翻译工作量较大，译者为国内多家大学附属医院、教学医院的硕博团队，他们在临床、科研工作之余，耐心、细致地完成了翻译、审校工作，努力做到信、达、雅。相信本分册的出版能为呼吸领域的医生和科研工作者提供一个良好的知识构架，愿开卷有益。

施焕中

首都医科大学附属北京朝阳医院呼吸与危重症医学科

北京市呼吸疾病研究所

2020 年 12 月

译者前言

在应对新冠肺炎疫情的阻击战中，呼吸与危重症医学科的医务人员以其训练有素的专业水准、职业精神和责任担当，义不容辞地成为抗击疫情的中流砥柱。在至暗时刻白衣执甲、坚守城池、御敌八方，怀着"召必回，战必胜"的信念，以医者仁心赢得了疫情阻击战的阶段性胜利，生动践行了"生命至上、举国同心、舍生忘死、尊重科学、命运与共"的伟大抗疫精神。

面对呼吸系统相关的疾患，诸多先进治疗手段，如经鼻高流量给氧、无创呼吸机、有创呼吸机辅助呼吸、连续性肾脏替代治疗（continuous renal replacement therapy，CRRT）、体外膜氧合（extracorporeal membrane oxygenation，ECMO）、二氧化碳清除技术等已广泛应用于临床，很多技术也实现了家庭应用，为呼吸系统疾病的防治提供了有力支持。

面对呼吸系统疾病，我们需要更系统化、贴合于临床的救治方案，也在不断探寻新的规范化诊疗方法。由美国 Fred F. Ferri 教授主编的 *Ferri's Clinical Advisor 2021* 一书中详细地描述了 55 种呼吸系统相关疾病的流行病学、诊断流程和治疗方案等内容。

中文版呼吸系统疾病诊疗速查手册的审译者为国内数十家高校附属医院、教学医院的呼吸与危重症医学科 / 感染学科团队，翻译工作按照统一的审译规范要求、版式规范要求、内容规范要求，努力做到信、达、雅。翻译团队的每一位成员努力做好每一种疾病的翻译工作，审校团队力求忠实表达原著的本意，但是由于审译者水平有限，中外语言、文化差异及不同国家地区之间的医疗发展差异，书中恐仍存错漏，恳请各位读者、各位老师不吝赐教，以利修订完善。同时也欢迎更多有识之士参与审校，集思广益，持续改进。

译著包含了原著各位作者的工作成果，在此谨向原著者致敬并表示真诚的感谢。北京大学医学出版社在该书策划、组织、审译过程中给予了大量具体的指导，为作者、读者无私奉献的精神始终激励着我们，在此致以最诚挚的谢意。

呼吸系统疾病诊疗速查手册倾注了各位老师们的智慧与辛劳，对于我们这些呼吸与危重症医学科 / 感染学科的医务工作者来说也是一个新的起点。我们必将时刻"在线"，共同奋进、满怀期待、携手未来！感谢翻译团队中每一位老师的辛勤付出，以及科学严谨的态度、公正客观的精神、对医学和知识的尊重，也感谢我们的亲友和同事给予的支持、理解和帮助。

历史从未被遗忘，鞭策我们展望未来。相信各位同仁将一如既往地"呼吸与共、薪火相传"，实现呼吸与危重症医学科由大到强的跨越，以医者的神圣护佑多彩的生命。

译者团队

2021 年 1 月

原著前言

本丛书旨在为医生和相关卫生专业人员提供一个清晰而简明的参考。其便于使用的体例可使读者能快速有效地识别重要的临床信息，并提供患者管理的实用指导。

多年来，前几版的巨大成功和众多同行的热情评论均为本丛书带来了积极的变化。每一部分都比之前的版本有了很大的扩展，使本丛书项目涵盖的医学主题总数已超过 1200 个。最新版本又增加了数百个新插图、表格和框，以增强对临床重要事件的记忆。所有主题中均提供了便于加快索赔提交和医保报销的国际疾病分类标准编码 ICD-10CM 编码。

各系统诊疗速查手册详细描述了 988 种医学障碍和疾病（最新版本新增 25 个主题），突出显示关键信息，并附有临床图片以进一步说明特定的医疗状况，以及列出相关的 ICD-10CM 编码。大多数参考文献均为当前同行评议的期刊文章，而不是过时的教科书和陈旧的综述文章。

各系统诊疗速查手册中的主题采用以下结构化方法展示：

1. 基本信息（定义、同义词、ICD-10CM 编码、流行病学和人口统计学、体格检查和临床表现、病因学）

2. 诊断（鉴别诊断、评估、实验室检查、影像学检查）

3. 治疗（非药物治疗、急性期治疗 / 常规治疗、慢性期治疗 / 长期管理、预后 / 处理、转诊）

4. 重点和注意事项（专家点评及推荐阅读）

《Ferri 临床诊疗指南——临床常见疾病诊疗流程图》包括 150 多种用以指导和加速评估及治疗的临床流程图，2021 年版我们继续更新流程，以提高可读性。医生们普遍认为这部分内容在当今的管理式医疗环境中特别有价值。

《Ferri 临床诊疗指南——实验室检查速查手册》包括正常的实验室检查参考值和对常用实验室检查结果的解释。通过提供对异常结果的解释，促进了对医学疾病的诊断，并进一步增加了本丛书全面的"一站式"性质，最新版还增加了新的插图和表格。

我认为我们已经创造了一个与现有图书有显著差别的先进的信息系统。这些内容为读者提供了巨大的价值。我希望本丛书便于使用的形式、众多独特的功能及不断更新的特点能够使其成为对初级保健医生、医学生、住院医师、专科医师和相关卫生专业人员均有价值的医学参考书籍。

Fred F. Ferri, MD, FACP

临床教授

布朗大学沃伦·阿尔伯特医学院

美国罗得岛州

原著致谢

感谢我的儿子 Vito F. Ferri 博士和 Christopher A. Ferri 博士，以及我的儿媳 Heather A. Ferri 博士的帮助和大力支持，感谢我的妻子 Christina，感谢她在书稿撰写过程中的耐心支持。特别感谢所有为本书提供宝贵意见的读者，是他们的建议帮助本书得以成为医学领域的畅销书。

Fred F. Ferri, MD, FACP

临床教授
布朗大学沃伦·阿尔伯特医学院
美国罗得岛州

目　录

第 1 章　鼻出血
Epistaxis

Tanya Ali

吴鹭龄　译　刘凯雄　审校

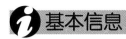 基本信息

定义

鼻出血俗称鼻衄，分为鼻腔前部或鼻腔后部出血。

同义词

鼻血

ICD-10CM 编码

R04.0　鼻出血

流行病学和人口统计学

- 美国每年每 200 例急诊患者中就有 1 例为鼻出血
- 20 岁以后的发病率增加，老年人群的发病率最高
- 80% 以上的鼻出血发生于鼻中隔前下部（利特尔区），发生于克氏静脉丛
- 只有 5% 的鼻出血患者为鼻腔后部出血

体格检查和临床表现

- 流鼻血
- 急性严重鼻出血可导致低血压和血流动力学不稳定

病因学

- 约 90% 的鼻出血事件为特发性
- 常见的可识别原因包括：
  1. 寒冷、干燥的环境
  2. 外伤（挖鼻孔、事故和肢体冲突）
  3. 结构畸形（鼻中隔偏曲、慢性穿孔）

4. 炎症（鼻窦炎、鼻息肉病）

5. 过敏

6. 鼻腔异物

7. 肿瘤（幼年血管纤维瘤）

8. 刺激物

9. 高血压

10. 凝血病（血友病、血管性血友病、血小板减少症）

11. 遗传性出血性毛细血管扩张（Osler-Weber-Rendu 病）

12. 肾衰竭

13. 药物：阿司匹林、非甾体抗炎药、华法林、酒精、西地那非和他达拉非

14. 血管疾病（结缔组织病、遗传性出血性毛细血管扩张）

15. 假性动脉瘤和颈内动脉瘤可表现为鼻出血

Dx 诊断

应尽量直接观察出血处来明确诊断，并制订最佳治疗的方法。图 1-1 显示鼻出血的解剖部位。

鉴别诊断

必须排除假性鼻出血。常见的鼻外出血部位包括：

- 肺咯血
- 食管静脉曲张出血
- 咽喉或气管肿瘤出血

评估

评估应包括实验室血液检查，以排除明确的病因。如果严重出血，需行交叉配血做输血前准备。

实验室检查

- 血红蛋白和血细胞比容
- 血小板计数
- 血尿素氮和肌酐
- 凝血功能（凝血酶原时间和部分凝血活酶时间）
- 血型和交叉配血

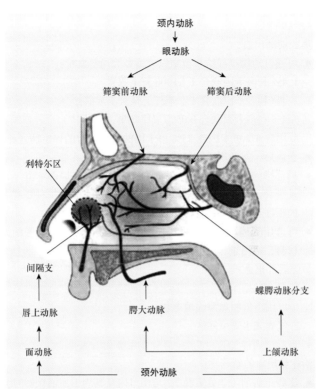

图 1-1 （扫本章二维码看彩图）鼻出血的解剖部位。［From McLarnon CM, Carrie S：Epistaxis, Surgery（Oxford）30（11）：584-589，2012.］

扫本章二维码看彩图

影像学检查

通常无特异性。

治疗

非药物治疗

- 首选用手指捏紧双侧鼻翼或将出血侧鼻翼压向鼻中隔按压 10 min
- 使用棉球或纸巾紧塞鼻腔
- 患者取坐位，身体前倾，经口呼吸让血液从鼻孔流出。身体不要后倾，否则血液将沿喉咙流下
- 鼻梁冰敷以收缩血管；也可含服冰块以达到类似效果

急性期治疗

鼻腔前部出血：

- 可通过药物浸湿纱布填塞以收缩鼻腔局部血管：

    1. 4% 利多卡因联合 1∶1000 肾上腺素

    2. 4% 利多卡因联合 1% 苯肾上腺素（苯福林）

    3. 4% 利多卡因联合 0.05% 氧甲唑啉（阿弗林）

    4. 用含 4% 可卡因或 25% 可卡因的石蜡软膏的棉签插入鼻腔

- 止血后，立即用硝酸银或三氯乙酸烧灼

- 局部措施不成功时，需要鼻腔前部填塞。在局部麻醉下，将凡士林油纱条从鼻腔底部向鼻腔顶部填塞，填塞时要有一定的深度和力度，保证足够压力止血

- 可选用其他填塞止血材料，如遇血液或液体时会膨胀的海绵材料，适用于鼻腔前部出血

鼻腔后部出血：

- 后鼻孔填塞术：

    1. 可用市售的鼻海绵填塞物

    2. 气囊或水囊填塞法

- 可尝试用带气囊的 Foley 导管作后鼻孔填塞

治疗鼻出血的新药物：

- 速凝止血剂（非处方药）。与伤口内及其周围血液接触时会吸收血液中水分子以促进血液快速凝固

- FloSeal 止血胶由人凝血酶、明胶基质和氯化钙混合而成，使用前需将其贴附于出血部位

- 重组人凝血因子Ⅶa 通常用于难治性鼻出血

慢性期治疗

- 急性期治疗无法止血或无法定位出血部位时，可使用电灼或内镜烧灼

- 合适的麻醉（如局部麻醉后进行电灼术，一次只能电灼单侧鼻腔，双侧电凝会导致鼻中隔穿孔）

- 动脉结扎或栓塞可用于难治性鼻腔后部出血

- 对于有黏膜损伤的患者，应每周使用 1 次 0.025% 曲安奈德、奈沙酯等乳膏，并每晚睡前鼻中隔涂抹少量凡士林

预后

- 大多数来自克氏静脉丛的鼻腔前部出血可以通过鼻部压迫使

局部血管收缩或烧灼止血

- 用纱布或海绵填塞鼻腔可控制 90% 的鼻腔前部出血
- 前鼻及后鼻的填塞应在 2 ~ 3 d 后去除。不能及时复诊的患者应考虑住院治疗，因为长时间压迫会增加坏死、中毒性休克综合征、鼻窦感染等并发症的风险
- 因鼻出血导致失血过多或中毒性休克综合征引起的血流动力学不稳定很少见

转诊

- 若鼻出血无法控制，应转诊至耳鼻喉科专家处就诊
- 任何鼻后出血需要填塞的患者都应咨询耳鼻喉科专家

 重点和注意事项

专家点评

- 硝酸银烧灼术勿在鼻中隔两侧同时进行，可致鼻中隔穿孔
- 鼻腔前部填塞完成后应使用广谱抗生素（如阿莫西林-克拉维酸 250 mg 口服每日 3 次或甲氧苄啶-磺胺甲噁唑 1 片口服每日 2 次）直到移除填塞物。虽然抗生素可预防阻塞性鼻窦炎，但尚无证据显示其有效性
- 鼻腔填塞的并发症包括：
  1. 误吸
  2. 填塞物脱落
  3. 感染
  4. 鼻创伤
- 鼻出血的传统危险因素包括鼻穿孔、鼻中隔偏曲、鼻炎、鼻窦炎和上呼吸道感染，但不会增加鼻出血复发的风险。鼻出血复发的重要危险因素包括充血性心力衰竭、糖尿病、高血压和心绞痛病史。华法林会增加鼻出血的复发风险，与国际标准化比值（international normalized ratio，INR）无关。阿司匹林和氯吡格雷不会增加鼻出血的复发风险[1]

---

① Abrich V et al：Risk factors for recurrent spontaneous epistaxis，Mayo Clin Proc 89（12）：1636-1643，2014.

第 2 章　非变应性鼻炎
Nonallergic Rhinitis

Shyam Joshi，Charles Fox Sherrod IV

高炜　译　刘国梁　审校

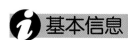 基本信息

定义

非变应性鼻炎（nonallergic rhinitis，NAR）指非 IgE 介导的鼻黏膜炎症，以慢性发作性或常年鼻炎症状（鼻充血、鼻漏和鼻后滴漏）为主要特征。它是一组异质性疾病，分为炎症性（感染性鼻窦炎、非变应性鼻炎伴嗜酸性粒细胞增多综合征）或非炎症性（包括但不限于味觉性鼻炎、萎缩性鼻炎、药物性鼻炎、激素性鼻炎、老年人鼻炎、与全身性疾病相关的鼻炎）。血管运动性鼻炎曾与 NAR 互换使用，但由于 NAR 有多种作用机制，故该术语过于狭隘，正逐渐被淘汰。

同义词

慢性非变应性鼻炎

特发性鼻炎

固有性鼻炎

非变应性非感染性慢性鼻炎

血管运动性鼻炎

ICD-10CM 编码

J30.0　*血管运动性鼻炎*

J31.0　*慢性鼻炎分类（萎缩性、肉芽肿性、肥厚性、阻塞性鼻炎）*

流行病学和人口统计学

- 在美国约有 1700 万～ 2200 万 NAR 患者。约有 50% 的鼻炎患者可能为单纯 NAR 或包含变应性鼻炎的"混合型"
- NAR 通常在成年期出现，70% 的患者在 20 岁以后出现。变应性鼻炎通常发生在儿童期
- NAR 的危险因素包括女性和年龄＞ 40 岁

- 父母患有变应性鼻炎的患者中，可能具有遗传成分
- 表 2-1 总结了可引起慢性鼻症状的药物
- 表 2-2 总结了职业相关鼻炎患病率增加的相关职业

表 2-1　与慢性鼻症状相关的药物

类别	示例
降压药	血管紧张素转化酶抑制剂 β 受体阻滞剂 阿米洛利 哌唑嗪 肼屈嗪
抗精神病药	氯氮平 氯丙嗪 阿米替林
磷酸二酯酶 -5 抑制剂	西地那非 他达拉非 伐地那非
非甾体抗炎药	布洛芬
其他	加巴喷丁

From Adkinson NF et al：Middleton's allergy principles and practice，ed 8，Philadelphia，2014，Elsevier.

表 2-2　职业相关鼻炎患病率增加的相关职业

类别	职业	可能的触发因素
刺激性	石膏板安装工 化妆师	石膏粉 化妆粉、香水
腐蚀性	门卫 化学技术员	氨 盐酸
免疫学		
免疫球蛋白 E	面包师 皮毛加工人员或皮货商人 家畜饲养员 兽医 食品加工工人 药剂师	谷物粉 动物皮屑 动物皮屑 动物皮屑 食品成分 药粉
低分子量物质	造船工人	酸酐

From Adkinson NF et al：Middleton's allergy principles and practice，ed 8，Philadelphia，2014，Elsevier.

体格检查和临床表现

- 患者可出现一系列特异性症状，主要为鼻漏、鼻后滴漏和清喉。相反，通常无过敏症状（如鼻瘙痒、打喷嚏、结膜刺激），但在混合型疾病中可能会有所不同
- 体格检查可以没有阳性体征，但可表现出以下特征：
  1. 清除鼻腔分泌物
  2. 鼻部结痂
  3. 与某些类型（如萎缩性鼻炎）相一致的嗅觉缺失
  4. 鼻甲检查可见红斑或苍白

病因学

- NAR 为一组异质性疾病，发病机制尚不清楚。一般来说，炎症性 NAR 涉及免疫细胞（嗜酸性粒细胞、肥大细胞、中性粒细胞）数量增加，从而导致炎症介质释放和炎症改变。对于非炎症性 NAR，推测是由于随着鼻内神经肽浓度增加，自主神经系统出现异常。这些异常通常由香水、强烈的气味、气候变化和烟雾引起。特定亚型可能具有特定的病理生理学机制：
  1. 感染性鼻窦炎：病毒、细菌或真菌感染。通常在急性病毒感染后发生
  2. 非变应性鼻炎伴嗜酸性粒细胞增多症（nonallergic rhinitis with eosinophilia syndrome，NARES）：病因不明
  3. 味觉性鼻炎：进食后出现的异常迷走神经性鼻炎
  4. 萎缩性鼻炎：病因不明，可能与细菌感染有关
  5. 药物性鼻炎：长期使用减充血剂 / 血管收缩药（苯肾上腺素、羟甲唑啉）可导致反跳性鼻充血。可卡因、α 受体拮抗剂或磷酸二酯酶 -5 选择性抑制剂也可引起药物性鼻炎
  6. 激素性鼻炎：与妊娠、月经周期以及口服避孕药（oral contraceptive，OCP）引起的激素变化相关
  7. 与全身性疾病相关的鼻炎：严重甲状腺功能减退、糖尿病

Dx 诊断

鉴别诊断

- 变应性鼻炎（对花粉、室内过敏原、职业性过敏原敏感）

- 有鼻腔表现的全身性疾病（如系统性红斑狼疮、肉芽肿性疾病、胃食管反流病）
- 机械性阻塞（如鼻中隔偏曲、鼻息肉、鼻肿瘤、异物）
- 颅脑外伤导致的脑脊液漏，因其可能代表颅底骨折、鼻窦手术后并发症或自发性渗漏
- 局部变应性鼻炎
- 慢性鼻窦炎
- 框 2-1 总结了慢性鼻炎的鉴别诊断

框 2-1　慢性鼻炎的鉴别诊断

- 泡状鼻甲
- 鼻中隔偏曲
- 腺样体肥大
- 鼻息肉
- 鼻癌
- 鼻异物
- 颅底骨折
- 变应性鼻炎
- 胆碱能毒症
- 复发性多软骨炎
- 无鼻炎的鼻甲肥大
- 后鼻孔闭锁
- 结节病
- 原发性纤毛运动不良症

Adapted from Adkinson NF et al: Middleton's allergy principles and practice, ed 8, Philadelphia, 2014, Elsevier.

评估

- 详细的病史和体格检查有助于确定是否有必要进行诊断性检查
- NAR 与变应性鼻炎或其他形式鼻炎的鉴别可能很困难，但详细的病史（无过敏症状，如打喷嚏、鼻瘙痒）可能会有帮助。调查问卷（包括辛辛那提刺激性指数量表）已被证明有助于区分 NAR 和变应性鼻炎
  1. 变应性鼻炎不能单凭病史排除诊断，应考虑皮肤试验或血清特异性 IgE 检查。许多患者有"混合型"鼻炎（包括变应性和非变应性），这增加了诊断的复杂性

2. 由于 NAR 和变应性鼻炎间常有重叠，如果患者的症状对治疗未达到预期的反应，则应重新进行合理的诊断性检查

- 检查鼻涂片中是否存在中性粒细胞和嗜酸性粒细胞可能对诊断有帮助，虽然在临床上不作为常规检查
- 为了排除可能导致慢性鼻漏的鼻息肉或鼻部解剖畸形，可能需要进行前鼻内镜或鼻内窥镜检查

Rx 治疗

非药物治疗

- 识别和避免特定的诱因（如烟/烟雾、特定的食物、香水、强烈的气味、职业刺激物）可以缓解症状
- 停止使用任何可引起鼻部症状的药物，包括局部减充血剂/血管收缩药、OCP、可卡因和酒精（表 2-1）
- 每天进行鼻腔冲洗（蒸馏水加生理盐水）和非处方鼻腔喷鼻剂可改善症状
- 如果内科保守治疗失败，可以考虑手术干预（鼻甲切除术、翼管神经切除术、鼻甲成形术），但是这种手术治疗在美国也不常开展。尽管有空鼻综合征（empty nose syndrome，ENS）的风险，但有限的数据显示了鼻甲成形术在减轻症状方面是有效的

急性期和慢性期治疗

- 第二代抗组胺药对 NAR 无效。尽管第一代抗组胺药由于具有抗胆碱能的特性可改善鼻漏，但局部治疗［包括鼻内激素（丙酸氟替卡松、曲安奈德、莫米松）、鼻内抗组胺药（氮唑斯汀、奥洛他定）、鼻内抗胆碱能药（异丙托溴铵）］被证明是有效的
- 应根据患者的病理生理学进行个体化治疗
  1. 血管运动性鼻炎：如果症状没有得到很好的控制，初始治疗通常包括鼻内激素联合鼻内抗组胺药或异丙托溴铵。鼻内激素和鼻内抗组胺药的复方制剂现已上市，可能更方便有效
  2. 感染性鼻窦炎：对症支持治疗和鼻内生理盐水冲洗。急性感染消退后，可能需要 6～8 周才能改善

3. NARES：局部使用皮质类固醇

4. 味觉性鼻炎：餐前鼻内应用异丙托溴铵和（或）调整可能引起鼻炎症状的食物可能有效

5. 萎缩性鼻炎：鼻腔冲洗，通常用生理盐水冲洗，如存在细菌感染可以应用抗生素治疗。可考虑清创和手术治疗以减少鼻腔容积

6. 药物性鼻炎：停止使用诱发鼻炎的药物（局部减充血剂 / 血管收缩药、可卡因、α 受体拮抗剂或磷酸二酯酶 -5 选择性抑制剂）。在停药过程中，患者可能需要短期使用鼻用激素或口服皮质类固醇

7. 激素性鼻炎：由妊娠引起的鼻炎在终止妊娠或分娩后患者症状可缓解，由口服避孕药引起者，则应考虑停药。单用鼻腔生理盐水冲洗有效

8. 与全身性疾病相关的鼻炎：治疗原发病

9. 老年人鼻炎：鼻内应用异丙托溴铵

- 多项研究表明，反复局部应用辣椒素对特发性鼻炎患者的症状有长期益处。对于 NAR 患者，对比辣椒素和激素的研究表明辣椒素优于激素。但确切的剂量和频率尚未确定

- 替代治疗：硝酸银、针灸

预后

大多数患者在避免诱因和使用恰当药物的情况下鼻部症状可获得轻中度缓解。52% 的 NAR 患者在 3 ～ 7 年的随访中症状会恶化。由于有证据支持合并症（哮喘、过敏性鼻炎、结膜炎）会随 NAR 诊断时间的延长而增加，故应对 NAR 进行定期评估。

此外，诊断性检查对于 NAR 与变应性鼻炎无针对性。2017 年发表的一项系统综述中显示鼻过敏原激发试验（nasal allergen provocation testing，NAPT）可以更好地区分 NAR 和变应性鼻炎患者。尽管皮肤点刺和（或）血清 IgE 检测呈阴性，但是约 26% 患者的 NAPT 呈阳性。因此应定期复查、评估诊断，以合理调整管理。

转诊

当症状严重的患者对标准治疗无反应和（或）诊断不确定时，应转诊至变态反应学家和（或）耳鼻喉科医师处就诊。

重点和注意事项

专家点评

- NAR 的症状是非特异性的，通常未发现特异性诱发因素。与变应性鼻炎相比，患者通常无打喷嚏、鼻瘙痒和结膜症状
- NAR 口服第二代抗组胺药通常无效，应根据其不同的病理生理学进行个体化治疗

相关内容

过敏性鼻炎（相关重点专题）

推荐阅读

Gevorgyan A et al: Capsaicin for non-allergic rhinitis, *Cochrane Database Syst Rev* 7:CD010591, 2015.

Hamizan AW et al: Positive allergen reaction in allergic and non-allergic rhinitis: a systematic review, *Int Forum Allergy Rhinol* 9:868-877, 2017.

Hellings PW et al: Non-allergic rhinitis: position paper of the European academy of allergy and clinical immunology, *Allergy* 72:1657-1665, 2017.

Lieberman P, Smith P: Nonallergic rhinitis—treatment, *Immunol Allergy Clin North Am* 36:305-319, 2016.

Seidman MD et al: Clinical practice guideline: allergic rhinitis, *Otolaryngol Head Neck Surg* 152:S1-S43, 2015.

Settipane RA, Kaliner MA: Nonallergic rhinitis, *Am J Rhinol Allergy* 27(3):48-51, 2013.

第3章　慢性鼻窦炎
Chronic Rhinosinusitis

Glenn G. Fort

秦浩　译　刘红梅　审校

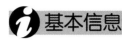 基本信息

定义

慢性鼻窦炎（chronic rhinosinusitis，CRS）是指发生于鼻道或鼻旁通道的慢性炎症，经过药物治疗后临床症状仍存在 12 周以上。CRS 可分为 3 类：无鼻息肉的 CRS、CRS 合并鼻息肉、变应性真菌性鼻窦炎。

ICD-10CM 编码
J32　未指明的慢性鼻窦炎

流行病学和人口统计学

发病率：CRS 常见于儿童及成人，但多数在中青年时期被确诊。

患病率：在美国，CRS 的发病率为 1% ～ 5%。

好发年龄和性别：一些研究表明，女性更多见。在成人中，平均诊断年龄为 39 岁。

遗传学因素：囊性纤维化及原发性纤毛运动不良症患者更易发生 CRS。

危险因素：

- 环境或行为危险因素：
  1. 吸烟
  2. 使用可卡因
  3. 化学和空气污染物：臭氧、二氧化硫、二氧化氮
- 宿主相关危险因素：变应性鼻炎、特应性疾病、哮喘、阿司匹林诱发的呼吸系统疾病
- 先天性免疫缺陷：囊性纤维化
- 体液免疫缺陷：常见的多种免疫缺陷、IgA 或 IgG 亚类缺陷、血管炎（如 Churg-Strauss 综合征）和结节病

- 变应性真菌性鼻窦炎
- 胃食管反流病
- 牙源性：来自上颌后牙的感染可能会引起上颌窦炎症

体格检查和临床表现

- CRS 的临床诊断需要体格检查和详细的鼻窦炎病史。应至少连续 12 周内出现以下 4 种临床症状中的 2 种：
  1. 鼻塞：81% ～ 95% 的患者
  2. 流鼻涕：51% ～ 83% 的患者
  3. 面部疼痛 / 压痛：70% ～ 85% 的患者
  4. 嗅觉减退 / 嗅觉缺乏：61% ～ 69% 的患者
- 在临床症状的基础上还需要结合检查结果，包括前鼻镜检查和鼻内镜检查可用于观察鼻腔黏液脓性分泌物、黏膜水肿以及中鼻窦息肉
- 影像学检查建议行鼻窦计算机断层扫描（computed tomography，CT）
- 特定亚型的临床特征：
  1. 无鼻息肉的 CRS：最常见的类型（60% ～ 65%），有主要临床症状
  2. CRS 合并鼻息肉：其特征是双侧中鼻道息肉，其是由胶状炎性物质组成的半透明肿块，有主要临床症状
  3. 变应性真菌性鼻窦炎：
     a. 既往史、皮肤试验或血清学证实的 1 型超敏反应
     b. 鼻息肉病
     c. 真菌涂片阳性
     d. 嗜酸性黏蛋白显示无组织浸润的真菌菌丝
     e. 鼻窦 CT 提示鼻窦内异物及骨质破坏

病因学

- 病因尚不明确，但和多种因素相关，包括遗传学及免疫因素、环境因素以及上呼吸道慢性炎症
- 各种细胞［包括成纤维细胞、上皮细胞、内皮细胞、肥大细胞、嗜酸性粒细胞、抗原提呈细胞（树突状细胞）、T 细胞和 B 细胞］可通过产生炎症介质（如细胞因子、趋化因子、类花生酸和抗体）引起免疫紊乱，最终导致 CRS 的发生

- 微生物学：可能参与 CRS 发病机制的微生物包括：
  1. 金黄色葡萄球菌：为最常见的细菌，可导致息肉的形成。在 CRS 患者中，有 2%～20% 的患者可分离出 MRSA
  2. 凝固酶阴性的葡萄球菌：目前尚不清楚它们是病原菌还是定植菌
  3. 铜绿假单胞菌：多见于囊性纤维化患者。其他革兰氏阴性杆菌包括肺炎克雷伯菌、奇异变形杆菌、肠杆菌属和大肠埃希菌
  4. 厌氧菌：消化链球菌、梭形杆菌、普雷沃菌属、卟啉单胞菌属

(Dx) 诊断

鉴别诊断

- 复发性急性鼻窦炎：每年发作 ≥ 4 次，其间无明显症状
- 变应性鼻炎、NAR、血管运动性鼻炎和 NARES
- 三叉神经痛
- 紧张性头痛

评估

可通过体格检查和明确的鼻窦相关病史诊断 CRS，包括与 CRS 相关的合并症和相关家族史。

实验室检查

应进行相关的实验室检查，明确是否存在影响诊断和治疗的情况：

- 哮喘
- 囊性纤维化
- 阿司匹林过敏
- 纤毛运动不良
- 免疫缺陷：IgG 缺乏、IgG 亚型缺乏、IgA 缺乏、选择性 IgA 缺乏
- 评估患者过敏和免疫学状态：IgG，IgA，IgM 和 IgE 水平；T 淋巴细胞计数；功能评估（皮肤迟发型超敏反应及 T 细胞流式细胞计数）

- 上颌窦抽吸物（maxillary sinus aspirate，MSA）细菌培养或内窥镜下中鼻道培养（endoscopically directed middle meatus culture，EDMM）。MSA 是金标准，EDMM 同样具有临床意义

影像学检查

- 不推荐鼻窦 X 线平片，首选行鼻窦非增强 CT
- 影像学检查应包括前额，延伸到上颌牙齿，也包括耳和鼻尖部
- 轴向扫描，最大层厚维持在 1 mm 左右

Rx 治疗

　　CRS 的治疗目标是控制症状，改善生活质量。治疗应针对增强黏液纤毛清除作用，改善鼻窦引流 / 流出，消除局部感染和炎症，并增强局部用药的效果。

非药物治疗

　　鼻腔生理盐水冲洗：低压、大容量（240 ml）的低渗盐水或高渗盐水冲洗可以缓解 50% 患者的临床症状，效果优于经鼻腔生理盐水喷雾，常与皮质类固醇喷雾一起使用。

常规治疗

- 局部鼻腔皮质类固醇：第一代产品包括二丙酸倍氯米松、氟尼缩松、布地奈德和曲安奈德。较新的药物包括丙酸氟替卡松、糠酸氟替卡松、糠酸莫米他松和环索奈德。多数为每日 1 次
- 口服皮质类固醇：如泼尼松，可用于严重慢性鼻窦炎患者，尤其是合并鼻息肉的患者，因为它们有助于缩小息肉。泼尼松也可以减少变应性真菌性鼻窦炎的黏膜炎症。剂量：20 mg，每日 2 次，连服 5 d，然后每日 20 mg，连服 5 d
- 抗生素：通常与泼尼松联合使用。可用于有感染征象的情况，如面部疼痛、鼻窦 CT 气液平面或中鼻道化脓性黏液。最多使用 3 ～ 4 周，如阿莫西林 / 克拉维酸或莫西沙星

　　手术：如果内科治疗失败，可以尝试内镜手术治疗。它可以为鼻旁窦提供通气和引流，并扩大鼻旁窦，为局部用药创造更好的条件。一般来说，手术也不可以治愈，患者仍需要接受后续的内科治疗。

长期管理

已有学者尝试长期使用大环内酯类抗生素，但研究并未显示很好的临床获益。

补充和替代治疗

可应用草药、顺势疗法、针灸、反射疗法和瑜伽，但尚未在临床试验中进行研究。

转诊

- 耳鼻喉科长期随诊，必要时手术治疗

 ## 重点和注意事项

- 可以将婴儿洗发水等表面活性剂添加到盐水中进行鼻腔冲洗，可防止鼻窦黏膜上细菌生物膜的形成
- 抗组胺药（如西替利嗪 20 mg/d）的益处未经证实

预防

- 建议戒烟，因其可以降低鼻窦炎的风险
- 鼻腔冲洗可用于预防 CRS 的恶化

推荐阅读

Kucuksezer UC et al: Chronic rhinosinusitis: pathogenesis, therapy options and more, *Expert Opin Pharmacother* 19:1805-1815, 2018.
Sedaghat AR: Chronic rhinosinusitis, *Am Fam Physician* 96:500-506, 2017.
Ting F, Hopkins C: Outcome measures in chronic rhinosinusitis, *Current Otorhinolaryngol Rep* 6:271-275, 2018.

第 4 章　扁桃体周脓肿
Peritonsillar Abscess

Peter J. Sell，Amity Rubeor，Glenn G. Fort

孙思庆　译　刘红梅　张小芳　审校

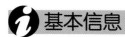 基本信息

定义

扁桃体周脓肿是位于腭扁桃体壁膜和咽上缩肌之间的急性感染。

同义词

脓性扁桃体炎

ICD-10CM 编码

J36　扁桃体周围脓肿

流行病学和人口统计学

发病率（美国）：5 ～ 59 岁，年发病率为 30/100 000。青少年的年发病率为 40/100 000，是儿童和青少年头颈部最常见的深部感染，至少占其中的 50%。

患病率：美国每年 45 000 例。

好发性别：男性多于女性。

好发年龄：20 ～ 40 岁的成人发病率最高。

发病高峰：全年呈双峰型，11 ～ 12 月和 4 ～ 5 月发病率最高。

危险因素：吸烟、牙周病、咽部或牙齿感染、男性。

体格检查和临床表现

- 在脓肿形成和出现局部及全身症状之间通常有 2 ～ 5 d 的延迟
- 咽喉痛可能很严重且为单侧（表 4-1）
- 吞咽困难和吞咽疼痛
- 脓肿侧耳痛
- 口臭
- 面部肿胀

表 4-1　引起咽喉痛的常见疾病的鉴别

特征	病毒性咽炎	细菌性扁桃体炎	扁桃体周脓肿	会厌炎
扁桃体肿大	常见	罕见	无	无
扁桃体渗出物	偶有（单核细胞增多）	常见	常见	无
扁桃体不对称	无	无	常见	无
牙关紧闭（不能张开下巴）	无	无	常见	无
颈淋巴结病	偶有	常见（压痛）	常见（压痛）	无
喉部压痛	罕见	无	无	常见

From Goldman L，Schafer AI：Goldman's Cecil Medicine，ed 24，Philadelphia，2012，Saunders.

- 流涎
- 头痛
- 发热
- 牙关紧闭：咽部的检查会由于牙关紧闭而受限
- 声音嘶哑、声音低沉
- 下颌下腺和颈前淋巴结压痛
- 扁桃体肥大伴扁桃体周水肿
- 悬雍垂向对侧偏斜：扁桃体周脓肿的鉴别特征是受累扁桃体内侧移位伴对侧悬雍垂偏斜（图 4-1）
- 喘鸣

病因学

- 扁桃体周脓肿通常是扁桃体炎或唾液管阻塞引起的急性细菌性咽炎的并发症。扁桃体炎→扁桃体周蜂窝织炎→扁桃体周脓肿
- 最常见的致病菌是 A 组 β-溶血性链球菌，占儿童病例的 15% ～ 30%，成人病例的 5% ～ 10%
- 较少见的需氧菌是金黄色葡萄球菌、流感嗜血杆菌、奈瑟菌属
- 最常见的厌氧菌是梭形杆菌属

扫本章二维
码看彩图

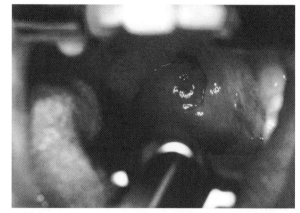

图 4-1 （扫本章二维码看彩图）扁桃体周脓肿伴悬雍垂向右移位。（From Marx JA et al：Rosen's emergency medicine，ed 8，Philadelphia，2014，WB Saunders.）

 诊断

鉴别诊断

- 肥大性扁桃体炎
- 传染性单核细胞增多症
- 扁桃体周蜂窝织炎
- 咽后脓肿
- 会厌炎
- 牙脓肿（磨牙后）
- 淋巴瘤
- 脓性颌下炎
- 结核性肉芽肿
- 颈淋巴结炎
- 白喉
- 异物
- 肿瘤

评估

- 应根据病史和体格检查进行评估。脓液抽吸术可确诊扁桃体周脓肿
- 如果诊断不清楚，可以考虑行其他检查

实验室检查

- 考虑快速链球菌抗原检测和（或）咽部培养和药物敏感试验
- 抽吸脓液进行培养和药物敏感试验（见"治疗"）
- 可考虑针对单核细胞增多症的实验室检查（扁桃体周脓肿患者有 20% 的单核细胞增多症发病率）

影像学检查

- 当诊断不明确时，考虑超声、CT（图 4-2）或磁共振成像（magnetic resonance imaging，MRI）（图 4-3）来帮助区分脓肿与蜂窝织炎或肿块

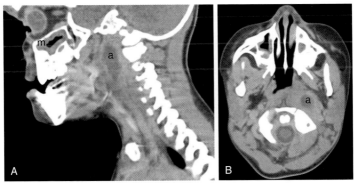

图 4-2　3 岁儿童咽旁脓肿的 CT 图像。A. 矢状面显示咽旁脓肿（a）和上颌窦黏膜肿胀（m）。**B.** 咽旁脓肿冠状面（a）。（From Kliegman RM et al：Nelson textbook of pediatrics，ed 19，Philadelphia，2011，Saunders.）

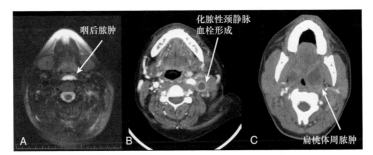

图 4-3　MRI 及 CT 显示多种危及生命的头颈部感染，包括咽后脓肿（**A**）、化脓性颈静脉血栓形成（**B**）及扁桃体周脓肿（**C**）。（Images provided by Dr. Joshua Brody，Department of Radiology，the Cooper Health System，Camden，NJ. In Parrillo JE，Dellinger RP：Critical Care Medicine，Principles of Diagnosis and Management in the Adult，ed 5，Philadelphia，2019，Elsevier.）

- 与直视下相比，成人患者口腔内超声可提高扁桃体周脓肿的诊断率和对脓肿的抽吸能力
- MRI 提供了比 CT 更好的软组织鉴别能力

Rx 治疗

非药物治疗

可通过穿刺针抽吸或外科切开和引流的方式引流脓肿。牙关紧闭患者口腔内超声引导的针吸活检是很有用的辅助手段。

急性期治疗

- 脓肿抽吸或手术引流，抗生素治疗 10 ～ 14 d
- 初始抗生素应覆盖 A 组溶血性链球菌和厌氧菌
- 静脉注射
  1. 哌拉西林 / 他唑巴坦或替卡西林 / 克拉维酸，如果青霉素过敏，则静脉注射克林霉素 600 ～ 900 mg 每 8 h 1 次
  2. 氨苄西林-舒巴坦 3 g 每 6 h 1 次
  3. 青霉素 G 1000 万单位每 6 h 1 次和甲硝唑 500 mg 每 6 h 1 次（如果青霉素过敏，可使用克林霉素 900 mg 每 8 h 1 次）
- 口服
  1. 阿莫西林-克拉维酸 875 mg 每日 2 次
  2. 青霉素 V 钾 500 mg 每日 4 次和甲硝唑 500 mg 每日 4 次
  3. 克林霉素 600 mg 每日 2 次或 300 mg 每日 4 次
- 抗生素的选择应以细菌培养和药物敏感试验为指导。在获得培养结果之前，可参考当地的抗生素耐药特点进行经验性治疗

慢性期治疗

- 在扁桃体周脓肿确诊后 3 ～ 6 个月可考虑扁桃体切除术，无论是否为复发性扁桃体炎
- 尽管罕见，但对于扁桃体周脓肿急性病例和有复发性咽炎或扁桃体周脓肿病史的成人和儿童，专家建议进行扁桃体切除术或热扁桃体切除术，即在开始使用抗生素后立即切除扁桃体

预后

- 治疗成功是指于预后 24 h 内咽喉痛、发热和（或）扁桃体肿

胀的症状改善

- 治疗失败是指尽管进行了 24 h 的抗菌治疗（有或没有手术引流），症状没有改善或恶化

转诊

- 考虑转诊至耳鼻喉科或放射科进行脓肿引流
- 如果符合标准，考虑转诊至耳鼻喉科行扁桃体切除术

 # 重点和注意事项

专家点评

- 存在短期（4 d 内）和长期（2～3 年）复发风险
- 大多数复发发生在最初出现症状后不久，提示持续感染而不是复发
- 总复发率为 10%～15%
- 支持性治疗包括疼痛控制和补液。有报告显示，与安慰剂相比，在针吸活检后单剂量地塞米松（10 mg）可以在 24 h 内减轻疼痛（见"推荐阅读"）

预防

- 充分治疗扁桃体周脓肿
- 30% 的扁桃体周脓肿患者符合扁桃体切除术的标准

患者和家庭教育

如果家人出现呼吸困难、吞咽困难或说话困难，可打电话求助。

推荐阅读

Chau JKM et al: Corticosteroids in peritonsillar abscess treatment: a blinded placebo-controlled clinical trial, *Laryngoscope* 124:97-103, 2014.

Galioto NJ: Peritonsillar abscess, *Am Fam Physician* 95:501-506, 2017.

Hur K et al: Adjunct steroids in the treatment of peritonsillar abscess: a systematic review, *Laryngoscope* 128:72-77, 2018.

Powell EL et al: A review of the pathogenesis of adult peritonsillar abscess: time for a re-evaluation, *J Antimicrob Chemother* 68:1941-1950, 2013.

第5章　鼻咽癌
Nasopharyngeal Carcinoma

Ritesh Rathore

张文娜　译　张骅　审校

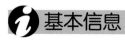 基本信息

定义

鼻咽癌是一种起源于鼻咽部且在临床上有别于其他头颈部肿瘤的上皮癌。

ICD-10CM 编码

C11.9　未指明的鼻咽恶性肿瘤

流行病学和人口统计学

- 鼻咽癌较少见，70% 的病例见于东亚和东南亚地区
- 中国发病率为 3/100 000，高加索人群为 0.4/100 000。
- 男性高发（是女性的 2.5 倍）
- 发病率在亚洲流行地区稳步下降

遗传学：

- 位于染色体 6p21 上的 MHC 区域的 HLA 基因已被广泛认为是鼻咽癌的主要风险位点
- 参与鼻咽癌进展的基因组改变包括：多个 NF-κB 负性调节因子的功能缺失突变、复发性遗传学改变（如 *CDKN2A/CDKN2B* 位点缺失）、*CCND1* 扩增、*TP53* 突变、*PI3K/MAPK* 信号通路突变

危险因素：

- EB 病毒感染
- 吸烟
- 饮酒
- 家族史
- 食用腌制的食物
- 口腔卫生不良

病因学

- 鼻咽鳞癌的病理亚型包括：角化型、非角化型和基底样型。角化型在全球范围内占不足 20%，常见于非流行区。非角化型是流行区病例的主要类型（＞95%），且与 EB 病毒感染显著相关

- 遗传突变的上皮细胞持续性 EB 病毒感染和受累细胞增殖可导致致瘤性转化。鼻咽黏膜慢性暴露于环境中的致癌物质会增加 DNA 损伤，导致鼻咽上皮细胞的体细胞基因改变。EB 病毒感染反过来促进各种癌症相关基因的失活。在肿瘤发展的过程中，NF-κB 信号通路调节因子的获得性突变改变了其他癌症相关基因的活性。MHC I 组基因突变、PI3K/MAPK 通路以及 *TP53* 和 *RAS* 基因的体细胞突变可能在肿瘤复发和转移中起重要作用

临床表现

- 慢性鼻塞或鼻闷胀感
- 反复鼻出血和血性鼻漏
- 听力障碍和耳鸣
- 头痛
- 耳痛
- 可扪及的颈部包块
- 颅神经麻痹

(Dx) 诊断

鉴别诊断

- 鼻息肉
- 鼻咽淋巴瘤
- 鼻咽肉瘤

评估

- 耳鼻喉科医生行直接鼻咽镜检查加活检（图 5-1）及影像学评估（图 5-2 和图 5-3）

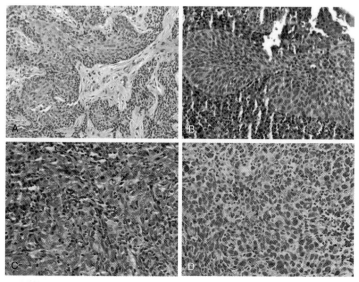

图 5-1 （扫本章二维码看彩图）鼻咽癌的光镜下表现。**A**. 角化型鳞状细胞癌，HE 染色，200×。**B**.非角化型癌，分化型，HE染色，400×。**C**.非角化型癌，未分化型,HE 染色,400×。**D**. 原位杂交检测到 EB 病毒编码的小 RNA。[From Chua MLK et al: Nasopharyngeal carcinoma，Lancet 387（10022）：1012-1024，2016.]

扫本章二维码看彩图

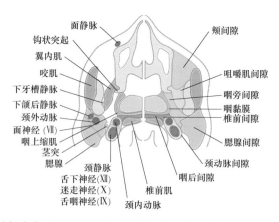

图 5-2 （扫本章二维码看彩图）腮腺和咽旁间隙解剖。（From Grant LA：Grainger & Allison's diagnostic radiology essentials，ed 2，Philadelphia，2019，Elsevier. ）

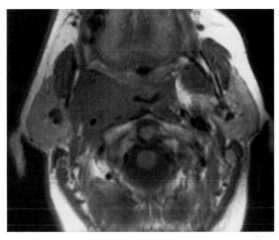

图 5-3　鼻咽癌。轴位 T1 加权相可见咽旁间隙大肿块，向外与腮腺深叶关系密切，部分包绕颈动脉。（From Grant，LA：Grainger & Allison's diagnostic radiology essentials，ed 2，Philadelphia，2019，Elsevier.）

实验室检查

- 血常规
- 血生化
- 循环细胞游离 EB 病毒 DNA 是鼻咽癌的生物标志物。治疗前血浆 EB 病毒 DNA 水平可能是传统 TNM 分期系统预测预后的有力补充（表 5-1）

表 5-1　当前用于鼻咽癌的 TNM 分期系统

比较鼻咽癌第 7 版和第 8 版 UICC/AJCC 分期系统	
第 7 版	第 8 版
原发肿瘤（T）	
T_x　原发肿瘤不能评价	原发肿瘤不能评价
T_0	无原发肿瘤存在的证据，但是存在 EB 病毒阳性的颈淋巴结受累
T_1　侵犯鼻咽、口咽或鼻腔，无咽旁间隙受侵	侵犯鼻咽、口咽或鼻腔，无咽旁间隙受侵
T_2　侵犯咽旁间隙	侵犯咽旁间隙和邻近软组织受侵（翼内肌、翼外肌、椎前肌）

续表

比较鼻咽癌第 7 版和第 8 版 UICC/AJCC 分期系统

第 7 版		第 8 版
T_3	侵犯颅底的骨性结构和（或）鼻旁窦	侵犯骨性结构（颅底、颈椎）和（或）鼻旁窦
T_4	侵犯颅内、颅神经、下咽、眼眶、颞下窝或咬肌间隙	侵犯颅内、颅神经、下咽、眼眶、软组织（超过翼外肌外侧缘、腮腺）

区域淋巴结（N）

N_x	区域淋巴结不能评价	区域淋巴结不能评价
N_0	无区域淋巴结转移	无区域淋巴结转移
N_1	单侧颈部淋巴结、单侧或双侧咽后淋巴结转移，位于锁骨上窝以上；$\leqslant 6\,cm$	单侧颈部淋巴结、单侧或双侧咽后淋巴结转移，位于环状软骨下缘以上；$\leqslant 6\,cm$
N_2	双侧颈部淋巴结转移，位于锁骨上窝以上，$\leqslant 6\,cm$	双侧颈部淋巴结转移，位于环状软骨下缘以上，$\leqslant 6\,cm$
N_{3a}	转移淋巴结最大直径 $> 6\,cm$	转移淋巴结最大直径 $> 6\,cm$ 和（或）超过环状软骨下缘（无论单侧还是双侧）
N_{3b}	锁骨上窝淋巴结转移	

远处转移（M）

M_0	无远处转移	无远处转移
M_1	有远处转移	有远处转移

总分期

Ⅰ	$T_1N_0M_0$	$T_1N_0M_0$
Ⅱ	$T_2N_{0-1}M_0$，$T_1N_1M_0$	$T_2N_{0-1}M_0$，$T_{0-1}N_1M_0$
Ⅲ	$T_3N_{0-1}M_0$，$T_{1-3}N_2M_0$	$T_3N_{0-2}M_0$，$T_{0-2}N_2M_0$
ⅣA	$T_4N_{0-2}M_0$	T_4 或 N_3M_0
ⅣB	任何 T，N_3M_0	任何 T，任何 N，M_1
ⅣC	任何 T，任何 N，M_1	

UICC/AJCC，国际抗癌联盟 / 美国癌症联合会。T 分期：新增 T_0，指尽管无原发肿瘤存在的证据，但是存在 EB 病毒阳性的颈淋巴结受累。翼内肌、翼外肌、椎前肌受累现在被分期为 T_2。在 T_4 中，原来的"颞下窝或咬肌间隙"被软组织受侵的特定描述所取代，以避免歧义。N 分期：原来 N_{3b} 的标准中由"锁骨上窝"变更为"环状软骨下缘"。N_{3a} 和 N_{3b} 合并为 N_3。总分期：原来的ⅣA 和ⅣB 合并为ⅣA。原来的ⅣC 重新分为ⅣB
From Chen YP et al: Nasopharyngeal carcinoma, Lancet 394（10192）：64-80, 2019.

影像学检查

- 头颈部 CT 或 MRI：MRI 在对软组织扩散程度的评估和咽后淋巴结的检测上优于 CT
- PET/CT 用于评价有无远处转移及检测治疗结束后有无残留肿瘤

Rx 治疗

标准治疗是同期放化疗。辅助治疗和一定程度上的新辅助化疗可在临床实践中常规应用于放化疗前后。

非药物治疗

- 手术用于诊断性活检，以及用于根治性放化疗完成后颈部淋巴结残留的清扫
- 治疗过程中，使用胃造口进行的营养支持治疗常用于维持营养和液体平衡

常规治疗

- 标准治疗方法为调强放疗（intensity modulated radiotherapy，IMRT）联合每 3 周方案的顺铂＋ 5- 氟尿嘧啶同期化疗，总治疗时间为 6 ～ 7 周。常规给予顺铂联合吉西他滨的辅助化疗可降低远处转移和提高总生存率。近期研究表明根治性放化疗前的同方案新辅助化疗可提高生存率
- 重要的支持治疗［包括营养、补液和黏膜炎的管理（尤其是疼痛控制）］是必需的
- 治疗后的康复（包括吞咽训练、口腔护理、内分泌功能评估和淋巴水肿的治疗）通常是必需的

预后

早期鼻咽癌患者通常预后较好（5 年生存率为 60% ～ 75%），然而Ⅳ期患者预后较差（5 年生存率＜ 40%）。

转诊

通常由耳鼻喉科医生行活检确诊。需肿瘤内科、放射肿瘤科、营养科以及消化科的多学科协作。

重点和注意事项

- 血浆标本的 EB 病毒 DNA 分析对早期无症状病例的筛查是有效的。与历史队列相比，通过筛查鉴定出的患者的鼻咽癌分期明显更早，同时预后更好
- 治疗前、治疗中和治疗后 EB 病毒 DNA 水平较高与鼻咽癌患者较差的预后显著相关

相关内容

头颈部鳞状细胞癌（相关重点专题）

推荐阅读

Chan KCA et al: Analysis of plasma Epstein-Barr virus DNA to screen for nasopharyngeal cancer, *N Engl J Med* 377(6):513-522, 2017.

Chen YP et al: Nasopharyngeal carcinoma, *Lancet* 394(10192):64-80, 2019.

Chua MLK et al: Nasopharyngeal carcinoma, *Lancet* 387(10022):1012-1024, 2016.

Xie X et al: Molecular prognostic value of circulating Epstein-Barr viral DNA in nasopharyngeal carcinoma: a meta-analysis of 27,235 cases in the endemic area of Southeast Asia, *Genet Test Mol Biomarkers* 23(7):448-459, 2019.

Zhang Y et al: Gemcitabine and cisplatin induction chemotherapy in nasopharyngeal carcinoma, *N Engl J Med* 381(12):1124-1135, 2019 Sep 19.

第6章 疱疹性咽峡炎
Herpangina

Fred F. Ferri

胡煜东　方年新　译　杨礼腾　审校

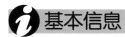 基本信息

定义

疱疹性咽峡炎是以软腭特征性水疱为主要表现的自限性上呼吸道感染性疾病。

同义词

水疱性口炎

急性淋巴结节性咽炎

ICD-10CM 编码

B08.5 *肠病毒性水疱性咽炎*

流行病学和人口统计学

好发性别：无明显性别差异。

好发年龄：3 ～ 10 岁。

体格检查和临床表现

- 特征性表现为常位于软腭上的溃疡性病变（图 6-1）
- 通常最初少于 6 个病变，然后迅速从弥漫性咽炎进展为红色斑疹，进而发展为中度疼痛的囊泡
- 在发病的前几天表现为发热、呕吐及头痛，但是可自发消退
- 咽部病变常持续存在数天

病因学

- 通常由柯萨奇病毒 A 组造成（常见为 A8、A10、A16）
- 少数可见于其他肠道病毒（埃可病毒、肠道病毒 71）

扫本章二维
码看彩图

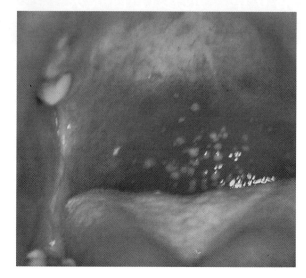

图 6-1 （扫本章二维码看彩图）疱疹性咽峡炎患者口腔上部的浅溃疡。［From Bennett JE et al（eds）：Mandell，Douglas，and Bennett's principles and practice of infectious diseases，ed 8，Philadelphia，2015，Elsevier.］

 诊断

鉴别诊断

- 单纯疱疹
- 细菌性咽炎
- 扁桃体炎
- 口糜
- 手足口病

评估

诊断主要根据软腭上的典型病变。

实验室检查

- 如果诊断存在疑问，咽部病毒及细菌培养可以排除单纯疱疹病毒感染及链球菌性咽炎
- 血液中特异性抗体常于感染 1 周后出现，并于 3 周时达到最高滴度

治疗

- 对有咽喉痛的患者给予对症治疗：含盐漱口水及止痛药，鼓励患者多喝水
- 无抗病毒治疗指征，应避免使用抗病毒药物，因为它们不仅无效，而且会增加治疗费用，还可能导致不良反应并促进抗生素耐药性

非药物治疗

镇痛药含片在某些情况下有用。

急性期治疗

发热时可用退热药。

长期管理

该病呈自限性，可自愈。

预后

- 症状通常在 1 周内消失
- 持续 1 周以上的发热或口腔病变常提示合并其他疾病（详见"鉴别诊断"）

转诊

如果对诊断有疑问，可请耳鼻喉科及感染科专家会诊。

❗ 重点和注意事项

专家点评

可能会出现家庭性暴发，尤其在夏季。

第7章 会厌炎
Epiglottitis

Glenn G. Fort

方章兰 译 方年新 张骅 审校

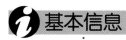 基本信息

定义

会厌炎是指会厌及其邻近软组织结构的快速进展性蜂窝织炎，可引起气道突然阻塞，甚至危及生命。

同义词

声门上炎

樱桃红型会厌炎

ICD-10CM 编码
J05.1 急性会厌炎

流行病学和人口统计学

发病率（美国）：由于接种了 B 型流感嗜血杆菌疫苗，儿童感染罕见。一项研究表明，儿童发病率为（0.6 ～ 0.8）/100 000，成人发病率为 1.6/100 000。

好发年龄：6 ～ 12 岁的儿童最多见。

好发性别：男性。

体格检查和临床表现

- 烦躁、发热、发声障碍、吞咽困难
- 呼吸窘迫、儿童身体前倾
- 常出现分泌唾液或口腔分泌物
- 常出现心动过速和呼吸过速
- 视诊可见会厌水肿并呈樱桃红色
- 通常没有典型的犬吠样咳嗽
- 可能呈暴发性病程（尤其是儿童），导致完全性气道阻塞

病因学

- 在儿童中，感染 B 型流感嗜血杆菌仍然是最常见的原因，但由于疫苗的普及，现已很少感染。其他致病菌有化脓性链球菌（A 组链球菌）、肺炎链球菌和金黄色葡萄球菌 [包括耐甲氧西林金黄色葡萄球菌（methicillin resistant staphylococcus aureus，MRSA）]
- 在成人中，化脓性链球菌（A 组链球菌）、流感嗜血杆菌可从血液和（或）会厌中分离出来（约 26% 的病例）
- 肺炎球菌、链球菌和葡萄球菌也可致病
- 病毒在会厌炎中的作用尚不清楚

 诊断

鉴别诊断

- 哮吼（表 7-1）

表 7-1　哮吼、会厌炎和细菌性气管炎的比较

	哮吼	会厌炎	细菌性气管炎
好发年龄	6 个月至 3 岁	5～7 岁，可贯穿整个儿童时期	3～5 岁，可贯穿整个儿童时期
病理特征	声门下炎症、水肿	会厌及杓状会厌襞炎症和水肿	细菌重叠感染伴气管黏膜炎症，大量黏液脓性分泌物阻塞气管
病原体	副流感病毒、RSV、腺病毒	A 组乙型溶血性链球菌、金黄色葡萄球菌、肺炎链球菌、流感嗜血杆菌	金黄色葡萄球菌或混合菌群
临床特征	发病后伴犬吠样咳嗽、声音嘶哑、低热、吸气性喘鸣等上呼吸道前驱症状	快速进展为高热、全身中毒症状、流涎、喘鸣	持续数天的哮吼样前驱症状，后逐渐发展为全身中毒症状、吸气和呼气性喘鸣、明显的呼吸窘迫
实验室检查和影像学检查	颈部 PA 显像呈尖顶征或正常	颈外侧有拇指印征，杓状会厌襞增厚，喉咽腔气道缩小	上呼吸道结构正常，肺纹理增粗
处理	类固醇激素不常用，雾化肾上腺素	气管插管，抗生素	常行气管插管，很少使用抗生素

PA，后前位；RSV，呼吸道合胞病毒。From Marx JA et al: Rosen's emergency medicine, ed 8, Philadelphia, 2014, Saunders.

- 血管性水肿
- 咽后脓肿或扁桃体周脓肿
- 白喉
- 异物吸入
- 舌扁桃体炎
- 细菌性气管炎

评估

- 血液和尿液培养
- 颈部侧位 X 线检查可显示会厌增大、下咽部肿胀和声门下结构正常（图 7-1）
  1. X 线检查只有中等的敏感性和特异性，且需要花费时间来施行
  2. 会厌的视诊在成人中相较于儿童更安全
- 会厌分泌物培养

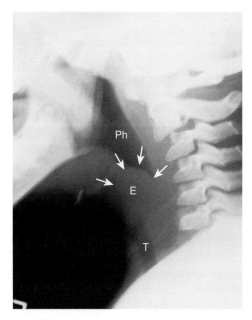

图 7-1　会厌炎。颈部外侧软组织视图显示肿胀的咽喉（Ph），伴肿胀的会厌（E）呈拇指印（箭头）的形状，T 指示气管。[From Mettler FA（ed）：Primary care radiology，Philadelphia，2000，Saunders.]

实验室检查

- 血常规：可能显示白细胞增多伴核左移
- 胸部 X 线检查：约 25% 的病例合并肺炎
- 血液、尿液和会厌分泌物培养

 治疗

急性期治疗

- 维持气道通畅至关重要。图 7-2 描述了由会厌炎和重症哮吼引起的上呼吸道阻塞的最佳评估和管理方法，及时行床旁气管切开很重要

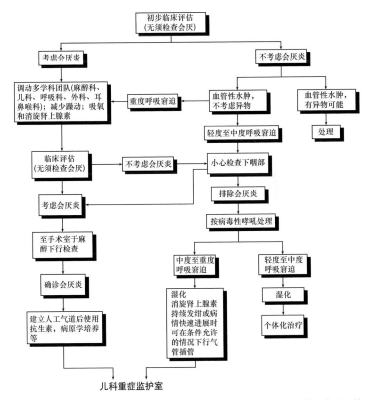

图 7-2　由会厌炎和重症哮吼引起的上呼吸道阻塞的最佳评估和管理方法。护理必须个体化，以反映特定机构内的资源和协调的问题。(From Barkin RM et al：Emergency pediatrics，St Louis，1999，Mosby.)

- 建议儿童尽早行气管或鼻气管插管
- 严密观察成人患者，如无气道阻塞征象，可延缓气管插管
- 在儿童中，视诊和气管插管最好在条件可控的环境中进行
- 由于 B 型流感嗜血杆菌疫苗的普及，流感嗜血杆菌感染在儿童中已并不常见

经验性使用抗生素：

- **儿童**：使用头孢噻肟 50 mg/kg 静脉注射每 8 h 1 次或头孢曲松 50 mg/kg 静脉注射每日 1 次并加用万古霉素覆盖 MRSA。如果青霉素过敏，可使用左氧氟沙星 10 mg/kg 静脉注射每日 1 次加用克林霉素 7.5 mg/kg 静脉注射每 6 h 1 次
- **成人**：头孢曲松 2 g 静脉注射每日 1 次或头孢噻肟加用万古霉素
- 尽可能在开始使用抗生素之前进行病原学培养
- 如果在家中（或托儿所）有年龄大于 4 岁且与原发患者生活在一起的未接种流感嗜血杆菌疫苗的儿童，应给予该患者的家庭密切接触者（包括成人）利福平 20 mg/（kg·d）共 4 d（最多 600 mg/d）进行预防
- 肾上腺素或皮质类固醇对会厌炎的治疗作用尚未完全确定

处理

侵袭性流感嗜血杆菌感染和会厌炎是需要报告的疾病，早期认识到未接种疫苗的儿童可能在托儿所暴发疫情非常重要。

转诊

- 需要儿科医生、内科医生、麻醉科医生和耳鼻喉科医生之间的密切合作，特别是需要检查会厌和气管插管时
- 最好在危重监护或重症监护病房（intensive care unit，ICU）中管理

 重点和注意事项

自从在儿童常规免疫接种中引入 B 型流感嗜血杆菌疫苗以来，会厌炎的发病率已明显下降。目前儿童的死亡率约为 1%，但成人的死亡率仍约 7%。

推荐阅读

Chen C et al: Acute epiglottitis in the immunocompromised host: case report and review of the literature, *Open Forum Infect Dis* 5:ofy038, 2018.

Westerhuis B, Bietz MG, Lindemann J: Acute epiglottitis in adults: an under-recognized and life-threatening condition, *S.D Med* 66(8):309-311, 2013.

第8章 哮吼（喉气管支气管炎）
Croup（Laryngotracheobronchitis）

Glenn G. Fort

王瑶辉 译 肖奎 审校

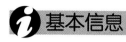 基本信息

定义

急性喉气管支气管炎是一种病毒性上、下呼吸道感染，可导致气管壁红斑和水肿以及声门下区域狭窄。喉气管炎局限于咽喉部和气管，也被称为哮吼。

ICD-10CM 编码
J05.0　急性阻塞性喉炎（哮吼）

流行病学和人口统计学

- 哮吼主要是一种儿科疾病，常见于 1 ～ 6 岁的儿童
- 发病率高峰年龄为 6 ～ 36 个月
- 大多数病例发生在秋季，提示副流感病毒 1 型感染
- 冬季暴发通常为甲型和乙型流行性感冒病毒感染。图 8-1 显示了哮吼病例的季节性发生与呼吸道病毒感染的流行病学特征相关
- 在幼儿下呼吸道感染中，哮吼占 10% ～ 15%
- 男孩比女孩更易患病，比例为 1.4∶1

体格检查和临床表现

大多数儿童在哮吼症状出现的前几天即有上呼吸道感染症状（图 8-2）

- 流鼻涕
- 咳嗽
- 低热
- 犬吠样咳嗽，通常发生在夜间并导致儿童咳醒
- 咽喉痛

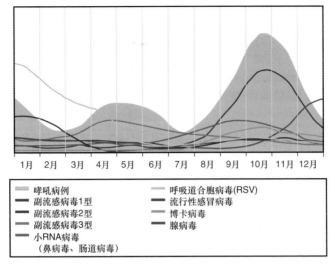

图 8-1 （扫本章二维码看彩图）哮吼的季节性发病与喉炎相关的呼吸道病毒的流行病学特点有关。温带气候下喉炎发病的主要季节为每隔一年的秋冬季，此时副流感病毒 1 型暴发；而春季到夏季则主要是副流感病毒 3 型。流感和呼吸道合胞病毒在冬春季流行，但只占少数病例。小 RNA 病毒、腺病毒、冠状病毒和博卡病毒在一年中的许多个月都存在。（From Bennett JE et al：Mandell，Douglas，and Bennett's principles and practice of infectious diseases，ed 8，Philadelphia，2015，Elsevier.）

扫本章二维码看彩图

- 喘鸣
- 焦虑
- 使用呼吸辅助肌呼吸
- 呼吸过速
- 心动过速
- 哮鸣

病因学

- 在美国，副流感病毒（1 型、2 型和 3 型）是导致哮吼最常见的原因
- 副流感病毒 1 型是秋季和冬季疾病暴发的最常见病因，而 2 型引起的疾病暴发较为温和，3 型感染虽然呈散发性，但病情可能比其他类型更严重

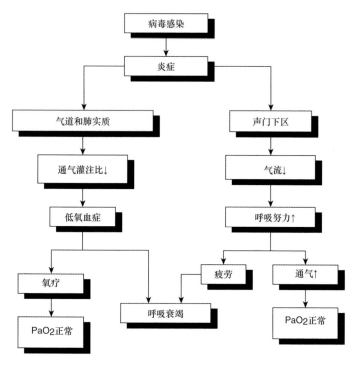

图 8-2 哮吼的生理功能异常。O_2，氧气；PaO_2，动脉血氧分压。(From Bennett JE et al：Mandell，Douglas，and Bennett's principles and practice of infectious diseases，ed 8，Philadelphia，2015，Saunders.)

- 呼吸道合胞病毒（respiratory synctial virus，RSV）和腺病毒也是引起哮吼的常见原因
- 人冠状病毒 NL63、鼻病毒、肠病毒（如柯萨奇病毒和埃克病毒）
- 甲型和乙型流行性感冒病毒虽然不是引起哮吼的常见原因，但其所致的哮吼可能病情更严重
- 肺炎支原体（罕见）

Dx 诊断

哮吼的诊断主要根据特征性临床表现，即 1～6 岁儿童醒来时伴有犬吠样咳嗽（"海豹叫声"）和喘鸣。

鉴别诊断

- 阵发性哮吼
- 会厌炎
- 细菌性气管炎
- 血管神经性水肿
- 白喉
- 扁桃体周脓肿
- 咽后脓肿
- 烟尘吸入
- 异物

评估

- 评估患有哮吼的儿童是为了鉴别病毒性喉气管支气管炎与非感染性病因所致的喘鸣、细菌性气管炎及由流感嗜血杆菌引起的会厌炎（表 8 1）
- 临床表现和颈部软组织 X 线检查有助于区分病毒性和非病毒性及非感染性病因

表 8-1　喉气管支气管炎、细菌性气管炎、会厌炎的临床特征

	喉气管支气管炎	细菌性气管炎	会厌炎
年龄	3 个月至 3 岁	6 个月至 12 岁	12 岁（平均）
起病	缓慢	较缓	＜ 24 h
发热	常为低热	常为高热	高热
咳嗽	特征性犬吠样	特征性犬吠样	无
咽喉痛	无	通常没有	通常严重
流涎	无	无	常有
体位	任何体位	任何体位	坐位前倾、张嘴、流涎
声音	正常	正常或嘶哑	低沉
临床表现	无中毒症状	中毒症状	中毒症状
季节性分布	常于冬季流行	全年	全年

实验室检查

- 实验室检查不常用于病毒性气管支气管炎的诊断

- 血常规、病毒抗体血清学和组织培养（可在 65% 的病例中检测到感染病原体）
- 呼吸过速和呼吸窘迫患者可行脉搏氧饱和度和动脉血气分析（arterial blood gas analysis，ABG）

影像学检查

- 颈部软组织 X 线平片（正位和侧位，图 8-3）可显示声门下狭窄或尖顶征的典型影像学表现
- 颈部软组织 CT 可用于难以鉴别哮吼、会厌炎和非感染性病因的病例
- 在可控环境下，通过喉镜直接观察可能是有用的

Rx 治疗

哮吼的治疗重点是气道管理。表 8-2 总结了儿童哮吼的评估和管理。

非药物治疗

- 湿化氧气或湿化空气

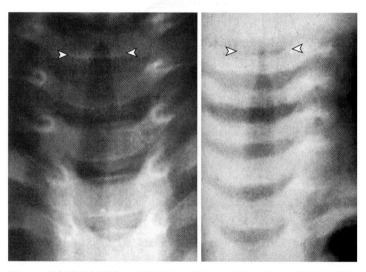

图 8-3　喉气管支气管炎。颈部正位 X 线片。左图为正常的气管气道（箭头之间）。右图为喉部气管支气管炎导致气管变窄（箭头）。（From Fuhrman BP et al：Pediatric critical care，Philadelphia，ed 4，2011，Saunders.）

表 8-2　儿童哮吼的评估和处理

	喉炎严重程度		
	轻度（Westley 哮吼评分≤ 2 分）	中度（Westley 哮吼评分 3 ～ 7 分）	重度（Westley 哮吼评分≥ 8 分）
	犬吠样咳嗽，声音沙哑；无喘鸣，休息时胸壁无或轻微回缩	休息时喘鸣伴胸壁回缩；无烦躁	休息时喘鸣、胸骨收缩伴烦躁或疲劳
治疗			
减充血药、止咳药、抗生素	不推荐	不推荐	不推荐
湿化	未被证明有益	无效	无效
皮质类固醇	地塞米松（0.6 mg/kg，单次口服）	地塞米松（0.6 mg/kg，单次口服或肌内注射）	地塞米松（0.6 mg/kg，单次口服或肌内注射）
肾上腺素喷剂	不推荐	不推荐	消旋肾上腺素喷剂〔2.25%，0.5 ml 溶于 2.5 ml 生理盐水或左旋肾上腺素（5 ml 生理盐水 1∶1000 稀释）〕
处理	出院回家	如果在休息时无喘鸣且无胸壁回缩，可出院回家；如果 4 h 没有改善，建议住院治疗	观察 2 h，反应良好：静息时无复发，无喘鸣，无三凹征，可出院回家；反应差：有喘鸣，给予两次肾上腺素治疗后仍有胸壁回缩，建议住院

From Bennett JE et al：Mandell，Douglas，and Bennett's principles and practice of infectious diseases，ed 8，Philadelphia，2015，Saunders.

- 冷雾治疗
- 热蒸汽治疗

急性期治疗

- 每 20 min 使用 0.25 ～ 0.75 ml 2.25% 消旋肾上腺素可用于有严重呼吸道症状、休息时喘鸣和即将插管的儿童
- 糖皮质激素〔如地塞米松 0.6 mg/kg 静脉注射或口服，泼尼松 2 mg/（kg·d）〕有效

45

- 给予 4 mg 布地奈德（一种雾化糖皮质激素）可以改善中重度哮吼患者的症状

预后

- 哮吼通常为良性和自限性疾病，在 3 ～ 4 d 内消退
- 并发症包括：
  1. 气道阻塞
  2. 中耳炎
  3. 肺炎
  4. 脱水

转诊

如果需要插管（此种情况很少），建议紧急请耳鼻喉科和（或）麻醉科医师会诊。

 重点和注意事项

专家点评

- 大多数哮吼患者可以在家治疗（如无喘鸣和无呼吸窘迫的患者）
- 中重度哮吼的儿童需要住院观察（如静息喘鸣及经上述急性期治疗后仍反复出现的呼吸窘迫），哮吼家族史是发生哮吼和复发性哮吼的危险因素
- 氦-氧混合气：氦-氧治疗对急性 RSV 感染和细支气管炎有好处，但尚无足够证据支持其用于治疗哮吼

推荐阅读

Choi J, Lee GL: Common pediatric respiratory emergencies, *Emerg Med Clin North Am* 30(2):529-563, 2012.

Johnson DW: Croup, *BMJ Clin Evid* pii: 0321, 2014.

Zoorob R et al: Croup: an overview, *Am Fam Physician* 83:1067-1073, 2011.

第9章 气管炎
Tracheitis

Glenn G. Fort

王鹏　译　张小芳　审校

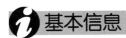 基本信息

定义

细菌性气管炎是一种急性感染性疾病，累及气管和大的支气管。气管炎可由吸入大量刺激物引起，而细菌性气管炎是一种危及生命的疾病，常伴有脓性分泌物和声门下水肿。

同义词

细菌性气管支气管炎

伪膜性哮吼

膜性喉气管支气管炎

ICD-10CM 编码

J04.1　急性气管炎

J04.10　急性气管炎不伴阻塞

J04.11　急性气管炎伴阻塞

流行病学和人口统计学

发病率（美国）：

● 罕见

● 可能是需入住儿科 ICU 的急性上呼吸道阻塞的最常见病因

发病高峰： 3/4 的病例于冬季发病。

好发性别： 男性大于女性。

好发年龄：

● 1 个月至 8 岁

● 患者几乎均 < 13 岁（大多数 < 3 岁）

遗传学因素：

● 唐氏综合征可能是易感因素

- 先天性感染：一些病例存在上呼吸道解剖异常

体格检查和临床表现

- 哮吼或"金属样"咳嗽
- 吸气性喘鸣（频发）
- 哮鸣（少见）
- 发热（通常 > 38.9℃）
- 咳黏稠脓性分泌物：
  1. 少数患者会咳出"米粒"样颗粒
  2. 大多数患者无法排出分泌物
     a. 变得浓稠
     b. 形成伪膜

病因学

- 金黄色葡萄球菌感染（包括 MRSA）
- 流感嗜血杆菌感染
- 乙型溶血性链球菌感染
- 继发于呼吸道病毒感染：
  1. 原发性流行性感冒
  2. RSV 感染
  3. 副流行性感冒
- 许多病例可出现麻疹：
  1. 尤其当伴有胸部 X 线浸润影时
  2. 有时可引起致命性结果
  3. 与气管插管时间延长有关

Dx 诊断

鉴别诊断

- 病毒性哮吼
- 会厌炎
- 白喉
- 老年人坏死性单纯疱疹病毒感染
- 免疫功能低下患者的巨细胞病毒感染
- 免疫功能低下患者的侵袭性曲霉病

评估

直接喉镜检查:

- 典型分泌物:
  1. 可能形成伪膜
  2. 气道阻塞
- 正常会厌可排除会厌炎
- 可能有声门下水肿

实验室检查

- 白细胞计数有时会升高
- 在血细胞分类计数中,核左移较普遍
- 气管分泌物革兰氏染色和培养可确诊
- 少数患者的血培养呈阳性
- 对咽拭子和鼻咽拭子行呼吸道病毒聚合酶链反应(polymerase chain reaction,PCR)可以检测多种病毒,包括流行性感冒病毒、副流感病毒和 RSV,因此可以区分细菌感染和病毒感染

影像学检查

- 颈部侧位 X 线检查:
  1. 会厌正常
  2. 气管黏膜密度模糊或呈"滴烛"状影:
     a. 分泌物
     b. 伪膜
- 胸部 X 线检查:
  1. 无诊断意义
  2. 不应在急性呼吸窘迫的患者中进行检查,因为会突然发生严重或致命的上呼吸道阻塞
- 常见肺部浸润
- 肺不张:不常见,但可能导致肺叶塌陷

Rx 治疗

非药物治疗

- 积极保持气道通畅:
  1. 喉镜或支气管镜可在诊疗中用于剥离伪膜

2. 从质脆黏膜下吸出大量黏稠分泌物：
   a. 可能从声带之间延伸至主隆突
   b. 使用较大管腔的硬质器械，以便更有效地抽吸分泌物
- 防止大气道完全阻塞：
  1. 经鼻气管插管
  2. 吸入气体的湿化
  3. 频繁滴注生理盐水和分泌物吸引
  4. 在某些情况下，首选在手术室行全身麻醉下插管
- 在 ICU 进行初始治疗时需要通气支持

急性期治疗

- 抗生素治疗：立即开始，一般持续 1～2 周
- 针对流感嗜血杆菌和金黄色葡萄球菌的初始治疗（如怀疑感染 MRSA 时给予头孢曲松和万古霉素）
- 通常在静脉注射后 5～6 d 行口服治疗即可

预后

- 大多数患者在开始抗生素治疗后的 5～6 d 内拔管
- 据报道，7% 的存活者患有缺氧性脑病

转诊

疑似诊断时需转诊至相应专家处就诊。

 # 重点和注意事项

- 由于气道管径小，婴儿气道阻塞的风险增加
- 合并葡萄球菌引起的肺炎时被认为预后较差
- 已被报道的并发症：中毒性休克综合征、拔管后持续喘鸣、气胸和容积伤

推荐阅读

Heilman JA et al: Acute tracheitis, *Ear Nose Throat J* 89(7):E39, 2010.
Kuo CY, Parikh SR: Bacterial tracheitis, *Pediatr Rev* 35:497-499, 2014.
Miranda AD et al: Bacterial tracheitis, *Pediatr Emerg Care* 27:950-953, 2011.

第10章　急性支气管炎
Acute Bronchitis

Fred F. Ferri

胡晶晶　译　童瑾　审校

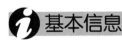 基本信息

定义

急性支气管炎是累及气管和支气管的自限性炎症。

同义词

支气管炎

ICD-10CM 编码

J20.9　未指明的急性支气管炎

流行病学和人口统计学

- 吸烟者、老年人和幼儿以及冬季发病率最高
- 在美国，每年有近 3000 万人因咳嗽于门诊就诊，超过 1200 万人被诊断为"支气管炎"
- 急性下呼吸道感染是初级医疗机构中最常见的疾病

体格检查和临床表现

- 在大多数情况下，急性支气管炎始于普通感冒的典型体征和症状（鼻塞、咽痛），不久后开始咳嗽
- 咳嗽通常在早晨加重，且常有痰；主要由短暂性支气管高反应性引起
- 低热
- 胸骨下不适，咳嗽时加剧
- 鼻后滴流、黏液喷射在咽部
- 干啰音（咳嗽后可能会消失），偶可有哮鸣
- 各种宿主因素（年龄、免疫状况、吸烟、基础疾病）可能会影响疾病的严重程度和临床表现

- 轻度患者病程仅持续 7 ～ 10 d，而其他患者咳嗽可能持续长达 3 周或更长时间

病因学

- 病毒感染是支气管炎的主要原因（鼻病毒、流行性感冒病毒、腺病毒、RSV）
- 非典型病原体（支原体、肺炎衣原体）
- 细菌感染（百日咳鲍特菌、流感嗜血杆菌、莫拉菌、肺炎链球菌）
- 表 10-1 总结了可导致急性支气管炎的病毒和细菌

表 10-1　可导致急性支气管炎的病毒和细菌

病原体	流行季节	其他内容
流行性感冒病毒	冬季	局部流行可持续 6 ～ 8 周，在此期间表现为咳嗽和发热的临床疾病具有较高的预测价值；实验室诊断是可行的；早期神经氨酸酶抑制剂治疗有效
鼻病毒	秋季和冬季	引起普通感冒综合征的最常见原因。免疫血清学特异性
冠状病毒	冬春季	引起普通感冒综合征；较新的菌株难以培养，诊断需行 RT-PCR
腺病毒	全年，冬季流行	在封闭的人群中发病率高，如住在军营或大学宿舍中的人；免疫血清学特异性
呼吸道合胞病毒（RSV）	秋末至春初	新生儿感染率约 75%，成人为 3% ～ 5%；所有年龄段均可伴哮鸣；儿童快速抗原检测结果准确，但成人需要进行培养或 RT-PCR 诊断
人偏肺病毒（hMPV）	冬季至春初	与成人和婴儿的喘鸣相关；难以在组织培养中分离且常需进行 RT-PCR
副流感病毒	秋冬季	类似于 RSV 和 hMPV，副流感病毒主要是小儿病原体，但可能在某些成人中引起严重的急性疾病
麻疹病毒	全年	可导致营养不良儿童出现呼吸道疾病；疾病可导致暂时性免疫抑制
肺炎支原体	全年，秋季暴发	潜伏期长（10 ～ 21 d）会导致家庭内呈交错传播模式。典型的持续性干咳；可通过 IgM 血清学诊断；用大环内酯类、喹诺酮类或四环素类抗生素治疗

续表

病原体	流行季节	其他内容
肺炎衣原体	全年	伴有鼻窦炎；不易通过 RT-PCR 诊断
百日咳鲍特菌	全年	未接种疫苗的儿童感染后可引起严重疾病；在部分已获得免疫的成人中疾病程度较轻，可能伴有长时间咳嗽；成人经常为流行病宿主；早期使用抗生素可以减少传播

RT-PCR，反转录聚合酶链反应

From Bennett JE，Dolin R，Blaser MJ：Mandell，Douglas，and Bennett's principles and practice of infectious diseases，ed 8，Philadelphia，2015，Saunders.

Dx 诊断

鉴别诊断

- 肺炎
- 哮喘
- 鼻窦炎
- 细支气管炎
- 误吸
- 肺囊性纤维化
- 咽炎
- 药物引起的咳嗽
- 肿瘤（老年患者）
- 流行性感冒
- 过敏性曲霉病
- 胃食管反流病
- 充血性心力衰竭（老年患者）
- 支气管肿瘤

评估

很少需要（如排除肺炎、肿瘤）。

实验室检查

通常不需要进行实验室检查。

影像学检查

疑似肺炎、流行性感冒、潜在的慢性阻塞性肺疾病（chronic obstructive pulmonary disease，COPD）或治疗后无改善的患者可行胸部 X 线检查。

 治疗

非药物治疗

- 避免吸烟和其他肺部刺激
- 增加液体摄入
- 使用加湿器增加室内湿度

急性期治疗

- 治疗通常为对症治疗，目的是缓解咳嗽和喘鸣
- 对于有喘鸣或咳嗽的患者，必要时可吸入支气管扩张剂（如沙丁胺醇、异丙肾上腺素）1 ～ 2 周。吸入沙丁胺醇可有效减少单纯急性支气管炎成人患者的咳嗽时间
- 通常推荐用右美沙芬和愈创甘油醚抑制咳嗽；如果咳嗽很严重且严重干扰患者的睡眠，则加用可待因以抑制咳嗽
- 治疗急性支气管炎通常不建议使用抗生素（甲氧苄啶-磺胺甲噁唑、阿莫西林、多西环素、头孢呋辛）。仅应在合并 COPD 和咳脓性痰的患者或怀疑有百日咳的患者中考虑使用。对于少数由百日咳鲍特菌或非典型病原体（如肺炎衣原体或肺炎支原体）引起的急性支气管炎患者，尽早使用大环内酯类抗生素是合理的
- 急性支气管炎患者存在过度使用抗生素（70% ～ 90% 因急性支气管炎就诊的患者使用抗生素治疗）的现象；这种用药形式导致了耐药菌的增加
- 试验表明，接受安慰剂组与抗生素治疗组患者在临床表现改善或工作和活动受限等方面并无显著差异。抗生素组不良反应显著增加，尤其是胃肠道症状[1]

---

[1] Smith SM，Smucny J，Fahey T：Antibiotics for acute bronchitis，JAMA 312：2678，2014.

长期管理

避免吸烟和其他肺部刺激。

预后

- 大多数患者在 7 ～ 10 d 内完全康复
- 应当告知患者在就诊后 10 ～ 14 d 仍会有咳嗽

转诊

仅在复发性支气管炎且怀疑有潜在肺部疾病的患者中进行肺功能检查。

 重点和注意事项

专家点评

- 患者更有可能从接诊量大的中高年资医生以及在加拿大或美国以外国家接受培训的医生处接受抗生素治疗[①]。干预研究表明，对患者和医生进行教育可有效减少抗生素的使用。对于没有并发症的单纯急性下呼吸道感染，不使用或延迟使用抗生素是可接受的，其在缓解症状方面的差异很小，并且可以减少抗生素的使用和对抗生素有效性的信念
- 将急性支气管炎称为"支气管炎"是有帮助的。应告知患者抗生素可能没有益处，并可能导致严重的不良反应

---

① Silverman M et al：Antibiotic prescribing for nonbacterial acute upper respiratory infections in elderly persons. Ann Intern Med 166：765-774，2017.

第 11 章　病毒性细支气管炎
Viral Bronchiolitis

Jordan Shull，Mark F. Brady

肖云　译　肖奎　审校

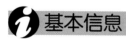 基本信息

定义

　　细支气管炎是一种常见的呼吸道疾病，多见于 2 岁以下儿童，冬季至春初多发。细支气管炎常由病毒感染引起，表现为发热、流涕、咳嗽、喘鸣 / 湿啰音及呼吸做功增加。由上呼吸道病变导致的急性下呼吸道炎症可造成黏液分泌增加、支气管痉挛和水肿，进而影响气体交换。细支气管炎的诊断主要依靠病史和体格检查。细支气管炎通常与出生后 12 个月内的第一次喘鸣有关。绝大多数病例具有自限性，很少危及生命。

ICD–10CM 编码

J11.1　流行性感冒病毒引起的细支气管炎

J21　急性细支气管炎

J21.0　RSV 引起的急性细支气管炎

J21.1　人偏肺病毒引起的急性细支气管炎

J21.8　其他特定病原体引起的急性细支气管炎

J44　慢性细支气管炎

流行病学和人口统计学

　　发病率：约 20% 的婴儿在出生后第一年会发生细支气管炎，1 岁以下的婴儿中有 2% ~ 3% 需要住院治疗。

　　发病高峰：细支气管炎全年均可发生，但主要集中在每年的 12 月至次年 3 月。

　　好发年龄和性别：

- < 2 岁的儿童；尤其多见于 3 ~ 9 个月的儿童，因其气道较细
- 男、女性发病率无差异

危险因素：

- ＜ 2 岁
- 早产儿
- 心肺疾病
- 配方奶喂养（非母乳喂养）
- 参加日托的儿童
- 与感染者接触
- 免疫力低下
- 暴露在烟草环境中

体格检查和临床表现

- 喘鸣
- 啰音（湿啰音）
- 咳嗽
- 发热
- 流涕
- 鼻翼煽动、肋间回缩
- 呼吸过速
- 低氧血症
- 呼吸暂停

病因学

目前认为，病毒感染是导致细支气管炎最常见的病因，以下是导致细支气管炎最常见的病毒：

- RSV（50% ～ 80%）
- 鼻病毒（5% ～ 25%）
- 腺病毒（5% ～ 10%）
- 人偏肺病毒（5% ～ 10%）
- 副流感病毒（5% ～ 25%）
- 冠状病毒（5% ～ 10%）
- 流行性感冒病毒和肠病毒（＜ 5%）

细支气管炎在某些情况下可由其他病原体引起，如肺炎支原体。

Dx 诊断

鉴别诊断

- 支气管炎
- 哮喘
- 肺炎
- 心力衰竭
- 哮吼

评估

诊断应基于症状、临床表现、患者年龄、发病时的月份和体格检查结果。无须常规进行影像学和（或）实验室检查。临床检查适用于细支气管炎诊断不明确或需要对并发症进行风险分层时。表 11-1 介绍了推荐的评估工具。

实验室检查

- 不推荐对细支气管炎进行常规实验室检查
- 对于重度细支气管炎或考虑其他诊断的患者，可以考虑行血常规、血生化、动脉血气分析和 RSV 检测

表 11-1　推荐的细支气管炎评估工具

	轻度	中度	重度
喂养情况	正常	减少	差
呼吸室内空气时的 SaO_2	≥ 95%	92% ～ 94%	< 92%
呼吸频率（次 / 分）	< 60	60 ～ 70	> 70
三凹征	无或轻微	肋间隙凹陷	胸骨上窝凹陷
呼吸辅助肌	不需要	不需要	颈部或腹部
哮鸣	无或轻微	中度呼气性哮鸣	重度吸气-呼气性哮鸣，无听诊器也可闻及
气体交换	双侧呼吸音正常	局部呼吸音减弱	多处呼吸音减弱

From Marx JA et al：Rosen's emergency medicine，ed 8，Philadelphia，2014，Elsevier.

影像学检查

虽然不推荐常规行影像学检查，但胸部 X 线检查对于评估细菌性肺炎或其他诊断可能具有一定价值。

 治疗

美国儿科学会不建议在治疗细支气管炎时常规使用辅助治疗，如沙丁胺醇、肾上腺素、全身用皮质类固醇和抗生素。部分患者可能受益于辅助治疗，特别是细支气管炎的诊断尚不明确时；但细支气管炎的治疗主要为对症支持治疗。

非药物治疗

- 鼻球吸引术
- 卧床休息
- 补充水分
- 空气加湿器

常规治疗

- 轻中度细支气管炎：泰诺和（或）布洛芬治疗发热
- 重度细支气管炎：
  1. 血氧饱和度＜ 90% 时予吸氧
  2. 考虑经鼻高流量氧疗（high-flow nasal cannula，HFNC）、持续正压通气和气管插管治疗难治性缺氧
  3. 无法口服补液时采取静脉输注或鼻饲
  4. 住院婴幼儿使用雾化高渗盐水
  5. 证实存在细菌性肺炎则使用抗生素治疗
  6. 利巴韦林可用于治疗危及生命或免疫功能不全的 RSV 性细支气管炎患者

预后

- 细支气管炎的症状在发病第 3 ～ 5 天到高峰，通常在 3 周内完全消失
- 如患者临床症状稳定、可口服液体，并且血氧饱和度能保持在 92% 以上，可考虑出院。出院时应考虑看护人照顾儿童的能力、可用的资源和获得随访的机会
- 临床医生应注意细支气管炎的高危人群，包括有呼吸暂停、

早产儿年龄＜ 12 周和有慢性疾病的婴儿

- 有呼吸窘迫症状、在无氧供时不能保持血氧饱和度在 90% 以上、口服能力差、呼吸暂停、发绀、无法进行良好随访的患者和（或）患病风险较高的人群建议住院治疗

转诊

患者出院 24 h 内应至儿科医生处进行随访复查。

 重点和注意事项

预防

- 手卫生
- 避免接触现患病毒性呼吸道疾病的患儿
- 减少烟草烟雾暴露
- 母乳喂养

相关内容

急性支气管炎（相关重点专题）

推荐阅读

Meissner HC: Viral bronchiolitis in children, *N Engl J Med* 374(1):62–72, 2016.

Ralston SL et al: Clinical practice guideline: the diagnosis, management and prevention of bronchiolitis, *Pediatrics* 134(5):e1474–e1502, 2014.

Ricci V et al: Bronchiolitis in children: summary of NICE guidance, *BMJ* 350:h2305, 2015.

Scarfone RJ, Seiden JA: Pediatric respiratory emergencies: lower airway obstruction. In Walls R et al: *Rosen's emergency medicine: concepts and clinical practice,* ed 9, Philadelphia, 2017, Elsevier, pp 2081–2089.

第12章 细菌性肺炎
Pneumonia, Bacterial

Jorge Mercado

薛世民 译 赵生涛 审校

 基本信息

定义

肺炎被定义为由感染病原体（本章特指细菌）引起的肺实质炎症。肺炎可以进一步分为社区获得性和医疗护理相关性。关于社区获得性肺炎（community-acquired pneumonia，CAP）的定义，传统上是指在门诊或入院后 48 h 内发生的肺泡感染，现在还包括以前被归类为医疗护理相关性肺炎（health care-associated pneumonia，HCAP）的患者，因为二者的微生物学特点和治疗是相似的。医院获得性肺炎（hospital-acquired pneumonia，HAP）是指入院后 ≥ 48 h 发生的肺炎，且未处于病原体感染的潜伏期。

同义词

社区获得性肺炎

ICD-10CM 编码

J15.9 未指明的细菌性肺炎

J13 肺炎链球菌肺炎

J15.1 假单胞菌肺炎

J15.20 未指明的葡萄球菌肺炎

J15.0 肺炎克雷伯菌肺炎

J14 流感嗜血杆菌肺炎

J15.211 甲氧西林敏感的金黄色葡萄球菌肺炎

J15.212 耐甲氧西林金黄色葡萄球菌肺炎

J15.6 其他需氧革兰氏阴性细菌肺炎

J15.7 肺炎支原体肺炎

流行病学和人口统计学

- 在美国，成人肺炎年发病率为 24.8/10 000，其中 65～79 岁的成人（63/10 000）和 80 岁以上的成人（164.3/10 000）发病率最高。CAP 相关的医疗支出每年超过 100 亿美元

- 肺炎住院率为 15% ～ 20%。住院率在老年人中最高
- 2014 年，美国国家卫生统计中心报告，美国第八大死因是流行性感冒和肺炎
- 在全球范围内，肺炎链球菌（肺炎球菌）是引起 CAP 的最常见病原体

体格检查和临床表现

- 发热、呼吸过速、寒战、心动过速、咳嗽；胸腔积液性胸膜炎
- 临床表现因病原体、患者的年龄和临床状况而异：
  1. 肺炎链球菌肺炎患者通常表现为高热、寒战、不典型胸痛、咳嗽和咳大量铁锈色脓痰。也可出现有肺炎旁积液的胸膜炎。潜在的并发症包括菌血症、脓胸和远处感染（如脑膜炎）
  2. 肺炎支原体感染：起病隐匿；头痛；夜间加重的阵发性干咳；肌肉酸痛；乏力；咽痛；可能出现肺外表现（如多形性红斑、无菌性脑膜炎、荨麻疹、结节性红斑）
  3. 肺炎衣原体感染：持续性干咳、低热、头痛、咽痛
  4. 嗜肺军团菌感染：高热、轻度咳嗽、神志改变、肌肉酸痛、腹泻、呼吸衰竭
  5. MRSA 肺炎：通常于流行性感冒后出现，可能出现休克和呼吸衰竭
  6. 老年或免疫功能低下的肺炎患者最初可能只出现轻微的症状（如低热、意识错乱）；老年人肺炎的呼吸道和非呼吸道症状更少见
  7. 通常来说，肺炎患者的听诊可闻及湿啰音和呼吸音减弱
  8. 叩诊呈浊音提示胸腔积液的可能
  9. 肺炎临床表现的总敏感性为 70% ～ 90%；特异性为 40% ～ 70%

病因学

- 表 12-1 总结了导致 CAP 的常见病原体
- 肺炎链球菌（占住院 CAP 病例的 5% ～ 15%）：由于广泛接种肺炎链球菌疫苗和吸烟率下降，发病率持续下降

表 12-1　社区获得性肺炎的常见病原体

住院，无心肺疾病或基础疾病

肺炎链球菌、流感嗜血杆菌、肺炎支原体、肺炎衣原体、混合感染（细菌和非典型病原体）、病毒（包括流行性感冒病毒）、军团菌属及其他病原体（结核分枝杆菌、地方性真菌、耶氏肺孢子菌）

住院，患有心肺疾病和（或）基础疾病

以上所有病原体，但耐药肺炎链球菌（DRSP）和肠道革兰氏阴性细菌更值得关注

严重的社区获得性肺炎，无铜绿假单胞菌感染的危险因素

肺炎链球菌（包括 DRSP）、军团菌属、流感嗜血杆菌、肠道革兰氏阴性杆菌、金黄色葡萄球菌（包括 MRSA）、肺炎支原体、呼吸道病毒（包括流行性感冒病毒）、其他病原体（肺炎衣原体、结核分枝杆菌、地方性真菌）

严重的社区获得性肺炎，有铜绿假单胞菌感染的危险因素

上述所有的病原体和铜绿假单胞菌

From Vincent JL et al：Textbook of critical care，ed 7，Philadelphia，2017，Elsevier.

- 流感嗜血杆菌（占 CAP 病例的 3% ～ 10%）
- 嗜肺军团菌（占成人肺炎的 1% ～ 5%，CAP 病例的 2% ～ 8%）
- 肺炎克雷伯菌、铜绿假单胞菌、大肠埃希菌
- 金黄色葡萄球菌（占 CAP 病例的 3% ～ 5%）
- 非典型病原体（如肺炎支原体、肺炎衣原体和嗜肺军团菌）占 40% 的 CAP 病例
- 流行性感冒是肺炎链球菌肺炎和金黄色葡萄球菌肺炎的主要易感因素之一；革兰氏阴性细菌引起 80% 以上的医院获得性肺炎
- 易感因素（表 12-2 和表 12-3）：

表 12-2　发展为重症社区获得性肺炎的危险因素

高龄
基础疾病（如慢性呼吸系统疾病、心血管病、糖尿病、神经系统疾病、肾功能不全、恶性肿瘤）
吸烟
酒精滥用
住院前未进行抗生素治疗
未能控制原发病灶感染
免疫抑制
免疫反应的遗传多态性

From Vincent JL et al：Textbook of critical care，ed 7，Philadelphia，2017，Elsevier.

表 12-3　与特定病原体的临床关联

情况	常见病原体
酒精中毒	肺炎链球菌（包括耐青霉素型）、厌氧菌、革兰氏阴性杆菌（可能是肺炎克雷伯菌）、结核分枝杆菌
慢性阻塞性肺疾病／目前或既往吸烟者	肺炎链球菌、流感嗜血杆菌、卡他莫拉菌
居住在养老院	肺炎链球菌、革兰氏阴性杆菌、流感嗜血杆菌、金黄色葡萄球菌、肺炎衣原体，以及结核分枝杆菌和厌氧菌（较少见）
口腔卫生不良	厌氧菌
接触蝙蝠	荚膜组织胞浆菌
接触鸟类	鹦鹉热衣原体、新型隐球菌、荚膜组织胞浆菌
接触兔子	土拉热弗朗西丝菌
美国西南部旅行史	球孢子菌、汉坦病毒（特定地区）
接触农场动物或临产的猫	贝纳柯克斯体（Q 热）
流行性感冒后肺炎	肺炎链球菌、金黄色葡萄球菌（包括 MRSA 的社区获得性菌株）、流感嗜血杆菌
结构性肺病（如支气管扩张、囊性纤维化）	铜绿假单胞菌、洋葱假单胞菌或金黄色葡萄球菌
镰状细胞（贫血）病、无脾	肺炎链球菌、流感嗜血杆菌
可疑生物恐怖主义	炭疽杆菌、土拉热弗朗西丝菌、鼠疫耶尔森菌
亚洲旅行史	SARS 病毒、结核分枝杆菌、类鼻疽

From Vincent JL et al: Textbook of critical care, ed 7, Philadelphia, 2017, Elsevier.

1. COPD：流感嗜血杆菌、肺炎链球菌、军团菌、卡他莫拉菌
2. 癫痫发作：吸入性肺炎
3. 免疫受损宿主：军团菌、革兰氏阴性细菌
4. 酒精中毒：肺炎克雷伯菌、肺炎链球菌、流感嗜血杆菌
5. 人类免疫缺陷病毒（human immunodeficiency virus，HIV）：肺炎链球菌
6. 静脉吸毒者合并右心细菌性心内膜炎：金黄色葡萄球菌
7. 有合并疾病的老年患者：肺炎衣原体

Ⓓⓧ 诊断

鉴别诊断

- 病毒性肺炎：病毒性肺炎的发病率呈上升趋势。多种病毒单独或联合感染可导致成人肺炎。流行性感冒病毒是最主要的病毒，但 RSV、副流感病毒、腺病毒、鼻病毒、冠状病毒和人偏肺病毒都是可能的病因。诊断应基于可疑临床表现、细菌学检查阴性和（或）呼吸道微生物培养、血清学检测或快速 PCR 检测
- 慢性支气管炎急性发作
- 肺栓塞或梗死
- 肺部肿瘤
- 细支气管炎
- 结节病
- 过敏性肺炎
- 肺水肿
- 药物性肺损伤
- 真菌性肺炎
- 寄生虫性肺炎
- 非典型病原体肺炎
- 肺结核

评估

表 12-4 总结了 CAP 的诊断性检查。用于评估肺炎严重程度的有效工具包括 CURB-65（见"预后"）和肺炎严重指数（图 12-1 和框 12-1）。预后不良的指标包括低血压（收缩压 < 90 mmHg 或舒张压 < 60 mmHg）、呼吸频率 > 30 次 / 分、发热（ > 40℃）或低体温（ < 35℃）。这些指标都不如临床判断有价值。

实验室检查

- 血常规及全血细胞计数；白细胞计数升高，通常伴有核左移或出现杆状核粒细胞增多
- 血培养（仅住院患者）：肺炎链球菌肺炎病例约有 20% 呈阳性
- 肺炎链球菌尿抗原试验可用于检测肺炎链球菌的 C- 多糖抗原（敏感性 70%），是治疗住院成人 CAP 患者的有用指标

表 12-4　社区获得性肺炎的诊断性检查

检查	敏感性	特异性	备注
胸部 X 线检查	65%～85%	85%～95%	胸部 CT 对浸润更敏感。推荐所有患者行胸部 X 线检查
CT	金标准	非感染特异性	不应常规进行，但有助于识别空洞和包裹性胸腔积液。推荐用于评估对治疗无反应的患者
血培养	10%～20%	高（呈阳性时）	通常为肺炎链球菌（占50%～80% 的阳性样本），且能明确药物敏感试验结果。推荐用于严重 CAP 患者，尤其是在行血培养时未进行抗生素治疗的患者
痰革兰氏染色	40%～100%（取决于标准）	0%～100%（取决于标准）	可结合痰培养以确定优势菌，并可用于鉴定未被怀疑的病原体。如果痰培养可行，推荐使用。可能不能缩小经验性治疗的选择范围
痰培养			怀疑耐药或罕见病原体时进行，阳性结果不能区分定植和感染。所有气管插管患者均经插管取样
血氧饱和度或动脉血气分析			可用于判断感染的严重程度和是否需要吸氧；如果怀疑高碳酸血症，则需行动脉血气分析。推荐用于严重 CAP 患者
血清学检测军团菌、肺炎衣原体、分枝杆菌、病毒			准确，但通常需要采集间隔 4～6 周的急性期和恢复期血清抗体滴度。不作常规推荐
军团菌尿抗原检测	50%～80%		对血清型 1 组特异，是军团菌感染急性期最好的诊断方法
肺炎链球菌尿抗原检测	70%～100%	80%	如近期有肺炎链球菌感染可出现假阳性。浓缩尿液可增加敏感性

续表

检查	敏感性	特异性	备注
血清降钙素原			不作为常规试验，但如果进行，应采用高灵敏度 Kryptor 分析法。可能有助于指导治疗时间和入住 ICU 的需要

From Vincent JL et al: Textbook of critical care, ed 7, Philadelphia, 2017, Elsevier.

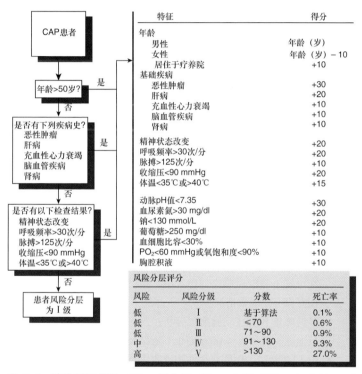

图 12-1　肺炎严重指数。PO_2，氧分压。(From Sellke FW et al: Sabiston & Spencer surgery of the chest, ed 9, 2016, Elsevier.)

- 当怀疑感染军团菌时，需要呼吸道标本行特殊培养基的培养和（或）尿抗原检测
- 特定患者行 HIV 血清学检测
- 血清电解质（疑似军团菌肺炎导致的低钠血症）、血尿素氮、肌酐

框 12-1　重症肺炎的诊断标准

主要标准

有创机械通气

使用血管升压药维持血压

次要标准

呼吸频率≥ 30 次 / 分

多肺叶浸润

新发意识错乱 / 定向力障碍

尿毒症（BUN ＞ 20 mg/dl）

白细胞减少（WBC ＜ 4×10^9/L）

$PaO_2/FiO_2 \geqslant 250$

血小板减少（血小板＜ 100×10^9/L）

低体温（体核温度＜ 36℃）

低血压需要积极的液体复苏

ATS/IDSA，美国胸科协会 / 美国传染病协会；BUN，血尿素氮；WBC，白细胞
参照 2007 年 ATS/IDSA 指南。From Parrillo JE，Dellinger RP：Critical care medicine：principles of diagnosis and management in the adult，ed 4，Philadelphia，2014，Saunders.

- 在流行性感冒流行季节的检测和（试验性）治疗流行性感冒[1]
- 血清降钙素原水平：常用于鉴别到急诊就诊的肺炎和伴有急性呼吸困难的心力衰竭患者。肺炎患者降钙素原水平明显高于非肺炎患者[2]。但是，对于经胸部 X 线检查证实的 CAP 患者，除非抗生素治疗延长超过 5 ～ 7 d，否则不应使用血清降钙素原来确定抗生素治疗的起始或持续时间。近期试验表明，在可疑下呼吸道感染的患者中，降钙素原指导下的抗生素使用并没有比通常情况少[3]
- 脉搏氧饱和度或动脉血气分析：当患者呼吸室内空气时，低氧血症（氧分压＜ 60 mmHg）是收入院的标准
- 图 12-2 介绍了医院获得性肺炎的诊断和治疗流程

---

[1]　Metlay JP et al：Diagnosis and Treatment of Adults with Community-acquired Pneumonia. An Official Clinical Practice Guideline of the American Thoracic Society and Infectious Diseases Society of America，Am J Respir Crit Care Med 200：e45-e67，2019.

[2]　Alba GA et al：Diagnostic and prognostic utility of procalcitonin in patients presenting to the emergency department with dyspnea，Am J Med 129：96，2016.

[3]　Huang DT et al：Procalcitonin-guided use of antibiotics for lower respiratory tract infection，N Engl J Med 379：236-49，2018.

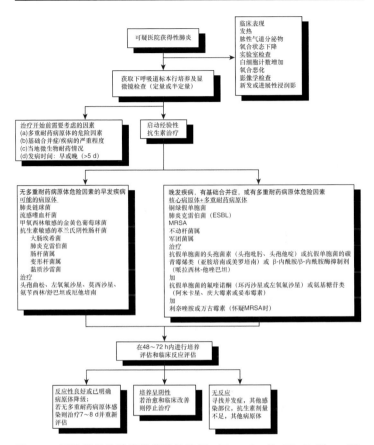

图 12-2　医院获得性肺炎推荐诊治流程。(From Parrillo JE, Dellinger RP: Critical care medicine, principles of diagnosis and management in the adult, ed 4, Philadelphia, 2014, Elsevier.)

影像学检查

胸部 X 线检查(后前位和侧位)(图 12-3):因肺炎的分期和类型以及患者的水化状态不同而表现各异。

- 典型的肺炎链球菌肺炎表现为节段性肺叶浸润
- 胸部 X 线检查显示弥漫性浸润可见于嗜肺军团菌肺炎(图 12-4)、支原体肺炎、病毒性肺炎、耶氏肺孢子菌肺炎、粟粒性结核、吸入性肺炎、曲霉病
- 最初的胸部 X 线检查有助于排除并发症(气胸、脓胸、脓肿)的存在

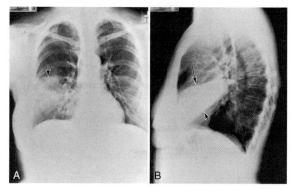

图 12-3 后前位（**A**）和侧位（**B**）胸部 X 线检查显示大叶性肺炎（可能由肺炎链球菌所致）累及右肺中叶。在**图 A** 中，箭头指向一个小叶间裂，它是右肺中叶的上缘分界。在**图 B** 中，长箭头指向一个小叶间裂，短箭头指向一个大叶间裂。（From Weinberger SE：Principles of pulmonary medicine，ed 7，Philadelphia，2019，Elsevier.）

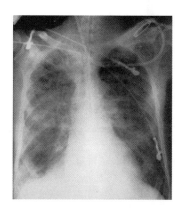

图 12-4 广泛性革兰氏阴性菌肺炎患者的胸部 X 线检查。双肺可见多发斑片状浸润影，右侧明显。（From Weinberger SE：Principles of pulmonary medicine，ed 7，Philadelphia，2019，Elsevier.）

℞ 治疗

非药物治疗

- 避免吸烟

- 吸氧：维持动脉血氧分压 > 60 mmHg，或 COPD 患者血氧饱

和度＞ 88%，非 COPD 患者血氧饱和度＞ 92%

- 静脉补液，纠正脱水
- 明显呼吸衰竭患者辅助通气

急性期治疗

- 抗生素治疗应以临床、影像学和实验室评估为基础。表 12-5 总结了严重 CAP 的经验性治疗方案
- 大环内酯类药物（阿奇霉素或克拉霉素）或多西环素可用于经验性治疗门诊 CAP 患者，只要患者在过去 3 个月内没有接受过抗生素治疗，并且不居住在大环内酯类药物耐药流行率较高的社区。美国胸科协会和美国传染病协会[①]的最新指南

表 12-5　重症社区获得性肺炎的经验性治疗方案

无假单胞菌危险因素
β - 内酰胺类（头孢噻肟、头孢曲松）
加
静脉注射大环内酯类或喹诺酮类（莫西沙星或左氧氟沙星＊）

有假单胞菌危险因素
抗假单胞菌的 β - 内酰胺类（头孢吡肟、哌拉西林 / 他唑巴坦、亚胺培南、美罗培南）
加
环丙沙星
或
抗假单胞菌的 β - 内酰胺类
加
氨基糖苷类
加
静脉注射大环内酯类或抗肺炎链球菌的喹诺酮类（莫西沙星或左氧氟沙星＊）

注：对于所有重症社区获得性肺炎病例，虽然不推荐常规覆盖 MRSA，但应考虑有社区获得性 MRSA 可能，特别是在流行性感冒后有双侧坏死性肺炎的病例；如果怀疑 MRSA 感染，治疗加用利奈唑胺或万古霉素联合克林霉素
＊ 对于肾功能正常的患者，左氧氟沙星的推荐剂量为每日 750 mg
From Vincent JL et al：Textbook of critical care，ed 7，Philadelphia，2017，Elsevier.

---

① Metlay JP et al：Diagnosis and Treatment of Adults with Community-acquired Pneumonia. An Official Clinical Practice Guideline of the American Thoracic Society and Infectious Diseases Society of America，Am J Respir Crit Care Med 200：e45-e67，2019.

增加了阿莫西林作为成人 CAP 门诊患者的一线药物。图 12-5 介绍了针对 CAP 的经验性治疗。疑似军团菌肺炎首选喹诺酮类（如莫西沙星）或大环内酯类（如阿奇霉素）抗生素。通常给予 1 种 β- 内酰胺类抗生素与大环内酯类药物联用

- 在住院环境下，普通住院患者可使用第二代或第三代头孢菌素（头孢曲松、头孢噻肟或头孢呋辛）联合大环内酯类药物（阿奇霉素或克拉霉素）或多西环素进行经验性治疗。可用 1 种抗假单胞菌喹诺酮类药物（左氧氟沙星或莫西沙星）代替大环内酯类药物或多西环素

- ICU 患者的经验性治疗：静脉注射 β- 内酰胺类抗生素（头孢曲松、头孢噻肟、氨苄西林–舒巴坦）联合静脉注射喹诺酮类（左氧氟沙星、莫西沙星）或静脉注射阿奇霉素

- 在有铜绿假单胞菌感染风险的住院患者中，经验性治疗应包括抗假单胞菌 β- 内酰胺类药物（美罗培南、多利培南、亚

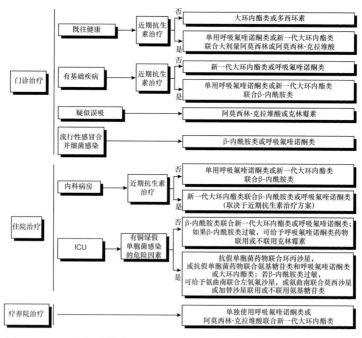

图 12-5 CAP 的经验性治疗。（From Sellke FW，del Nido PJ，Swanson SJ：*Sabiston & Spencer surgery of the chest*，ed 9，Philadelphia，2016，Elsevier.）

胺培南或哌拉西林–他唑巴坦）联用或不联用第二种抗假单胞菌药物（如氨基糖苷类）或抗假单胞菌的喹诺酮类药物

- 对于怀疑 MRSA 感染的患者，万古霉素或利奈唑胺是有效的
- 皮质类固醇：皮质类固醇（如甲泼尼龙 0.5 mg/kg 静脉注射，每 12 h 1 次，持续 5 d）常用于治疗严重的成人 CAP 住院患者
- 皮质类固醇辅助治疗可改善最初的临床反应，减少住院时间，但不降低死亡率或治疗失败率，并且增加了 CAP 住院患者的再入院率。最近的指南①不建议皮质类固醇常规用于治疗 CAP，除非合并难治性脓毒症休克的患者
- 疗程 5 ～ 14 d。试验表明，临床情况稳定的住院成人 CAP 患者在抗生素治疗 5 d 后停药是合理的，并且结果不劣于常规治疗。血源性葡萄球菌感染、脓肿和空洞性病变可能需要延长抗生素疗程，有时需治疗至影像学证实病变消散

慢性期治疗

肺炎旁积液和脓胸可通过胸腔置管引流进行处理。每天两次通过引流管滴入纤维蛋白溶解剂［链激酶、尿激酶或更常用的组织纤溶酶原激活物（tissue plasminogen activator，TP）］和 DNA 酶（即阿法链道酶）可能有助于对单纯置管引流效果差的胸腔积液的引流。对于耐药患者，可能需要进行胸腔镜下清创术或外科剥脱术。

预后

表 12-6 总结了 CAP 不良结局的危险因素。入院的适应证包括：

- 低氧血症（患者呼吸室内空气时血氧饱和度＜90%）
- 血流动力学不稳定
- 不能耐受药物治疗
- 需要住院的伴随条件。通常用来确定是否住院的标准为"CURB-65"：意识错乱、血尿素氮＞19.6 mg/dl、呼吸频率＞30 次 / 分、收缩压＜90 mmHg 和舒张压≤60 mmHg、年龄≥65 岁。如果患者符合≥2 个标准，通常需要收入院，如果符合≥3 个标准，需要入住 ICU

---

① Othman F et al：Community acquired pneumonia incidence before and after proton pump inhibitor prescription，BMJ 355：i5813，2016.

表 12-6　社区获得性肺炎预后不良的危险因素

患者相关因素

男性

无胸膜炎性胸痛

非典型临床表现

肿瘤

神经系统疾病

年龄＞ 65 岁

有重症肺炎或死于脓毒症的家族史

体格检查异常

入院时呼吸频率＞ 30 次 / 分

低血压（收缩压＜ 90 mmHg 或舒张压＜ 60 mmHg）

心动过速（＞ 125 次 / 分）

高热（＞ 40℃）或无热

意识错乱

实验室异常

血尿素氮＞ 19.6 mg/dl

白细胞增多或白细胞减少（＜ 4×10⁹/L）

多肺叶影像学异常

治疗过程中快速进展的影像学异常

菌血症

低钠血症（＜ 130 mmol/L）

多器官功能衰竭

呼吸衰竭

低白蛋白血症

血小板减少症（＜ 100×10⁹/L）或血小板增多症（＞ 400×10⁹/L）

动脉 pH 值＜ 7.35

胸腔积液

病原体相关因素

高危病原体

Ⅲ型肺炎链球菌、金黄色葡萄球菌、革兰氏阴性杆菌（包括铜绿假单胞菌）、吸入微生物、SARS 病毒

可能是高水平青霉素耐药的肺炎链球菌（最低抑制浓度应至少为 4 mg/L）

治疗相关因素

初始抗生素治疗延迟（4 h 以上）

初始治疗中抗感染方案不恰当

经验性治疗 72 h 内无临床好转

From Vincent JL et al：Textbook of critical care，ed 7，Philadelphia，2017，Elsevier.

重点和注意事项

专家点评

- 有报道称使用胃酸抑制剂［H_2 受体拮抗剂、质子泵抑制剂（proton pump inhibitor，PPI）］会增加患 CAP 的风险。据报道，在过去 30 d 内开始 PPI 治疗与 CAP 的风险有关，而当前接受长期治疗者则没有风险。最近的研究未能证实使用 PPI 会增加 CAP 的风险，并且显示在使用 PPI 前 30 d 的 CAP 风险高于使用 PPI 后 30 d[①]

- 肺炎缓解慢或不缓解的原因：
  1. 难治性感染：病毒性肺炎、军团菌、伴有宿主反应受损的肺炎链球菌或葡萄球菌、结核、真菌
  2. 肿瘤：肺部肿瘤、淋巴瘤、转移瘤
  3. 充血性心力衰竭
  4. 肺栓塞
  5. 免疫性或特发性：坏死性肉芽肿性血管炎、肺嗜酸性粒细胞综合征、系统性红斑狼疮
  6. 药物毒性（如胺碘酮）

- 如果肺炎患者的病情没有在合理的时间窗内得到改善，应及时复查影像学检查。对于临床完全康复的患者，为证实浸润已吸收，等待 6 ～ 8 周后再进行影像学检查是合理的。由于 1 年内肺癌发病率低，故肺炎后常规行放射学检查的益处受到质疑。反对者提出了一种选择性的方法，将胸部 X 线随访人群限定于中年人和老年人

- 预防：23 价肺炎链球菌多糖疫苗（23-valent pneumococcal polysaccharides vaccine，PPSV23）和肺炎链球菌结合疫苗（pneumococcal conjugated vaccine，PCV13）目前可供老年人使用。美国免疫接种咨询委员会（Advisory Committee on Immunization Practices，ACIP）建议先接种 PCV13，1 年后再接种 PPSV23。这一建议也包括有明确危险因素（终末期肾病、镰状细胞贫血、先天性或获得性无脾、HIV 感染、先天

---

① Othman F et al：Community acquired pneumonia incidence before and after proton pump inhibitor prescription，BMJ 355：i5813，2016.

性或获得性免疫缺陷、肾病综合征、白血病、淋巴瘤、霍奇金病、全身恶性肿瘤、医源性免疫抑制、实体器官移植、多发性骨髓瘤、脑脊液漏、人工耳蜗植入）的 65 岁以下患者。美国疾病预防控制中心不再支持对老年人（≥ 65 岁）常规接种 PVC13，并将接种范围限制在免疫功能受损的老年人和有脑脊液漏或耳蜗植入的患者

● 预防：在流行性感冒流行的季节，患者应接种流行性感冒疫苗

相关内容

吸入性肺炎（相关重点专题）

支原体肺炎（相关重点专题）

推荐阅读

Briel M et al: Corticosteroids in patients hospitalized with community-acquired pneumonia: systematic review and individual patient data metaanalysis, *Clin Infect Dis* 66(3):346-354, 2018.

Cilloniz C: Microbial etiology of pneumonia: epidemiology, diagnosis and resistance patterns, *Int J Mol Sci* 17(12):2120-2218, 2016.

Jain S: Community-acquired pneumonia requiring hospitalization among U.S. adults, *N Engl J Med* 373:45-427, 2015.

Lee JS et al: Antibiotic therapy for adults hospitalized with community-acquired pneumonia, a systematic review, *JAMA* 315(6), 2015. 593-60.

Musher DM, Thorner AR: Community-acquired pneumonia, *N Engl J Med* 371:1619-1628, 2014.

Postma DF et al: Antibiotic treatment strategies for community-acquired pneumonia in adults, *N Engl J Med* 372:14, 2015.

Rahman NM et al: Intrapleural use of tissue plasminogen activator and DNase in pleural infection, *N Engl J Med* 365:518, 2011.

Siemieniuk RA et al: Corticosteroid therapy for patients hospitalized with community-acquired pneumonia: a systematic review and meta-analysis, *Ann Intern Med* 2015.

Sordé R et al: Current and potential usefulness of pneumococcal urinary antigen detection in hospitalized patients with community-acquired pneumonia to guide antimicrobial therapy, *Arch Intern Med* 171(2):166-172, 2011.

Spellberg B, Rice LB: Duration of antibiotic therapy: shorter is better, *Ann Intern Med* 171:210, 2019.

Tang KL et al: Incidence, correlates, and chest radiographic yield of new lung cancer diagnosis in 3398 patients with pneumonia, *Arch Intern Med* 171:1193, 2011.

Uranga A et al: Duration of antibiotic treatment in community-acquired pneumonia: a multicenter randomized clinical trial, *JAMA Int Med* 176:1257-1265, 2016.

Watkins RR, Lemonovich TL: Diagnosis and management of community-acquired pneumonia in adults, *Am Fam Physician* 83(11):1299-1306, 2011.

Wunderink RG, Waterer GW: Advances in the causes and management of community-acquired pneumonia in adults, *Br Med J* 358:j2471-j2413, 2017.

Wunderink RG, Waterer GW et al: Community-acquired pneumonia, *N Engl J Med* 370:551-573, 2014.

第13章 支原体肺炎
Pneumonia，Mycoplasma

Glenn G. Fort

胡晶晶　译　童瑾　审校

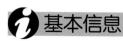 基本信息

定义

支原体肺炎是一种由细小杆状细菌和肺炎支原体引起的肺实质感染。

同义词

原发性非典型肺炎

伊顿肺炎

行走性肺炎

ICD-10CM 编码
J15.7　肺炎支原体引起的肺炎

流行病学和人口统计学

发病率（美国）：

- 是 CAP 的常见原因，占门诊 CAP 患者的 37% 以及因肺炎住院患者的 10%。据美国疾病预防控制中心估计，美国每年有 200 万病例，并有 100 000 例因支原体肺炎住院治疗
- 许多患者可能未经治疗而自愈
- 年发病率估计为 1/1000
- 在流行期间，估计每（约）5 年发病率至少增加 3 倍

患病率（美国）：

- 估计占肺炎住院患者的 1/5（通常呈自限性，因此其真正患病率尚不清楚）
- 估计在所有肺炎病例中占 7%，而在 5 ~ 20 岁病例中占近 1/2

发病高峰：

- 秋季至初冬发病率上升

- 在温带气候下更为普遍

好发性别：平均分布。

好发年龄：

- 最受影响的人群：学龄儿童和年轻人（5～20 岁）
- 老年人也可发生，特别是在家接触幼儿的情况下
- 受影响的老年患者感染更为严重

遗传学因素：家族特征（家族因素）

- 未知
- 镰状细胞贫血患者病情可能更严重
- 新生儿感染：婴儿患病可出现严重呼吸窘迫，有时需要气管插管

体格检查和临床表现

- 非渗出性咽炎（常见）
- 头痛，常见耳痛
- 可能低热或无发热
- 在没有实变的肺下叶可闻及干啰音或湿啰音（常见）
- 伴有大疱性鼓膜炎（非特异性表现；并不比其他肺炎常见）
- 1/4 的患者可出现皮疹：
  1. 麻疹
  2. 荨麻疹
  3. 结节性红斑（不常见）
  4. 多形性红斑（不常见）
  5. Stevens-Johnson 综合征（罕见）
- 肌肉压痛（＜50% 的患者）
- 体格检查（通过检查确认）
  1. 单神经炎或多神经炎
  2. 横贯性脊髓炎
  3. 颅神经麻痹
  4. 脑膜脑炎
- 淋巴结病和脾大
- 结膜炎
- 表 13-1 总结了肺炎支原体感染的临床表现

病因学

- 感染通过呼吸道飞沫或分泌物在人与人之间传播，潜伏期为

表 13-1　肺炎支原体感染的临床表现

呼吸道	咽炎、喉炎、急性支气管炎、支气管肺炎
皮肤和黏膜	斑丘疹和水疱性皮疹、荨麻疹、紫癜、结节性红斑、多形性红斑、Stevens-Johnson 综合征
中枢神经系统	脑膜炎、脑膜脑炎、急性精神病、小脑炎、吉兰-巴雷综合征 *
实质性器官	胰腺炎、糖尿病、非特异性反应性肝炎、亚急性甲状腺炎 *
其他	出血性大疱性鼓膜炎、溶血性贫血、心包炎、血栓栓塞 *

* 部分关联仍尚未确认

From Cohen J，Powderly WG：Infectious diseases，ed 2，St Louis，2004，Mosby.

　　1 ～ 4 周，通常为 2 ～ 3 周

- 支原体是最小的微生物，没有细胞壁，革兰氏染色后不可见

诊断

鉴别诊断

- 衣原体肺炎
- 鹦鹉热衣原体感染
- 军团菌属感染
- 贝纳柯克斯体感染
- 多种病毒性病原体感染
- Q 热
- 肺炎链球菌感染
- 肺栓塞或肺梗死

评估

- 胸部 X 线检查（图 13-1）
- 全面的病史和体格检查
- 实验室检查
- 以症状和体征为指导的评估

实验室检查

- 白细胞：

  1. 约 1/4 的患者白细胞计数 > 10×10^9/L

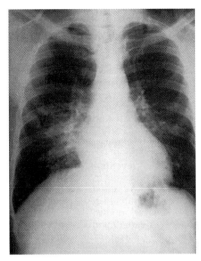

图 13-1　肺炎支原体肺炎的非特异性 X 线表现。本例患者为双肺支气管肺炎。
（From Mason RJ et al：Murray and Nadel's textbook of respiratory medicine，ed 5，
Philadelphia，2010，WB Saunders.）

　　2. 白细胞分类计数无特异性

　　3. 白细胞减少症罕见

- 冷凝集试验：

　　1. 50% ～ 70% 的患者在感染后 1 ～ 2 周内可检出；在儿童中
阳性率最高，随年龄增长而降低。由于既不敏感也不特异，
冷凝集试验的应用仍存在争议

　　2. 也可见于以下情况：

　　　　a. 淋巴细胞增生性疾病

　　　　b. 流行性感冒

　　　　c. 单核细胞增多症

　　　　d. 腺病毒感染

　　　　e. 偶可见于军团病

　　3. 通常滴度＞ 1：64 时：

　　　　a. 可以在床旁检测中测到

　　　　b. 出现在疾病的第 5 ～ 10 d（因此在首次检查时可能可以
检测出），并在 1 个月内消失

- 对于支原体抗原特异性补体结合试验结果为配对血清（升高
4 倍）或单一滴度≥ 1：32，并有肺炎及相关病史的患者：

1. 在适当的临床环境中考虑诊断
2. 其他测定包括酶联免疫吸附试验（enzyme linked immunosorbent assay，ELISA）、抗原捕获酶免疫测定和 PCR；如果可行，这些检测被认为是鼻咽拭子的首选诊断性检测

- 从标本中培养微生物：
  1. 针对感染唯一真正特异的检测
  2. 技术难度大且很少有实验室能可靠地完成
  3. 可能需要数周才能获得结果
- 痰：
  1. 通常没有痰用于实验室检测
  2. 当有痰时，革兰氏染色标本可显示多形核细胞，但无病原体
- 感染有时可合并胰腺炎或肾小球炎
- 弥散性血管内凝血是一种少见的并发症
- 可能存在心包炎或心肌炎的心电图证据

影像学检查

- 多为下叶受累（上叶受累不足 1/4），影像学异常表现通常与肺部阳性体征不成比例（图 13-2）
- 约 30% 的患者有少量胸腔积液
- 大量胸腔积液罕见
- 浸润影：呈片状、单侧和分段分布，也可见多叶受累

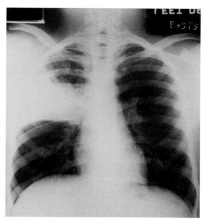

图 13-2　肺炎支原体肺炎引起的局部肺野高密度影。［From Specht N（ed）：Practical guide to diagnostic imaging，St Louis，1998，Mosby.］

- 20% ～ 25% 的患者胸部 X 线可有肺门淋巴结肿大
- 报告的罕见病例：
  1. 合并肺脓肿
  2. 残留肺气肿
  3. 肺不张
  4. 透明肺综合征

℞ 治疗

急性期治疗

- 治疗：成人为阿奇霉素 500 mg/d 共 3 d 或第一天 500 mg，然后 250 mg/d 共 4 d。儿童为第一天 10 mg/kg 每日 1 次，后 4 d 5 mg/kg 每日 1 次。克拉霉素：成人为 500 mg 每日 2 次共 10 d。儿童为 15 mg/（kg·d）分 2 次服用，共 10 d。替代药品包括：红霉素：成人 500 mg 每日 4 次，儿童为 30 ～ 40 mg/（kg·d），分 4 次服用；多西环素：2 ～ 4 mg/（kg·d），分 1 ～ 2 次服用，连续 10 d，每日最大剂量 100 ～ 200 mg，但该药物不能用于幼儿或哺乳期女性。呼吸氟喹诺酮类药物（如左氧氟沙星或莫西沙星）是成人的替代治疗药物，但不应在儿童中使用
- 治疗可缩短症状的持续时间和减轻严重程度，并可能加快影像学表现的消失，但该病呈自限性
- 大环内酯类药物的耐药性开始引起人们的关注，其始于 21 世纪的亚洲，然后扩散到欧洲和北美洲。一项研究表明，法国和美国的耐药率为 5% ～ 13%

慢性期治疗

- 有效的抗感染治疗不能消除呼吸道分泌物中的病原体，这可能会持续数周
- 血清抗体反应不一定提供终身免疫
- 虽然临床复发可能会在初始治疗后的 7 ～ 10 d 出现，并且伴有新的浸润区域，但不会出现慢性症状

预后

- 临床症状通常在 10 d 内得到改善
- 肺部浸润影通常在 5 ～ 8 周内消失

- 罕见的死亡病例很可能归因于基础疾病
- 避免露天咳嗽，尤其是在封闭区域，可以最大限度地减少人与人之间的传播。阿奇霉素可以预防密切接触患者的感染

转诊

- 对治疗无反应
- 重症感染
- 严重的肺外表现
- 多叶受累伴呼吸窘迫（非常罕见）

重点和注意事项

专家点评

- 疾病暴发可发生在新兵军营、集体住宅、疗养院和社区。2006—2013 年，美国疾病预防控制中心调查了美国的 17 例散发病例、集群暴发和局部暴发
- 感染控制：在医院里，这些患者应采取飞沫防护措施
- 约 90% 的患者 X 线平片病变吸收大约需 8 周

相关内容

细菌性肺炎（相关重点专题）

推荐阅读

Bajantri B et al: Mycoplasma pneumoniae: a potentially severe infection, *J Clin Med Res* 10:535-544, 2018.

Diaz MH et al: Investigations of Mycoplasma pneumoniae infections in the United States: trends in molecular typing and macrolide resistance from 2006 to 2013, *J Clin Microbiol* 53:124-130, 2015.

Waites KB et al: Mycoplasma pneumoniae from the respiratory tract and beyond, *Clin Microbiol Rev* 30:747-809, 2017.

Wang K et al: Clinical symptoms and signs for the diagnosis of Mycoplasma pneumonia in children and adolescents with community acquired pneumonia, *Cochrane Database Syst Rev* 10:CD009175, 2012.

第14章 病毒性肺炎
Pneumonia, Viral

Sebastian G. Kurz

于鹏飞 译 张骅 审校

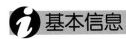 基本信息

定义

病毒性肺炎是一种由大量病毒性病原体引起的肺部感染。本章将讨论最重要的病毒。

同义词

非细菌性肺炎

ICD-10CM 编码

J12.9 未指明的病毒性肺炎

J12.89 其他病毒性肺炎

流行病学和人口统计学

发病率（美国）：

- 流行性感冒病毒
  1. 每年冬季 1～2 个月的流行期间，温带地区人群的感染率为 10%～20%
  2. 高达 50% 的人在（病毒）大流行期间被感染
  3. 少数感染者会发生继发性细菌性肺炎
- 其他可引起肺炎的重要病毒性病原体感染的发病率因环境、地区和检测方式的不同而有很大差异。随着呼吸道分泌物快速分子检测技术的广泛应用，对病毒病原体的检测也越来越多。然而，由于呼吸道病毒在初次感染后的数周内仍可被检测到，而肺炎可能是由继发性细菌感染所引起，因此，对已鉴定的病毒与实际肺炎之间的因果关系作出结论仍然具有挑战性

患病率（美国）：

- 常与人群的免疫状态或流行病的存在有关
- 正常宿主（估计值）：

  1. 美国成人中有 86% 的肺炎患者需住院治疗

  2. 16% 的小儿肺炎在门诊治疗

  3. 49% 的住院婴儿患有肺炎

- 病毒性肺炎是免疫力受损宿主的一个重要问题

好发性别：

- 性别间无差异
- 在 RSV 感染中，男性易出现更严重的呼吸道疾病

好发年龄：

- 流行性感冒：

  1. 总体发病率在 5 岁时最高

  2. 发病率随年龄增加而降低

  3. 合并慢性疾病患者（特别是心肺疾病）的后遗症最严重

  4. 婴幼儿和 > 64 岁的成人是住院最多的群体

- RSV 及副流感病毒感染：

  1. 幼儿（肺炎的主要病因）

  2. 任何年龄段均可发生

- 腺病毒感染：

  1. 幼儿

  2. 成人，主要是新兵

- 水痘

  1. 约 16% 的成人（儿童时期未感染）感染水痘

  2. 妊娠期急性水痘更有可能合并严重肺炎

  3. 报告的水痘肺炎病例中 90% 为成人（发病率最高的年龄为 20 ~ 60 岁）

- 麻疹

  1. 只接种过 1 次疫苗的年轻人和大龄儿童（5% 的失败率）

  2. 妊娠期间麻疹更有可能合并肺炎

  3. 潜在的心肺疾病和免疫抑制易导致严重肺炎合并麻疹

  4. 在麻疹疫苗问世前，90% 的肺炎发生在 < 10 岁的群体

  5. 目前美国超过 1/3 的患者 > 14 岁

  6. 3% ~ 50% 的麻疹病例并发肺炎

- 巨细胞病毒感染：

　　1. 从新生儿到成人均可感染

　　2. 免疫抑制是关键的易感因素

● 人偏肺病毒感染：

　　1. 儿童：发病率高峰为 11 个月

　　2. 成人中越来越多（支气管炎、COPD 急性加重、肺炎）

　　3. 肺移植受者发生下呼吸道感染（lower respiratory tract infection, LRTI）的常见原因

发病率高峰：

● 流行性感冒：

　　1. 甲型流行性感冒冬季高发

　　2. 乙型流行性感冒全年可发病

　　3. 肺炎发病高峰期见于感染暴发流行期间

● RSV 和副流感病毒感染：冬季和春季

● 腺病毒感染：地方性流行（军队）

● 水痘：温带地区，春季

● 麻疹：全年

● 巨细胞病毒感染：全年

● 人偏肺病毒感染：冬季

遗传学因素：家族易感性：

● 密切接触是感染过程中的重要因素，而不是遗传学因素

● 先天性疾病和免疫抑制会加重 RSV 肺炎的病程

先天性感染：

● 巨细胞病毒感染是美国最常见的宫内感染

● 有症状的先天性感染的婴儿偶尔会发生肺炎

新生儿感染：

● 严重 RSV 肺炎

● 腺病毒肺炎

　　1. 死亡率为 5% ～ 20%

　　2. 可导致残留限制性或阻塞性功能异常

● "新生儿水痘"

　　1. 播散性内脏疾病，包括肺炎

　　2. 母体发生围产期水痘的新生儿可能会发生水痘

● 巨细胞病毒肺炎

　　1. 通常是致命的

　　2. 患者可合并严重的脑损伤

体格检查和临床表现

- 流行性感冒
  1. 发热、咳嗽或咽喉痛［即流感样疾病（influenza-like illness，ILI）］
  2. 不舒服或昏昏欲睡
  3. 明显干咳（很少咯血）
  4. 皮肤发红，黏膜红斑
  5. 湿啰音或干啰音
- RSV、副流感病毒和人偏肺病毒感染：
  1. 发热
  2. 呼吸过速
  3. 呼气延长
  4. 哮鸣音和湿啰音
- 腺病毒感染：
  1. 声音嘶哑
  2. 咽炎
  3. 呼吸过速
  4. 颈部淋巴结炎
- 麻疹：
  1. 结膜炎
  2. 流涕
  3. 科氏斑（颊黏膜上的白色病变）
  4. 皮疹（始于头部的斑丘疹，然后向身体其他部位蔓延）
  5. 肺炎
     a. 作为并发症可发生于 3% ～ 4% 的青少年和年轻人中
     b. 与皮疹一致
     c. 在麻疹康复后也可出现
  6. 发热
  7. 干咳
- 水痘：
  1. 发热
  2. 斑丘疹或水疱性皮疹（所有病变均在同一阶段）
     a. 结痂
     b. 肺炎常于皮疹后 1 ～ 6 d 出现

　　c.肺炎（图 14-1）伴咳嗽，偶有咯血

　3.肺部体格检查中很少有听诊异常

● 巨细胞病毒感染：

　1.发热

　2.阵发性咳嗽

　3.偶尔咯血

　4.输血后发生肺炎时可出现弥漫性淋巴结炎

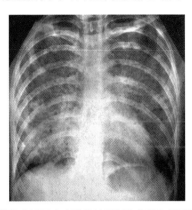

图 14-1　胸部 X 线检查显示水痘肺炎的双侧结节性和间质性肺炎特征。患者为 27 岁孕妇，孕 6 产 2，流产 3 次，她的 2 个孩子都感染了水痘。在肺部症状出现的前几天即表现出水痘的特征性皮肤水疱。患者需要气管插管和机械通气 6 d。患者接受静脉注射阿昔洛韦和头孢他啶治疗，以防止可能出现的重叠感染。患者最终完全康复，足月产下一名健康婴儿。（From Gabbe SG：Obstetrics，ed 6，Philadelphia，2012，WB Saunders.）

病因学

　　免疫能力正常和免疫缺陷的宿主均可因病毒感染而导致肺炎。

Ⅸ 诊断

鉴别诊断

● 细菌性肺炎常合并病毒性肺炎（可随后出现或同时出现）

● 非典型肺炎的其他原因：

　1.支原体

　2.衣原体

3. 柯克斯体属

4. 军团病

在某些患者群体（如免疫缺陷），应考虑真菌感染、结核或非典型分枝杆菌感染。

- 急性呼吸窘迫综合征（acute respiratory distress syndrome，ARDS）
- 该病的阳性体征及相关的低氧血症易与肺栓塞相混淆

评估

- 有关当前流行的流行性感冒病毒株的信息可从当地卫生部门或美国疾病预防控制中心获得
- 流行性感冒病毒和其他病毒可在发病最初几天从呼吸道分泌物中培养出来（需要特殊培养基和技术）
- 基于 PCR 的检测方法对于呼吸道病毒极其敏感，正在成为首选的检测方法
- 快速流行性感冒试验诊断流行性感冒的敏感性为 50%（阴性结果并不意味着患者没有患流行性感冒）
- 麻疹和腺病毒肺炎通常为临床诊断，可以通过血清学检查进行确诊
- 巨细胞病毒可经培养获得，也可从支气管肺泡灌洗液样本中经PCR 扩增。图 14-2 介绍了在重症监护室对疑似严重流感病毒肺炎的评估和管理流程。确诊巨细胞病毒肺炎需要开肺活检

实验室检查

- 痰（通常量少）革兰氏染色通常显示少量多形核白细胞和少量细菌
- 白细胞计数可从白细胞减少至轻度升高不等，通常不伴核左移
- 弥散性血管内凝血有时可合并腺病毒 7 型肺炎
- 无顶囊泡病变在 Tzanck 涂片上见到多核巨细胞对诊断浸润性水痘很有用（也可见于单纯疱疹）
- 严重的免疫抑制常合并有症状的巨细胞病毒肺炎（通常是潜伏期感染的重新激活或血清阴性的供体由受体传播）
- 可能有严重的低氧血症
- 培养可能有助于识别超感染细菌病原体
- 发生肺炎时胸腔积液常为渗出性

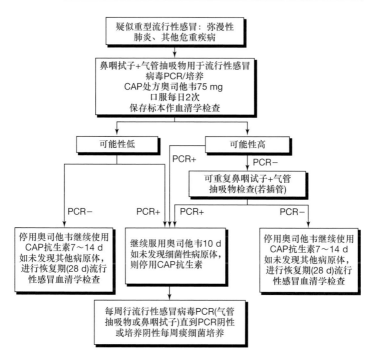

图 14-2　重症监护室中对疑似严重流感病毒肺炎的评估和管理流程。（From Vincent JL et al: Textbook of critical care, ed 6, Philadelphia, 2011, WB Saunders.）

影像学检查

- 胸部 X 线检查可显示边界不清、斑片状或弥漫性间质浸润的表现，这些可能与 ARDS 有关
- 局限性致密肺泡浸润影提示合并细菌性肺炎
- 水痘肺炎在影像学上可残留有小钙化结节

Rx 治疗

非药物治疗

一般处理：

- 减少人际传播的措施
- 卧床休息
- 保持充分的水分摄入

91

- 严重肺炎或 ARDS 患者可能需要提供通气支持

流行性感冒：

- 每年可接种流行性感冒毒株特异性疫苗预防感染
- 经鼻滴注射流行性感冒减毒活疫苗与注射灭活病毒疫苗一样有效

RSV 感染：

- 隔离对限制 RSV 感染的传播很重要
- 含高 RSV 中和抗体滴度的免疫球蛋白对治疗有益

腺病毒感染：

- 呼吸道腺病毒的肠道接种已成功应用于军队的新兵
- 虽然它们不会在受者体内产生疾病，但病毒可能会长期传播，并可能在以后感染他人
- 这些疫苗不适用于普通人群

水痘：

- 水痘减毒活疫苗已成功应用于临床试验
- 水痘-带状疱疹免疫球蛋白应在暴露后 4 d 内给予，以预防易感人群发病或改善其症状
- 未接种过水痘疫苗的人在接触水痘 10 ～ 21 d 具有潜在的传染性

麻疹：

- 目前已有麻疹疫苗
  1. 应在 15 个月时接种疫苗
  2. 第二剂应在入学时接种
- 未接种者在暴露后及早接种减毒活疫苗或丙种球蛋白可预防麻疹
- 维生素 A 口服 2 d 可降低接触麻疹的儿童的发病率和死亡率

急性期治疗

- 一般处理：对细菌性重叠感染使用适当的抗生素
- 流行性感冒：
  1. 金刚烷胺和金刚乙胺可用于治疗甲型流行性感冒（对乙型流行性感冒无效）。早期使用可加快小气道功能障碍的恢复，但是否影响肺炎的发展或病程尚不确定
  2. 在出现流行性感冒症状的 48 h 内服用神经氨酸酶抑制剂奥司他韦和扎那米韦是有效的；但它们对流感病毒肺炎的疗

效尚不清楚

　3. 利巴韦林或金刚烷胺气雾剂可能在治疗严重流感病毒肺炎中发挥作用，但它们尚未被批准用于这一适应证

- RSV 和副流感病毒感染：

　1. 利巴韦林气雾剂对严重 RSV 肺炎可能有效

　2. 尚无批准的针对副流感病毒肺炎的抗病毒治疗

- 腺病毒感染：无有效的药物；有病例报道使用西多福韦治疗，但未经证实

- 水痘：

　1. 水痘肺炎可给予静脉注射阿昔洛韦治疗

　2. 成人发生水痘应考虑使用阿昔洛韦治疗，这可能会预防肺炎的发展

- 麻疹：没有有效的抗麻疹药物

- 巨细胞病毒感染：

　1. 肾移植受者应用阿昔洛韦可预防巨细胞病毒感染

　2. 无论是否使用巨细胞病毒高免疫球蛋白，更昔洛韦和膦甲酸钠在治疗免疫功能受损宿主的严重巨细胞病毒感染（包括肺炎）方面均显示出应用前景

- 人偏肺病毒感染：目前没有特异性治疗方法

预后

- 支持性治疗是有用的
- 疾病急性期可能出现死亡
- 残存的功能异常可能持续存在，可发展或易感慢性呼吸道疾病
- 大多数病毒性肺炎的发病率和死亡率因细菌重叠感染而升高

转诊

- 免疫功能受损宿主，不能确定诊断时
- 症状或体征进行性加重
- 严重的呼吸功能损伤、弥漫性浸润或发展为 ARDS

 重点和注意事项

专家点评

- 流行性感冒病毒通过密切接触和咳嗽飞沫传播

- RSV 通过病原污染物和直接接触传播（很少通过气溶胶）
- 水痘叮通过直接接触或气溶胶传播
- 在 3 种主要的副流感病毒（1 ～ 3 型）中，3 型是引起病毒性肺炎的最常见原因；1 型和 2 型主要引起喉气管炎
- 人偏肺病毒是近期发现的引起上呼吸道感染和肺炎的常见病因

相关内容

巨细胞病毒感染（相关重点专题）

流行性感冒（相关重点专题）

水痘（相关重点专题）

第 15 章　过敏性肺炎
Hypersensitivity Pneumonitis

Melissa H. Tukey

林玉蓉　译　杨礼腾　张骅　审校

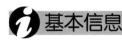 基本信息

定义

过敏性肺炎（hypersensitivity pneumonitis，HP）是由于吸入对患者有致敏性及高反应性的抗原而引起的一组免疫介导的肺部疾病，伴或不伴有全身症状（如发热、消瘦），不包括单纯过敏反应和暴露后无相关症状者。

同义词

外源性变应性肺泡炎（extrinsic allergic alveolitis，EAA）

鸟类爱好者肺

农民肺

麦芽工人肺

"通气"肺炎

枫树剥皮工人肺

桑拿浴肺

热浴肺

ICD-10CM 编码

J67.X　由特定有机粉尘引起的过敏性肺炎

J67.9　由未指明的有机粉尘引起的过敏性肺炎

流行病学和人口统计学

- 估计的 HP 发病率和患病率差别较大是由定义和诊断方法不同所导致的
- HP 的临床表现取决于暴露强度、环境条件和遗传危险因素
- 目前已明确的过敏原已超过 300 种，且新的过敏原还在不断被发现

- 住宅和职业暴露中的致病因素包括鸟类、真菌、加湿器、喷泉、蒸汽熨斗、干制香肠真菌、发霉的奶酪、受污染的木材、管乐器（如长号、萨克斯管）内的生物膜以及有机和无机化学物（包括金属加工流体）
- 遗传学因素可能是肺部对可吸入颗粒物发生过敏反应的原因，目前研究最多的是主要组织相容性复合体

体格检查和临床表现

临床表现的差异取决于抗原暴露的强度和频度。

- 急性：强烈暴露于抗原 4 ~ 6 h 后出现发热、咳嗽、全身不适、呼吸困难，上述症状在停止接触抗原物质后逐渐消失，典型患者在 12 ~ 24 h 内症状消失
- 发病初期常被误诊为病毒感染性疾病或哮喘
- 亚急性：通常在严重和持续性暴露后缓慢出现咳嗽、咳痰、劳力性呼吸困难、厌食和体重减轻
- 慢性：通常在低强度或反复暴露后逐渐出现咳嗽、呼吸困难、全身不适和体重减轻
- 体格检查：低氧血症、发绀、啰音，可伴发热

病因学

- 众多的环境制剂，常见于职业环境中
- 常见抗原："霉变"干草、青贮饲料、谷物或蔬菜；鸟类粪便或羽毛（包括羽绒枕、羽绒被和羽绒软垫家具）；低分子量化学品（如异氰酸酯）；药品
- 图 15-1 显示 HP 的发病机制

Dx 诊断

- 由于预后和治疗可能会有差异，所以准确诊断对于鉴别 HP 与其他间质性肺疾病有重要意义
- 急性 HP 在抗原暴露后数小时内的临床症状与急性上呼吸道感染难以区分
- 需要高度怀疑该病
- 详细的职业和家庭暴露史
- 确诊通常需行肺活检

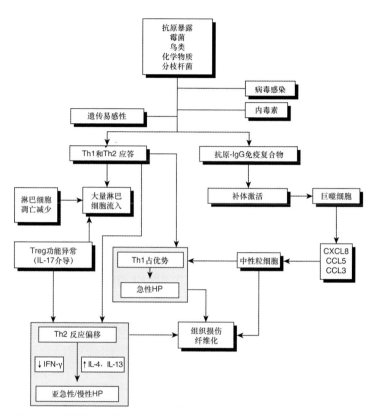

图 15-1 过敏性肺炎（HP）的发病机制。 具有遗传易感性的患者长期反复接触抗原会触发炎症反应。辅助性 T 细胞（Th1）主要在早期反应，而 Th2 偏移发生在后期，两者都会导致炎症性组织损伤和细胞因子释放。由于淋巴细胞凋亡减少和调节性 T 细胞（Treg）功能受损，肺组织淋巴细胞增多（由 IL-17 介导）。早期炎症改变包括 IgG 与抗原结合和补体通路结合，以及巨噬细胞活化和分泌趋化因子（CXCL8、CCL5、CCL3），从而诱导中性粒细胞气道浸润和组织破坏。IFN，干扰素；Ig，免疫球蛋白。（From Adkinson NF et al：Middleton's allergy principles and practice, ed 8, Philadelphia, 2014, WB Saunders.）

鉴别诊断

急性期	慢性期
变应性支气管肺曲霉病	特发性肺间质纤维化（IPF）
肺栓塞	支气管扩张
哮喘	慢性支气管炎
吸入性肺炎	非特异性间质性肺炎（NSIP）
细菌性肺炎	结缔组织相关性肺疾病
真菌性或分枝杆菌性肺炎	结节病
闭塞性细支气管炎伴机化性肺炎	
嗜酸性粒细胞性肺炎	
变应性肉芽肿性血管炎（Churg-Strauss 综合征）	
韦氏肉芽肿病	

评估

诊断 HP 不能单纯依靠影像学检查、体格检查或免疫学检查，伴有咳嗽、呼吸困难、发热、全身不适的患者均需怀疑 HP，需详细询问环境或潜在职业暴露史。表 15-1 为导致 HP 的部分职业原因。

表 15-1　HP 的职业原因

职业	原因
农民	发霉干草中的嗜热放线菌
金属工人	被微生物污染的金属加工液，如分枝杆菌免疫原或真菌
接触加湿器的工人	被微生物污染，如原虫或真菌
甘蔗工人	发霉甘蔗（蔗尘肺）
枫树剥皮工人	真菌
鸡或火鸡工人	鸟类蛋白质
药剂师	青霉素
食品加工人	大豆
办公室职员	被微生物污染的空调或加湿器
游泳池服务员	泳池周围被真菌污染的飞沫
动物饲养员	大鼠蛋白质
蘑菇工人	真菌

续表

职业	原因
麦农	面粉内象虫生长
温室工作者	真菌
喷涂聚氨酯涂料或黏合剂 / 密封剂的工人（或较少使用，其他工人使用二异氰酸酯）	二苯基甲烷二异氰酸酯、六亚甲基二异氰酸酯、甲苯二异氰酸酯
使用塑料、树脂、油漆的化学工人	偏苯三甲酸酐

From Goldman L, Schafer AI: Goldman's Cecil medicine, ed 24, Philadelphia, 2012, WB Saunders.

环境和职业史应询问是否需接触谷物粉尘、动物处理、食品加工、冷却塔、喷泉、金属加工液、远离暴露症状是否改善、宠物（尤其是鸟类）、化学品、羽毛或毛皮、有机粉尘、加湿器、除湿器、热水浴 / 桑拿、室内漏水或水淹、生活或工作环境中有真菌生长、羽毛枕头等床上用品、羽毛软垫家具。

主要诊断标准：

- 病史中有符合条件的临床症状、体格检查、胸部 X 线或 HRCT 及肺功能改变。暴露抗原后数小时内症状恶化时尤其值得怀疑
- 通过病史、环境调查、潜在病原体的血清冷沉淀试验确认致病物质
- 支气管肺泡灌洗液淋巴细胞增高
- 肺活检组织学改变：形成不良的肉芽肿和单核细胞浸润
- 自然激发试验（暴露于可疑环境后出现症状和实验室检查异常）或控制吸入激发试验阳性

实验室检查

- 常规实验室检查不能诊断，但通常有红细胞沉降率、C 反应蛋白、乳酸脱氢酶和白细胞计数增加；非特异性免疫球蛋白 IgG 和 IgM 升高；类风湿因子和免疫复合物常呈阳性；外周血嗜酸性粒细胞计数和血清 IgE 通常正常
- 乳酸脱氢酶升高随病情好转而减低
- 肺功能检查：限制性通气障碍，第 1 秒用力呼气容积（forced expiratory volume in one second，FEV_1）降低，用力肺活量

（forced vital capacity，FVC）降低，肺总量下降，弥散功能下降，静态肺顺应性下降

- 动脉血气分析提示轻度低氧血症（随运动而加重）
- 肺泡-动脉（A-a）氧分压梯度略增高
- 血清过敏原 IgG 抗体血清沉淀素试验可呈阳性反应，沉淀素对 HP 的敏感性高但特异性低（无症状患者血清中也可有 IgG 抗体）。HP 患者也可呈阴性
- 皮肤测试通常无助于建立诊断

影像学检查

胸部 X 线：非特异性，早期可正常。

- 急性 / 亚急性：双侧肺间质和肺泡结节性浸润，呈片状或均匀分布
- 慢性：弥漫性网状结节状浸润影和纤维化

高分辨率 CT（high resolution CT，HRCT）（图 15-2）：急性期或亚急性期可见肺实质性与间质性病变，但无特异性影像学改变；慢性期可见蜂窝肺、空气滞留和支气管扩张。

 治疗

非药物治疗

早期识别并避免接触过敏原。

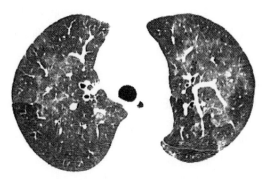

图 15-2 过敏性肺炎患者胸部 CT 表现为双肺散在的斑片状磨玻璃影。（From Mason RJ：Murray & Nadel's textbook of respiratory medicine，ed 5，Philadelphia，2010，WB Saunders.）

常规治疗

- 急性期应用糖皮质激素可以加速早期肺部病变的恢复，但无长期作用（来自一项针对农民肺的对照研究）。糖皮质激素对亚急性和慢性或其他类型 HP 的作用尚无前瞻性随机对照研究证据

- 泼尼松 0.5 ～ 1 mg/kg，通常使用 1 ～ 2 周，4 周后逐渐减量至停药。对于亚急性或慢性 HP 患者可能需要更长时间

处理 / 预后

- 急性期、亚急性期 HP 患者预后较好，高龄、活动后氧饱和度降低、肺活检提示严重肺纤维化的患者预后较差

急性期：4 ～ 48 h

- 临床表现：发热、寒战、咳嗽、缺氧、全身不适
- HRCT：磨玻璃浸润影
- 免疫病理学：形成不良的非干酪样肉芽肿或支气管周围单核细胞，常伴巨细胞浸润
- 预后：良好

亚急性期：数周至 4 个月

- 临床表现：呼吸困难、咳嗽、间断性发热
- HRCT：微结节影，空气滞留征
- 免疫病理学：形成良好的非干酪样肉芽肿、细支气管炎、机化性肺炎和间质纤维化
- 预后：良好

慢性期：4 个月至数年

- 临床表现：呼吸困难、咳嗽、疲劳、体重减轻
- HRCT：纤维化（可能）、蜂窝肺、肺气肿
- 免疫病理学：除闭塞性细支气管炎（伴或不伴机化性肺炎）、蜂窝肺和纤维化、淋巴细胞浸润、小叶中心性和桥状纤维化、中性粒细胞介导的肺组织破坏、巨细胞浸润外，还可观察到肉芽肿性炎症
- 预后：一般较差

转诊

- 支气管镜检查：支气管肺泡灌洗液可为诊断 HP 提供有用的证据。常可出现以抑制性 CD8[+] 细胞为主的淋巴细胞明显增

多（典型 T 细胞 > 50%）。在急性期，中性粒细胞占优势，但随着病情进展为慢性，$CD4^+$ 与 $CD8^+$ 细胞的比例增加。当出现纤维化时，中性粒细胞数量增加

- 肺活检：HP 的组织病理学特征是独特的，但不是病理学特征。常见伴有肉芽肿形成的细支气管炎和间质性肺炎。慢性期常表现为程度不一的间质纤维化。慢性 HP 很难与特发性肺纤维化（idiopathic pulmonary fibrosis，IPF）或非特异性间质性肺炎（nonspecific interstitial pneumonia，NSIP）区别

- 吸入激发试验：雾化吸入可疑抗原提取物可测试可疑抗原与疾病之间的直接关系而确定诊断

 # 重点和注意事项

利用以下 6 项预测急性和亚急性 HP 的敏感性和特异性较高：

- 暴露于已知抗原
- 特异性沉淀抗体检测阳性
- 反复发作的症状
- 吸气性湿啰音
- 暴露 4 ~ 8 h 后出现症状
- 体重减轻

吸烟者比不吸烟者更易患 HP（可能与吸烟所致免疫抑制有关）。

推荐阅读

Churg A: Chronic hypersensitivity pneumonitis, *Am J Surg Pathol* 30(2):201, 2006.

Costabel U et al: Chronic hypersensitivity pneumonitis, *Clin Chest Med* 33:151-163, 2012.

Fishwick D et al: New occupational and environmental causes of asthma and extrinsic allergic alveolitis, *Clin Chest Med* 33:605-616, 2012.

Lacasse Y et al: Recent advances in hypersensitivity pneumonitis, *Chest* 142:208-217, 2012.

Metzger F et al: Hypersensitivity pneumonitis due to molds in a saxophone player, *Chest* 138(3), 2010.

第16章 嗜酸性粒细胞性肺炎
Eosinophilic Pneumonias

Melissa H. Tukey

罗玲 译 张骅 审校

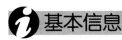 **基本信息**

定义

嗜酸性粒细胞性肺炎（eosinophilic pneumonias，EP）是一组以肺部浸润、肺实质或气道嗜酸性粒细胞增多为特征的疾病，在某些情况下可表现为外周血嗜酸性粒细胞增多。它们表现为不同的影像学特点和临床综合征。

同义词

单纯性肺嗜酸性粒细胞增多
慢性嗜酸性粒细胞性肺炎
急性嗜酸性粒细胞性肺炎
嗜酸性肉芽肿性多血管炎（既往称 Churg-Strauss 综合征）
特发性嗜酸细胞增多综合征
变应性支气管肺曲霉病
寄生虫、真菌、药物诱发的肺嗜酸性粒细胞增多

CD-10CM 编码
J82　肺嗜酸性粒细胞增多症，未分类

流行病学和人口统计学

因特定病因而异。

体格检查和临床表现

- 发热、咳嗽和气短
- 因特定病因而异

病因学

单纯性肺嗜酸性粒细胞增多（Löffler 综合征）：

- 通常与蠕虫感染有关，其幼虫经过肺途径、侵袭肺实质或血源性扩散而引起肺嗜酸性粒细胞增多
- 也可认为是对感染性生物或药物产生超敏反应的结果
- 表现为一过性肺浸润和外周血嗜酸性粒细胞增多
- 症状通常较轻微，有发热、咳嗽和呼吸困难，具有自限性
- 治疗包括酌情消除致病因子和合适的抗菌治疗

特发性急性 EP

- 急性发热、咳嗽、呼吸困难（＜1 个月）
- 常表现为急性呼吸衰竭（$PaO_2 < 60\%$），需要重症监护
- 胸部 X 线可见双肺弥漫性浸润
- 胸部 HRCT 通常显示为斑片状和网格状不透明影。双侧少量胸腔积液也很常见
- 支气管肺泡灌洗液中嗜酸性粒细胞＞25%
- 无感染及其他已知原因导致的 EP
- 相关因素：近期开始抽烟、吸毒、职业接触、接触粉尘以及中东地区军事接触
- 类固醇可快速改善病情，尽管对于理想的剂量策略尚无共识
- 复发很少见，如果及时治疗，预后良好

特发性慢性 EP

- 中年人多发，在女性和不吸烟者中更常见
- 与哮喘有关
- 无感染或其他原因
- 病程长达数周至数月
- 症状包括咳嗽（咳痰）、呼吸困难、体重减轻、盗汗和发热
- 胸部 X 线通常显示双肺浸润
- "摄影阴性"肺水肿（表现为周围或胸膜下的不透明影）强烈提示该病，但仅在 25% 的病例中出现
- 胸部 HRCT 可能显示肺不张、胸腔积液、淋巴结肿大和间隔增厚
- 肺功能检查为非特异性，通常表现出包括限制性和阻塞性的混合型通气障碍，弥散功能降低也很常见
- 几乎总是存在外周血嗜酸性粒细胞增多症
- 通过支气管肺泡灌洗诊断（几乎所有病例的支气管肺泡灌洗

液中嗜酸性粒细胞比例＞ 25%)。很少需要肺活检，但通常表现为间质和肺泡嗜酸性粒细胞浸润

- 糖皮质激素治疗通常迅速有效
- 当糖皮质激素逐渐减量或停用时，复发很常见，常需延长类固醇疗程
- 病例报告表明，吸入类固醇和奥马珠单抗可能对长期依赖类固醇的患者有所帮助
- 预后通常很好

变应性支气管肺曲霉病（allergic bronchopulmonary aspergillosis，ABPA）：

- 对烟曲霉的超敏反应
- 常伴有哮喘和囊性纤维化
- 通常表现为对治疗抵抗的严重持续性哮喘。症状还包括发热、肌痛、咳嗽、哮鸣、咳棕黑色黏痰，很少咯血
- 伴有支气管扩张和肺浸润影的慢性哮喘患者应仔细评估有无ABPA
- 影像学检查通常显示复发性（有时是迁徙性）浸润影、中央型支气管扩张和支气管内黏膜感染（"指套征"）
- 实验室检查通常显示外周血嗜酸性粒细胞增多，血清 IgE 升高，痰液和支气管肺泡灌洗液嗜酸性粒细胞增多
- 肺功能检查通常显示可逆性气流阻塞
- 主要诊断标准：
  1. 哮喘或囊性纤维化病史
  2. 曲霉菌皮肤试验阳性或烟曲霉特异性 IgE 升高
  3. 血清含抗曲霉菌沉淀抗体
  4. 影像学检查可见与 ABPA 相符的阴影
  5. 血清嗜酸性粒细胞增多＞ 500 个细胞 / 毫升

疾病特征可以用分期系统来表示，但患者不一定是从一个阶段进入另一阶段。

Ⅰ 期	急性期
Ⅱ 期	缓解期
Ⅲ 期	恶化期
Ⅳ 期	糖皮质激素依赖的 ABPA
Ⅴ 期	终末期（纤维化期）ABPA

- 治疗：全身性皮质类固醇是治疗的主要手段。抗真菌药可能在调节气道真菌负荷方面有额外的益处，推荐用于复发或糖皮质激素依赖的患者
- 支气管扩张的形成预示预后较差
- 可以通过测量 IgE 水平来监测对治疗的反应和疾病活动性，当患者病情缓解时，其水平通常会降低 35% ～ 50%

热带肺嗜酸性粒细胞增多症：

- 哮喘样发作、发热、阵发性咳嗽和支气管痉挛，外周血嗜酸性粒细胞显著增多
- 基底部网状结节影和间质浸润
- 血清高 IgE 水平
- 推测病因：丝虫病（班氏丝虫和马来丝虫）
- 使用乙胺嗪治疗

嗜酸性肉芽肿性多血管炎（eosinophilic granulomatosis with polyangiitis，EGPA）：

- 既往被称为 Churg-Strauss 综合征
- 在哮喘的基础上出现嗜酸性肉芽肿性炎症和累及中小血管的坏死性血管炎，可累及多个器官和系统
- 患者表现为哮喘的体征，其特应性表现包括咳嗽、呼吸困难、哮鸣、鼻窦炎和过敏性鼻炎；其他症状取决于所累及的器官
- 实验室检查可见外周血嗜酸性粒细胞增多，IgE 升高
- 40% 的患者抗中性粒细胞胞质抗体（anti-antineutrophilic cytoplasmic antibody，ANCA）阳性（p-ANCA 比 c-ANCA 更为常见）
- 影像学表现为片状不透明影、实变或结节影
- 肺功能检查可能显示气流阻塞
- 累及的器官系统包括肺、心脏、皮肤、周围神经系统、胃肠道和肾
- 发病机制尚不清楚
- 未经治疗的患者死亡率很高，但治疗后常可缓解
- 治疗包括类固醇和其他免疫抑制剂

高嗜酸性粒细胞综合征：

- 是一种病因不明的外周嗜酸性粒细胞持续升高（＞6 个月），伴组织嗜酸性粒细胞增多的疾病，最终可导致器官损害
- 可累及多个器官，包括心脏、肺、神经系统和胃肠道

- 心脏疾病可能很严重，包括心脏瓣膜病和心肌纤维化
- 症状通常取决于所累及的器官系统，但可能包括发热、咳嗽、体重减轻、哮鸣或中枢神经系统异常
- 除特发型外，病因可能包括骨髓增生
- 25% 的患者有肺部受累
- 胸部影像学表现为不透明影、实性改变或淋巴结肿大
- 为排除性诊断
- 应检查超声心动图
- 如果有症状或出现终末器官功能障碍（尤其是心脏病），应使用类固醇治疗
- 伴有 *FIP1L1-PDGFRA* 融合基因突变的骨髓增殖性疾病相关性高嗜酸性粒细胞综合征的患者通常具有侵袭性病程，应接受伊马替尼治疗

药物或毒素诱导的 EP：

- 可有不同的临床表现，包括单纯性肺嗜酸性粒细胞增多症、慢性 EP、急性 EP 或伴嗜酸性粒细胞增多和系统症状的药物反应（drug reactions with eosinophilia and systemic symptoms，DRESS）
- 药物或毒素诱发的 EP 的原因：最常见抗生素和非甾体抗炎药（nonsteroidal anti-inflammatory drug，NSAID）相关性。其他包括胺碘酮、博来霉素、卡托普利、碘、甲氨蝶呤、文拉法辛、磺胺类药物、毒品、粉尘接触等
- 当肺部症状合并皮疹和发热时，应考虑 DRESS
- 影像学检查为非特异性，可有双肺浸润
- 诊断性评估通常包括支气管肺泡灌洗，以排除感染或其他肺部疾病
- 实验室评估很少具有诊断性
- 治疗包括消除致病物质，有时还包括使用类固醇

Dx 诊断

- 诊断因肺炎的特定原因而异
- 通常包括胸部 X 线检查（图 16-1）、CT、外周血嗜酸性粒细胞计数、支气管肺泡灌洗，可能需行肺活检

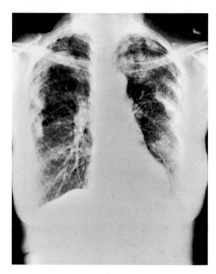

图 16-1 胸片显示慢性嗜酸细胞性肺炎以肺外周带浸润为主（From Weinberger SE：Principles of pulmonary medicine，ed 7，Philadelphia，2019，Elsevier.）

鉴别诊断

- 细菌性肺炎
- 肺结核
- 真菌性肺炎
- 寄生虫感染（蛔虫、类圆线虫）
- 特发性肺纤维化
- 闭塞性细支气管炎伴机化性肺炎
- 过敏性肺炎
- 放射性肺炎
- 支气管癌
- 风湿性肺病
- 结节病

评估

体格检查、实验室检查、影像学检查、支气管镜检查。

实验室检查

- 白细胞计数通常正常

- 外周血嗜酸性粒细胞增多
- 支气管肺泡灌洗液嗜酸性粒细胞计数升高
- 基于病史和体格检查考虑检测 ANCA、粪便隐血试验＋寄生虫检测、寄生虫血清学、IgE、曲霉沉淀素、风湿病血清学检查

影像学检查

根据 EP 的原因不同，胸部 X 线检查可能显示多种形态的浸润影。与胸部 X 线检查相比，CT 表现出肺实质不透明影的类型和分布更具特征性。

Rx 治疗

- 根据病因不同而异
- 清除致病因素或给予适当的抗生素治疗
- 在许多情况下，类固醇可能会有所帮助；剂量和疗程取决于病因和对治疗的反应
- 尽管近期有成功使用奥马珠单抗（Xolair）作为类固醇替代剂治疗慢性 EP 的病例报告，但尚未得到很好的验证
- 呼吸支持护理

预后

取决于病因。如果可以消除致病因素或治疗感染性病因，则预后好。糖皮质激素有很好的效果，但慢性特发性病例在减量过程中常复发。

转诊

如果需要支气管肺泡灌洗或肺活检来确定诊断，请转诊至呼吸科相关领域专家处就诊。

! 重点和注意事项

- 病史（包括旅行史）和体检最重要。嗜酸性粒细胞增多与肺部异常的时间相关性是重要的诊断线索
- 球孢子菌病和曲霉病可表现为嗜酸性粒细胞性肺疾病，认识到这一点很重要，因为类固醇治疗会导致进行性感染
- 呼吸道标本中的曲霉并不总是代表真正的感染，也可能是定植

- 血嗜酸性粒细胞 $> 1 \times 10^9/L$ 或支气管肺泡灌洗液嗜酸性粒细胞比例 $> 25\%$ 有助于缩小诊断范围
- 综合临床、影像学和病理学结果有助于各种嗜酸性粒细胞性肺疾病的初步诊断和鉴别诊断

相关内容

曲霉病（相关重点专题）

药物导致的肺部疾病（相关重点专题）

嗜酸性肉芽肿伴多发性血管炎（相关重点专题）

嗜酸性粒细胞增多综合征（相关重点专题）

推荐阅读

Cottin V et al: Eosinophilic lung diseases, *Immunol Allergy Clin North Am* 32:557, 2012.

Kaya H et al: Omalizumab as a steroid-sparing agent in chronic eosinophilic pneumonia, *Chest* 142(2):513, 2012.

Simon HU et al: Refining the definition of hypereosinophilic syndrome, *J Allergy Clin Immunol* 126:45-49, 2010.

Wechsler ME et al: Novel targeted therapies for eosinophilic disorders, *J Allergy Clin Immunol* 130:563-567, 2012.

第 17 章　吸入性肺炎
Aspiration Pneumonia

Glenn G. Fort

刘国梁　译　徐国纲　审校

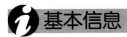 **基本信息**

定义

吸入性肺炎是一个模糊的术语，是指由于内源性或外源性物质异常进入下呼吸道而导致的肺部异常。它可以被认为是包括社区和医院获得性肺炎在内的一种肺部疾病。一般可分为：

- 吸入（化学性肺炎）
- 原发性细菌性吸入性肺炎
- 化学性肺炎继发细菌感染

ICD-10CM 编码

J69.0　吸入食物和呕吐物引起的肺炎

流行病学和人口统计学

发病率（美国）：

- 占所有肺炎的 20% ~ 35%
- 占所有社区获得性肺炎的 5% ~ 15%

发病高峰： 医院或养老院中的老年患者。

患病率（美国）： 未知（无可靠数据）。

好发性别： 男性和女性无明显差异。

好发年龄： 老年人。

体格检查和临床表现

- 气短、呼吸急促、咳嗽、咳痰、呕吐后发热、吞咽困难
- 湿啰音、干啰音，常呈弥漫性分布

病因学

病因复杂并相互作用，从吸入无菌胃内容物（通常不需要抗生

素治疗）后的化学性（通常是酸性）肺炎到细菌性吸入性肺炎。吸入性肺炎的危险因素包括呕吐、意识减退、牙列不良、咳嗽反射无效和胃食管反流病。表 17-1 总结了吸入性肺炎的危险因素。

表 17-1　吞咽困难和吸入性肺炎的危险因素

心脑血管疾病
　缺血性卒中
　出血性卒中
　蛛网膜下腔出血
神经退行性疾病
阿尔茨海默病
多发性梗死性痴呆
帕金森病
肌萎缩侧索硬化症（运动神经元病）
多发性硬化
头颈癌
口咽恶性肿瘤
口腔恶性肿瘤
食管恶性肿瘤
其他
　硬皮病
　糖尿病性胃轻瘫
　反流性食管炎
　老年食管
　贲门失弛缓症

From Vincent JL et al：Textbook of critical care，ed 7，Philadelphia，2017，Elsevier.

社区获得性吸入性肺炎：

- 通常由口腔厌氧菌（厌氧和微需氧链球菌、梭杆菌、革兰氏阳性厌氧非芽孢形成杆菌）、拟杆菌（黑色素原菌、中间菌、口腔菌、溶脲菌）、流感嗜血杆菌和肺炎链球菌引起
- 罕见情况下由脆弱拟杆菌（在已发表的研究中未能确定）或腐蚀艾肯菌引起
- 高危人群：老年人、酗酒者、静脉吸毒者、愚钝、卒中、食管疾病、癫痫发作、牙列不良或近期接受口腔操作的患者

医院获得性吸入性肺炎：

- 经常发生在老年患者和其他吞咽反射减弱的患者中；有鼻胃管、肠梗阻或呼吸机支持的患者，尤其是暴露于污染的雾化

器或未消毒的吸入液体的患者

- 高危人群：重症住院患者（尤其是昏迷、酸中毒、酒精中毒、尿毒症、糖尿病、鼻胃管插管或近期抗菌治疗，这些患者经常有革兰氏阴性需氧杆菌定植）；接受麻醉的患者；卒中、痴呆或吞咽障碍的患者；老年人；接受抗酸剂或 H_2 阻滞剂或质子泵抑制剂（但不是硫糖铝）的患者
- 接受高浓度氧疗的缺氧患者的纤毛活动减少，增加误吸的可能性
- 致病菌：
  1. 上文列出的厌氧菌，尽管许多研究显示以革兰氏阴性需氧菌（60%）和革兰氏阳性需氧菌（20%）占优势
  2. 2/3 的病例中有大肠埃希菌、铜绿假单胞菌、金黄色葡萄球菌（包括 MRSA）克雷伯菌、肠杆菌、沙雷菌、变形杆菌、流感嗜血杆菌、肺炎链球菌、军团菌和不动杆菌（散发性肺炎）
  3. 真菌（包括白念珠菌）< 1%

Dx 诊断

鉴别诊断

- 其他坏死性或空洞性肺炎（尤其是肺结核、革兰氏阴性菌肺炎）
- 见"肺结核，肺炎"

评估

- 胸部 X 线检查
- 血常规、血培养
- 痰革兰氏染色和培养
- 考虑经气管吸痰

实验室检查

- 血常规：常出现白细胞增多
- 痰革兰氏染色：
  1. 获得痰标本后立即涂片并由经验丰富的检验员检查很有用
  2. 只有多个白细胞和罕见或缺乏上皮细胞的标本才应进行染色检查

3. 与非吸入性肺炎（如肺炎球菌性肺炎）不同，吸入性肺炎可能存在多种病原体

4. 又长又细的杆状菌提示厌氧菌

5. 由吸入酸引起的肺炎患者痰中可能没有病原微生物

6. 痰培养应该根据观察到的微生物形态来解释

影像学检查

- 胸部 X 线片常显示双侧上叶后段弥漫性斑片状浸润（图 17-1）。化学性肺炎通常影响肺部最底部的区域。吸入性肺炎早期胸部 X 线检查结果可能为阴性

- 持续数天或更长时间的吸入性肺炎可显示坏死（尤其是社区获得性厌氧菌性肺炎），甚至出现空洞及气-液平面，提示肺脓肿

 治疗

非药物治疗

- 气道管理，防止反复吸入

- 必要时提供通气支持

- 康复治疗：物理治疗、肺部治疗和吞咽困难治疗结合适当的营养支持可以减少住院时间和死亡率

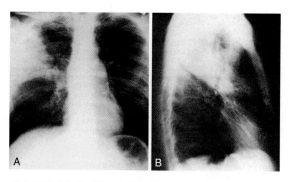

图 17-1　吸入口咽分泌物后的厌氧坏死性肺炎。 后前位（**A**）和侧位（**B**）可见右上叶后段的多个小（＜2 cm）透亮区。（Courtesy Michael Gotway，MD. From Mason RJ et al：Murray & Nadel's textbook of respiratory medicine，ed 5，Philadelphia，2010，Saunders.）

常规治疗

- **化学性肺炎**：急性吸入无菌的酸性胃内容物可能不需要抗生素治疗；初始治疗包括维持气道通畅、处理支气管痉挛和气道水肿。不建议使用糖皮质激素进行常规辅助治疗。建议咨询传染病学或呼吸科相关领域专家

- **吸入性肺炎**：抗生素的选择取决于获得场所（长期护理机构、医院、社区），这会改变感染多重耐药病原体的危险因素

- 社区获得性吸入性肺炎或耐多药病原体感染低风险的医院获得性吸入性肺炎病例：氨苄西林-舒巴坦钠 1.5 ～ 3 g，静脉注射每 6 h 1 次，或阿莫西林-克拉维酸单药 875 mg，每日 2 次，或氟喹诺酮（左氧氟沙星 750 mg 静脉注射或口服）有效。克林霉素（口服 450 mg 每日 4 次或静脉注射 600 mg 每 8 h 1 次）可以在以厌氧菌为主的感染的风险很高时与其他药物联合使用

- 疗养院吸入性肺炎或医院获得性吸入性肺炎应考虑耐药菌：如果怀疑或已知 MRSA（如 MRSA 鼻腔或呼吸道定植），则使用哌拉西林-他唑巴坦 3.375 g 每 6 h 1 次或头孢吡肟 2 g 每 8 h 1 次 ± 万古霉素（15 mg/kg 每 12 h 1 次静脉注射）或利奈唑胺（600 mg 每 12 h 1 次静脉注射或口服）进行广谱治疗

1. 了解医院内吸入物微环境中的常驻菌群对于选择抗生素至关重要；咨询感染控制护士或医院流行病学家

2. 确诊的铜绿假单胞菌肺炎应使用抗假单胞菌 β - 内酰胺类药物（哌拉西林 / 他唑巴坦、头孢吡肟、美罗培南）加氨基糖苷类药物治疗，直到经抗菌药物敏感性试验确认毒性较小的药物替代氨基糖苷类药物

处理

大多数患者应在 6 ～ 8 周内再次行胸部 X 线检查。

转诊

对于有呼吸窘迫、缺氧、需通气支持、一个以上肺叶肺炎或 X 线检查出现坏死或空洞的患者，或在 2 ～ 3 d 内对抗生素治疗无反应的患者，请咨询传染病和（或）呼吸科相关领域专家。

推荐阅读

Daoud E, Guzman J: Are antibiotics indicated for the treatment of aspiration pneumonia? *Cleve Clin J Med* 77(9):573, 2010.

DiBardino DM, Wunderink RG: Aspiration pneumonia: a review of modern trends, *J Crit Care* 30:40-48, 2015.

Lee AS, Ryu JH: Aspiration pneumonia and related syndromes, *Mayo Clin Pro* 93:752-762, 2018.

Mandel LA, Niederman MS: Aspiration pneumonia, *N Engl J Med* 380:651-663, 2019.

Momoski R: Rehabilitative management for aspiration pneumonia in elderly patients, *J Gen Fam Med* 18:12-15, 2017.

Teramoto S et al: Update on the pathogenesis and management of pneumonia in the elderly–roles of aspiration pneumonia, *Respir Investig* 53:178-184, 2015.

第18章 隐源性机化性肺炎
Cryptogenic Organizing Pneumonia

Samaan Rafeq

柳威　吴怀球　译　刘国梁　审校

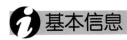 **基本信息**

定义

隐源性机化性肺炎（cryptogenic organizing pneumonia，COP）是特发性间质性肺炎的一种，组织学上表现为机化性肺炎，具有典型的临床症状及影像学特征。机化性肺炎的组织学特点包括远端气道管腔内组织纤维化和肺泡腔内填充由结缔组织、成纤维细胞和肌成纤维细胞组成的肉芽组织。机化性肺炎的病灶多呈斑片状分布，镜下病变均匀一致，而肺组织结构相对正常。COP无已知的基础疾病。临床上需除外继发性因素所致的组织学表现为机化性肺炎的疾病。

同义词

闭塞性细支气管炎伴机化性肺炎（bronchiolitis obliterans organizing pneumonia，BOOP）

ICD-10CM 编码

J84.116　隐源性机化性肺炎

流行病学和人口统计学

发病率：估计发病率为每年（6～7）/100 000。

发病高峰：好发年龄为50～60岁。

患病率：尚不明确。

好发性别和年龄：无性别差异。

遗传学因素：尚不明确。

危险因素：尚不明确。

体格检查和临床表现

临床表现包括从急性起病的流感样症状到亚急性起病的咳嗽和呼吸困难。常见的症状包括发热、呼吸困难、干咳、全身不适和体重减轻。绝大多数患者症状通常在 3 个月以内消失。按治疗社区获得性肺炎予以抗生素治疗而无反应者，应考虑 COP 的诊断。肺部听诊通常可闻及明显的吸气相湿啰音，也可为正常呼吸音。

病因学

COP 病因不明。其发病机制可能始于不明原因导致的肺泡上皮细胞损伤。

 诊断

鉴别诊断

社区获得性肺炎、慢性嗜酸性粒细胞性肺炎、过敏性肺炎均与 COP 有类似的临床及影像学表现。鉴别诊断还应除外其他类型的特发性间质性肺炎和继发性机化性肺炎（表 18-1）。

表 18-1　引起机化性肺炎的继发性因素

药物中毒
结缔组织病
实体恶性肿瘤和血液系统恶性肿瘤
感染
放射损伤
免疫缺陷综合征，包括器官移植后

评估

通常需要完善胸部影像学检查（请参阅"影像学检查"）。肺功能检查可显示轻中度限制性通气障碍伴弥散功能下降。完善支气管镜检查及支气管肺泡灌洗有助于鉴别活动性感染、嗜酸性粒细胞性肺炎、过敏性肺炎和恶性肿瘤等。由于病变呈斑片状分布，经支气管活检对诊断机化性肺炎的价值有限。此外，当发现有机化性肺炎的病灶时（图 18-1），相对较小的组织样本可能不足以排除其他共存的疾病。当临床和影像学表现均不典型时，可能需要进行外科肺活检以做出明确的诊断。组织学诊断机化性肺炎后，需进一步评估是否为其他继发性因素所致。除感染和血液评估外，还包括针对结缔组织病和 HIV 的血清学检测（表 18-1）。

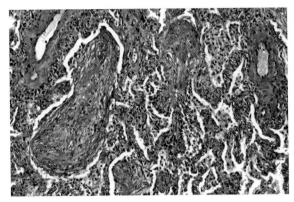

扫本章二维码看彩图

图 18-1　（扫本章二维码看彩图）显微镜下提示机化性肺炎。肺泡管和肺泡腔内可见未成熟结缔组织和增生的成纤维细胞，呈浅蓝色（五色套染法染色），间质内有单核细胞浸润。（From Mason RJ et al：Murray & Nadel's textbook of respiratory medicine，ed 5，Philadelphia，2010，Saunders.）

实验室检查

可出现外周血白细胞增多，而嗜酸性粒细胞不高，以及红细胞沉降率和 C 反应蛋白等炎症标志物升高。支气管肺泡灌洗液细胞计数呈混合型改变，通常伴有淋巴细胞（20% ～ 40%）、中性粒细胞（约 10%）和嗜酸性粒细胞（约 5%）增加。大多数病例 CD4/CD8 比例降低。但上述实验室检查多无特异性。

影像学检查

胸部 X 线检查（图 18-2）和胸部 CT 通常显示为单肺或双肺外周含气腔隙实变，并可向周围浸润。CT 中实变通常位于胸膜下或支气管周围。另外，半数以上的病例中可出现小叶周围病变（二级肺小叶周围含气腔隙实变）。磨玻璃密度影、结节或团块影以及边缘模糊小结节影是最为常见的影像学表现（图 18-3）。反晕征（病灶中央呈磨玻璃影，周围环绕气腔间隙实变）较为少见。

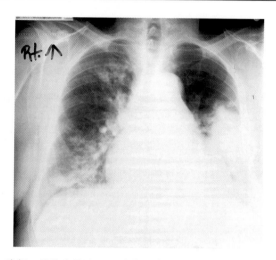

图 18-2 胸部 X 线检查显示 COP 患者斑片状肺泡透亮度减低。心影增大是由与 COP 无关的心肌病引起。（From Weinberger SE：Principles of Pulmonary Medicine，ed 7，Philadelphia，2019，Elsevier.）

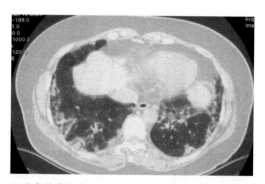

图 18-3 COP 患者的高分辨 CT 显示散在斑片状分布的实变和弥漫性磨玻璃影（灰色区域）。（From Mason RJ et al：Murray & Nadel's textbook of respiratory medicine，ed 5，Philadelphia，2010，Saunders.）

Rx 治疗

急性期治疗

对于症状持续或进行性加重的患者，泼尼松的起始剂量为 0.75 ～ 1 mg/（kg·d）口服。大多数患者使用泼尼松后症状可迅速改善。

慢性期治疗

泼尼松在数月内逐步减量。病情复发较为常见，但一般很少出现预后不良者。权衡风险和获益后，对于复发者可以考虑延长泼尼松使用时间。其他免疫抑制剂（如环磷酰胺或硫唑嘌呤）可以作为辅助药物或减少激素用量的治疗。高达 75% 接受治疗的患者 CT 扫描时有残留病灶。

 ## 重点和注意事项

- 对胸部影像学表现为外周气腔间隙实变，伴有临床表现为急性流感样症状或亚急性呼吸困难、咳嗽，且对抗生素治疗无反应性者，应考虑 COP 的诊断
- COP 无已知的病因。临床上须除外继发性因素所致的组织学表现为机化性肺炎者
- 当疑诊 COP 时，可以完善支气管镜及支气管肺泡灌洗进行类似疾病的评估，包括感染、嗜酸性粒细胞性肺炎、过敏性肺炎和恶性肿瘤。然而，明确诊断需要进行组织活检，这可能需要行外科肺活检

相关内容

间质性肺疾病（相关重点专题）

推荐阅读

Drakopanagiotakis F et al: Cryptogenic and secondary organizing pneumonia: clinical presentation, radiographic findings, treatment response, and prognosis, *Chest* 139(4):893-900, 2011.

King TE: *Cryptogenic organizing pneumonia*, UpToDate, 2017.

Travis D et al: An Official American Thoracic Society/European Respiratory Society statement: update of the international multidisciplinary classification of the idiopathic interstitial pneumonias, *Am J Respir Crit Care Med* 188:733-748, 2013.

第 19 章　禽流行性感冒
Influenza，Avian

Glenn G. Fort

兰霞　译　赵生涛　审校

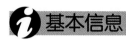 基本信息

定义

禽流行性感冒（简称禽流感）是由起源于鸟类且具有感染人类能力的病毒感染引起。20 世纪重要的流行性感冒大流行［从 1918 年（H1N1）造成 4000 万～1 亿人死亡的毁灭性大流行，到导致 100 万～600 万人死亡的 1957 年（H2N2）和 1968 年（H3N3）的较小规模的大流行］都是由禽流感病毒株进化而来的高毒性、高传播性流行性感冒病毒引起的。

高致病性甲型禽流感（H5N1）于 1997 年在中国香港出现，仅能偶发感染人类，这种病毒通过水禽从亚洲迁徙到欧洲和非洲而传播，已在全世界感染超过 850 人，病死率高达 55%（2011 年共 62 例）。

然而，2009—2010 年在全球范围内流行导致数百万人感染的新型流行性感冒毒株不是高致病性甲型禽流感病毒，而是甲型（H1N1）流感病毒，这是一种人类-猪-禽流感的重组病毒。

2013 年，中国新出现了一种新型禽流感：H7N9，其中实验室确诊病例超过 1300 例。迄今为止，尚无证据表明该病毒可在人类之间持续传播，虽然已经出现了少数聚集性发病。2017—2018 年，新增病例数仅为 3 例。

同义词

禽流感
大流行性流行性感冒

ICD-10CM 编码
J09　特定流行性感冒病毒所致的流行性感冒

流行病学和人口统计学

甲型禽流感 H5N1 每年可引起人类流行性感冒，定期接种疫苗可预防人群感染。流行性感冒病毒是一种有包膜的 RNA 病毒，具有基因片断化及抗原多样性的特点。流行性感冒病毒根据以下几点进行分类：核心蛋白（A、B、C）、起源物种（禽、猪、人类）、被分离的地理位置、序列号以及基于两个主要抗原性的表面糖蛋白［血凝素（hemagglutinin，HA）和神经氨酸酶（neuraminidase，NA）］的亚型。例如：H5N1 指血凝素亚型 5 和神经氨酸酶亚型 1。

人类和禽类病毒通常会在猪的呼吸系统中相遇并重组。东南亚经常是新型流行性感冒病毒株的发源地，因为鸟类、猪和人的居住地很靠近。其出现的甲型禽流感 H5N1 和 H7N9 首先感染家禽，然后感染了穿越欧亚大陆的野生鸟类。病毒直接从鸟类传给饲养员。抗原的漂移或转变最终可能使甲型禽流感 H5N1 获得易于在人与人之间传播的能力，从而使其从一种高毒力的流行性感冒病毒株转变成流行性感冒大流行。

好发性别和年龄：儿童和年轻人。

危险因素：家禽行业、养猪相关行业（考虑到重组问题）、疫区旅行史。

体格检查和临床表现

- 主要症状包括发热（≥ 38℃）伴白细胞减少或淋巴细胞减少，几乎所有患者都有病毒性肺炎的表现，并伴有逐渐加重的呼吸窘迫
- ARDS 患者通常需要在住院 48 h 内提供机械通气支持
- 症状发作通常在暴露后 2 ～ 5 d，比人类流行性感冒持续时间更长
- 呼吸道症状可能伴有水样腹泻
- 并发症包括呼吸衰竭、肾功能不全、心功能不全、肺出血、气胸和多器官功能衰竭。常见死亡原因是合并细菌性肺炎的重叠感染

病因学

H5N1 可抵抗宿主产生的抗病毒细胞因子，诱导宿主发生过度的促炎反应。它可能通过"细胞因子风暴"而不是内在致病力导致死亡。H5N1 可通过 α2-3 半乳糖受体（常见于鸟类）附着在唾液酸分

子上，这种受体也存在于人类肺泡中，从而对下呼吸道造成严重损害。H5N1 可导致严重肺损伤伴弥漫性肺泡损伤。在骨髓中，它可导致反应性组织细胞增多症伴噬血细胞增多症，这可能导致全血细胞减少。

 诊断

鉴别诊断

非典型肺炎、典型呼吸道病毒感染（如流行性感冒、RSV 感染）、严重急性呼吸道综合征、上呼吸道感染伴结膜炎（如腺病毒）。临床症状与其他疾病没有区别。

评估

详尽的旅游史、职业和流行病学史。

实验室检查

- 应完善谷草转氨酶、谷丙转氨酶、血尿素氮、肌酐、血常规
- 在出现症状后 3 d 内，在适当的生物安全预防措施下采集咽拭子送检病毒培养和 PCR 检测甲型禽流感（H5N1）RNA。咽拭子比鼻拭子更有效，因为禽流感病毒优先感染咽部和下呼吸道。在美国，美国食品药品监督管理局（Food and Drug Administration，FDA）已经批准在 50 个州的 140 多个实验室中使用流感病毒 H/A5（亚洲系株）实时反转录聚合酶链反应（real-time reverse transcription PCR，rRT-PCR）的引物及探针设备，该方法可在 4 h 内返回初步结果。目前已有针对甲型 H7N9 流行性感冒病毒的 rRT-PCR
- 必须接受检查的高风险患者包括：在症状发作前 10 d 内有明确的 H5N1 禽流感国家旅行史的患者，以及影像学确诊肺炎、ARDS 或没有其他病因的严重呼吸系统疾病患者
- 低风险患者是指有家禽接触史或接触过有 H5N1 禽流感国家旅行史且发热 > 38℃伴有咳嗽、咽喉痛和气促人群的患者

影像学检查

- 平均在发热后 7 d，胸部 X 线检查可见浸润影，表现为弥漫性、多灶性或斑片状浸润影，可表现为间质性浸润、节段性或

小叶性实变。双侧弥漫性磨玻璃浸润影提示进展为呼吸衰竭

- 请参见"急性呼吸窘迫综合征"章节中的"影像学检查"

Rx 治疗

- 疫苗和抗病毒药是预防和治疗流行性感冒的常用方法，但全球供应有限。FDA 于 2007 年批准了一种 H1N1 亚病毒疫苗。由于禽流感会杀死鸡胚，因此传统的利用鸡胚生产疫苗的方法受到了限制。有前景的新疫苗生产方法正在实验中改进，包括有可能使疫苗快速大规模生产的腺病毒载体
- 自 2015—2016 年的流行性感冒季节起，已将 H1N1 成分添加到季节性流感疫苗中（传统上是二价疫苗，一种甲型流行性感冒病毒株和一种乙型流行性感冒病毒株）而制成三价疫苗（两种甲型流行性感冒病毒株，其中一种是 H1N1 病毒株，以及一种乙型流行性感冒病毒株）

非药物治疗

- N95 防微粒口罩可预防 H5N1 在人与人之间传播。H1N1 大流行中观察到外科口罩也可能阻止病毒传播
- 为预防大流行，需加强全球监测和疾病报告，杀死受感染的禽类，增加重症监护病房配备机械呼吸机的床位数量，并且提高应急能力，教育医务人员和公众，生产疫苗
- 作为应对措施，应使用流行性感冒监测、社交距离（关闭学校）、旅行限制、检疫、口罩、建立通讯网络和封锁受感染地区的国际合作

常规治疗

- 在症状发作后的最初 48 h 内使用神经氨酸酶抑制剂奥司他韦可以降低症状的严重程度和缩短症状持续时间
  1. 治疗：成人 75 mg 口服，每日 2 次，疗程 5 d
  2. 暴露后预防：75 mg 口服，每日 1 次，疗程 7 ～ 10 d
- H5N1 对金刚烷胺和金刚乙胺耐药
- 帕拉米韦：一种Ⅳ型神经氨酸酶抑制剂，于 2014 年 12 月获得 FDA 批准。它的半衰期长，因此可以每日给药 1 次，对多种甲型和乙型流行性感冒病毒有效

重点和注意事项

预防

请参阅"非药物治疗"。

患者和家庭教育

美国科学与健康理事会：禽流感：您需要知道的知识。可访问 http://acsh.org/publications/pubid.1294/pub_detail.asp.

推荐阅读

Centers for Disease Control and Prevention: avian influenza (bird flu), www.cdc .gov/flu/avian.

Harfoot R, Webby RJ: H5 influenza. A global update, *J Microbiol* 55:196-203, 2017.

Lai S et al: Global epidemiology of avian influenza H5Ni virus infection in humans, 1997-2015: a systematic review of individual case data, *Lancet Infect Dis* 16:e108-e118, 2016.

Su S et al: Epidemiology, evolution, and recent outbreaks of avian influenza virus in China, *J Virol* 89(17):8671-8676, 2015.

Tanner WD et al: The pandemic potential of avian influenza A (H7N9) virus: a review, *Epidemiol Infect* 143:3359-3374, 2015.

Webster A, Shetty AK: Peramivir injection in the treatment of acute influenza: a review of the literature, *Infect Drug Resist* 9:201-214, 2016.

World Health Organization: Influenza at the human-animal interface (HAI), www. who.int/influenza/human_animal_interface/en/.

第 20 章 中东呼吸综合征
Middle East Respiratory Syndrome（MERS）

Glenn G. Fort

邢西迁 译 胡晶晶 童瑾 审校

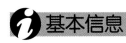 基本信息

定义

中东呼吸综合征（Middle East respratory syndrome，MERS）是一种病毒性呼吸系统疾病，由中东呼吸综合征冠状病毒（Middle East respiratory syndrome coronavirus，MERS-CoV）引起，该病毒于 2012 年在沙特阿拉伯被首次发现。

同义词

人类冠状病毒 -EMC（伊拉斯谟医学中心）

ICD-10CM 编码
B97.29 其他冠状病毒导致的其他疾病分类

流行病学和人口统计学

截至 2018 年 7 月，全球已有 27 个国家共出现 2220 例病例，但大部分发生在中东地区，共有 790 人死亡。中东地区以外的病例与旅行经过阿拉伯半岛有关。

发病率：在沙特阿拉伯对 1 万多人进行的一项研究中，血清学阳性率仅为 0.15%，男性高于女性，骆驼牧羊人和屠宰场工人的阳性率（3.1%）高于普通人群。

好发性别和年龄：超过 60% 的病例是男性，中位年龄为 48 岁。

体格检查和临床表现

- MERS 的症状范围从轻度病毒性呼吸系统疾病到伴有 ARDS 和急性肾衰竭的快速致命性病毒性肺炎
- 患者将出现类似流行性感冒的表现，并伴有发热、寒战、

头痛和干咳

- MERS 在感染后 1 周内可迅速发展为病毒性肺炎，伴有双侧肺间质浸润，并发展为 ARDS 伴严重低氧血症
- 其他可能的症状包括肌痛、咽喉痛、呕吐、腹泻、腹痛和咯血

病因学

- MERS-CoV 与蝙蝠体内发现的一种冠状病毒关系密切，这意味着蝙蝠可能是 MERS-CoV 的宿主。该病毒随后可传播至单峰骆驼。骆驼可能是 MERS-CoV 实现动物传人的中间宿主
- 在各种聚集性疫情和家庭接触病例中已记录到人传人的病例
- 虽然 MERS 的病死率很高（35% ~ 50%），但其传染性似乎不强
- 人传人的中位潜伏期为 5 d

Dx 诊断

鉴别诊断

- 严重急性呼吸综合征（severe acute respiratory syndrome，SARS）也是由一种新型冠状病毒［严重急性呼吸综合征冠状病毒（severe acute respiratory syndrome coronavirus，SARS-CoV）］引起的，于 2002 年在中国被发现。该病毒也可能起源于蝙蝠，病毒的中间宿主是果子狸。SARS 的传染性强，但病死率低
- 流感，包括大流行性 H1N1 流行性感冒和禽流感 H7N9
- MERS 发生肾衰竭的概率很高，而流行性感冒则较低

评估

当与 MERS 患者有直接流行病学关联或在中东地区居住或旅行并出现发热性急性呼吸系统疾病时，应考虑 MERS。

实验室检查

- 下呼吸道标本［如痰或支气管肺泡灌洗（bronchoalveolar lavage fluid，BAL）液］应被用于 rRT-PCR 检测，其比检测上呼吸道分泌物（经鼻咽拭子和口咽拭子）更敏感
- 血清学检测：应在发病前 10 ~ 12 d 内采集血清样本进行

rRT-PCR，并在 14 d 后重复检测

- 其他血清学检测包括 ELISA 筛查和间接免疫荧光法
- MERS 的非特异性实验室检查结果：白细胞减少、淋巴细胞相对减少和血小板减少

影像学检查

- 影像学异常包括单侧或双侧肺野透亮度降低、斑片状浸润、间质改变、结节状磨玻璃影、网状磨玻璃影、胸腔积液，甚至完全节段性或肺叶实变
- ARDS 多见于危重病例

 治疗

常规治疗

目前还没有经批准用于治疗 MERS 的方法。试验性治疗包括：

- 干扰素 α-2a 联合利巴韦林
- 单克隆抗体
- 恢复期血清
- 硝唑尼特：广谱抗病毒药物
- 类固醇不推荐用于 MERS 患者
- 沙特阿拉伯正在进行口服洛匹那韦-利托那韦和皮下注射干扰素 β 的安慰剂对照试验

非药物治疗

目前正在进行疫苗开发的研究，包括骆驼疫苗接种，这可能是预防人类感染的一种新方法。

转诊

如果发现疑似病例，应该及时向当地卫生部门和传染科医生寻求帮助。

 重点和注意事项

专家点评

在韩国，2015 年仅 1 例输入性病例就导致 185 例病例暴发，36

人死亡。

预防

- 医务人员有接触该病的风险，因此，如果与有症状的个体或 MERS 患者密切接触，应在医院环境中同时采取接触传播和空气传播的预防措施
- 在中东地区，感染控制措施包括禁止食用未经巴氏灭菌的骆驼奶（牛奶和粪便中可以发现病毒），以及使用骆驼尿，据说骆驼尿具有药用价值
- 每年有来自 180 多个国家的 1000 万朝圣者前往沙特阿拉伯朝圣，其回国后高度怀疑该病很重要

相关内容

禽流感（相关重点专题）

推荐阅读

Al-Dorzi HM et al: Critically ill patients with Middle East respiratory syndrome coronavirus infection, *Crit Care* 20:65, 2016.

Cunha CB, Opal SM: Middle East respiratory syndrome (MERS), *Virulence* 5(6):650-654, 2014.

Hui DS et al: Middle East respiratory syndrome coronavirus: risk factors and determinants of primary, household, and nosocomial transmission, *Lancet Infect Dis* 18:e217-e227, 2018.

Omrani AS et al: Middle East respiratory syndrome coronavirus (MERS-CoV): animal to human interaction, *Pathog Glob Health* 109(8):354-362, 2015.

第 21 章　耶氏肺孢子菌肺炎
Pneumonia, Pneumocystis jiroveci (carinii)

Sebastian G. Kurz

孟伟民　译　张骅　审校

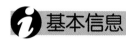 基本信息

定义

耶氏肺孢子菌肺炎（Pneumocystis jiroveci pneumonia，PJP）是由真菌病原体耶氏肺孢菌（既往被称为卡氏肺孢菌）引起的呼吸道感染。

同义词

PCP

ICD-10CM 编码

B59　肺孢子虫病

流行病学和人口统计学

发病率（美国）:

- 约 95% 的病例发生在 CD4 细胞计数 < 200 个 /μl 且未采取预防措施的 HIV 感染者中
- 也见于其他患有严重细胞介导免疫缺陷（先天性 T 细胞缺陷、急性白血病、淋巴瘤、骨髓或器官移植缺陷）的免疫功能低下患者
- 可能与使用泼尼松（通常剂量 > 20 mg/d）有关，通常与第二种免疫调节剂同时使用
- 利妥昔单抗的使用与 HIV 阴性患者的 PJP 相关，其中大多数患有血液系统癌症

好发性别: 根据 HIV 感染状况进行调整后，男女性发病率相同。

好发年龄: 20 ~ 40 岁。

高峰发病年龄: 20 ~ 40 岁（与艾滋病流行平行）。

遗传学因素：新生儿感染：

- 儿童 HIV 感染者最常见的机会性感染
- 新生儿出现异常

体格检查和临床表现

- 几乎所有病例均有发热、咳嗽、气短。在 HIV 感染者中可能呈亚急性或隐匿性；急性发作并快速进展见于非 HIV 感染的免疫缺陷患者
- 肺部听诊呼吸音清，但偶尔有啰音
- 严重者可有发绀和明显呼吸过速
- 咯血不常见。可能出现自发性气胸

病因学

- 耶氏肺孢菌（既往被称为卡氏肺孢菌）被重新分类为真菌（以前被分类为原虫）（图 21-1）
- 休眠感染的重新激活
- 肺外受累罕见，但有可能

扫本章二维码看彩图

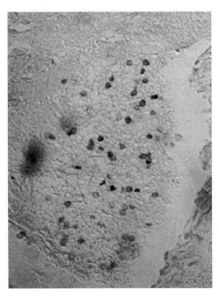

图 21-1 （扫本章二维码看彩图）耶氏肺孢子菌（卡氏）肺炎的瑞氏-姬姆萨染色。（From Gabbe SG：Obstetrics，ed 6，Philadelphia，2012，WB Saunders.）

Dx 诊断

鉴别诊断

- 其他机会性呼吸道感染：
  1. 肺结核
  2. 组织胞浆菌病
  3. 隐球菌病
  4. 鸟分枝杆菌复合群（Mycobacterium avium complex，MAC）
- 非机会性感染：
  1. 细菌性肺炎
  2. 病毒性肺炎
  3. 支原体肺炎
  4. 军团菌
- 几乎只发生在细胞免疫严重抑制的情况下

评估

- 胸部 X 线检查（图 21-2）或胸部 CT（图 21-3）

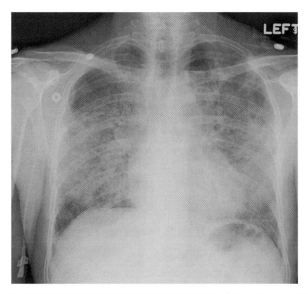

图 21-2　肺孢子菌肺炎患者胸片显示弥漫性间质浸润。［From Firestein GS et al（eds）：Kelly's textbook of rheumatology，ed 9，Philadelphia，2013，WB Saunders.］

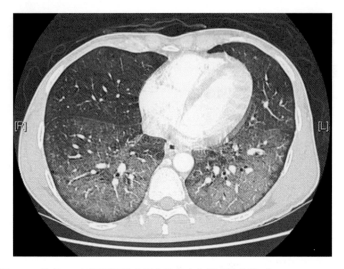

图 21-3　胸部 CT 显示耶氏肺孢子菌肺炎患者的磨玻璃影。［From Firestein GS et al（eds）：Kelly's textbook of rheumatology，ed 9，Philadelphia，2013，WB Saunders.］

- 动脉血气分析
- 由于肺孢菌不能培养，故诊断依赖于通过细胞学染色、直接免疫荧光抗体试验或 PCR 检测
- 痰液检查是否有肺孢菌并排除其他病原体
- 如痰检阴性或可疑，可经支气管镜加支气管肺泡灌洗或肺活检诊断。PCR 检测灌洗液非常敏感，但特异性较低
- 血清 β-D 葡聚糖具有良好的阴性预测性（敏感性非常高，特异性较低）
- 图 21-4 介绍了疑似肺孢子菌肺炎患者诊断的评估和管理

实验室检查

- 动脉血气监测
- 绝大多数病例乳酸脱氢酶（lactate dehydrogenase，LDH）升高
- 如果潜在的免疫缺陷原因不明，则进行 HIV 抗体检测和 CD4 细胞计数
- β-D 葡聚糖检测可能呈阳性（敏感性 92%，特异性 86%）

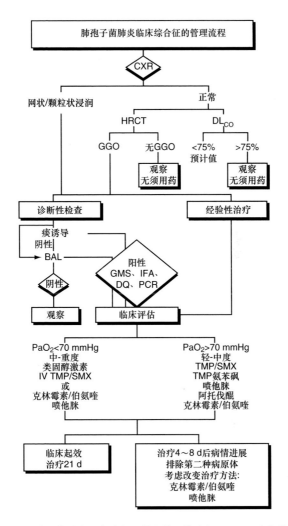

图 21-4　疑似肺孢菌肺炎患者诊断评估和管理的流程。 BAL，支气管肺泡灌洗；CXR，胸部 X 线检查；DL_{CO}，一氧化碳弥散量；DQ，Diff-Quik 染色；GGO，磨玻璃样变；GMS，六胺银染色；HRCT，高分辨率计算机断层扫描；IFA，免疫荧光抗体染色；PaO_2，动脉血氧分压；PCR，聚合酶链反应；TMP/SMX，甲氧苄啶-磺胺甲噁唑。（Bennett JE et al：Mandell，Douglas，and Bennett's principles and practice of infectious diseases，ed 8，Philadelphia，2015，WB Saunders.）

影像学检查

胸部 X 线检查中 PJP 可表现为弥漫性、单侧、双侧或间质浸润。CT 示肺泡-间质混合形态，常伴有肺野外带透亮度增加。常可出现肺气肿引起气胸。

 治疗

非药物治疗

- 氧疗
- 必要时机械通气支持
- 如发生气胸，应立即放置胸腔引流管

急性期治疗

已证实或可疑的 PJP：

- 甲氧苄啶-磺胺甲噁唑（甲氧苄啶 15 ～ 20 mg/kg，磺胺甲噁唑 75 ～ 100 mg/kg 每日 1 次）每日分次口服或静脉注射，每 6 ～ 8 h 给药
- 喷他脒（4mg/kg，静脉注射每日 1 次）（有甲氧苄啶 / 磺胺甲噁唑禁忌证的严重者）。需要密切监测，可引起肾毒性、大量电解质紊乱和心律失常
- 泼尼松的用药方案（40 mg 口服每日 2 次）
  1. 如果动脉血氧分压 < 70 mmHg
  2. 如果动脉-肺泡氧分压差 > 35mmHg
  3. 剂量在 5 d 后逐渐减至 20 mg 每日 2 次，10 d 后改为 20 mg/d 每日 1 次
- 治疗持续 3 周
- 无法耐受常规治疗患者的替代治疗：
  1. 氨苯砜 / 甲氧苄啶
  2. 克林霉素 / 伯氨喹
  3. 阿托伐醌
- 表 21-1 总结了接受 PJP 治疗的 HIV 感染者病情恶化的原因

慢性期治疗

- 治疗结束后，应继续使用甲氧苄啶-磺胺甲噁唑（1.92 g/d 口服每日 3 次）进行预防，直到 CD4 细胞计数 > 200 个 /µl，持

表 21-1　接受 PJP 治疗的 HIV 感染者病情恶化的原因

病因	说明
严重进展的 PJP	
医源性	给予 TMP-SMX 时，由于 IV 液体超负荷而导致肺水肿 早期开始 ART 后发生 IRIS
治疗的副作用	贫血（如由 TMP-SMX 所致）、高铁血红蛋白血症（如由氨苯砜、伯氨喹所致）
不充分的治疗	不正确的给药剂量或给药途径 中重度 PJP 患者未给予辅助糖皮质激素治疗
支气管镜术后	镇静 气胸
气胸	自发性气胸 与气管插管和正压通气有关
肺部疾病	细菌感染 肺部卡波西肉瘤 并发肺栓塞
错误诊断	PJP 的经验性诊断，正确的诊断是另一种疾病（如细菌性肺炎）

ART，抗反转录病毒治疗；HIV，人类免疫缺陷病毒；IRIS，免疫重建炎症综合征；IV，静脉注射；PJP，耶氏肺孢子菌肺炎；TMP-SMX，甲氧苄啶-磺胺甲噁唑
Bennett JE et al：Mandell, Douglas, and Bennett's principles and practice of infectious diseases, ed 8, Philadelphia, 2015, WB Saunders.

续 3 个月
- 不耐受这种治疗的患者应使用氨苯砜（100 mg 口服每日 1 次）或阿托伐醌（1500 mg 口服每日 1 次）
- 吸入喷他脒（标准雾化器为每月 300mg）效果较差，适用于对其他预防措施不耐受的患者

预后

治疗结束后，必须进行长期的门诊随访，以提供 PJP 的二级预防（见"慢性期治疗"）和潜在免疫缺陷综合征的管理。

转诊

- 如经痰检仍不能确诊，应由高年资呼吸科医生行支气管镜检查
- 如果病情严重或难以控制，应向传染病学专家咨询，并对潜在的免疫缺陷进行评估

重点和注意事项

专家点评

- 所有患者（特别是严重感染或不能耐受常规治疗的患者）都应由有 PJP 管理经验的医生进行随访，并酌情对 HIV 感染或其他潜在疾病进行长期管理
- 静脉注射喷他脒开始后 1～2 周可能发生严重的危及生命的低血糖。应密切监测并告知患者低血糖的症状

相关内容

获得性免疫缺陷综合征（相关重点专题）

第 22 章　肺脓肿
Lung Abscess

Glenn G. Fort

王鹏　译　陈俊文　张骅　审校

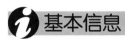 基本信息

定义

肺脓肿是一种可导致肺部形成含脓液坏死性空腔的肺实质感染。

ICD-10CM 编码

J85.1　肺脓肿伴肺炎

J85.2　肺脓肿不伴肺炎

A06.5　阿米巴肺脓肿

流行病学和人口统计学

发病率：过去 30 年的发病率由于抗生素治疗而减少。

- 在 50 岁及以上的肺脓肿患者中，30% 的病例与原发性肺肿瘤有关
- 肺脓肿通常与脓胸（胸膜腔脓液）并存

危险因素（表 22-1）：

- 与酒精有关的问题

表 22-1　吸入性肺炎和肺脓肿的危险因素

细菌接种量增加	牙周病、牙龈炎、扁桃体或牙脓肿、抑制胃酸的药物
意识障碍	药物、酒精、全身麻醉、代谢性脑病、昏迷、休克、脑血管意外、心肺骤停、癫痫发作、手术、外伤
咳嗽和呕吐反射减弱	声带麻痹、气管内麻醉、气管插管、气管造口术、肌病、脊髓病、其他神经系统疾病
食管功能受损	憩室、失弛缓症、狭窄、胃肠动力障碍、肿瘤、气管食管瘘、假性延髓麻痹
呕吐	鼻胃管、胃扩张、非机械性肠梗阻、机械性肠梗阻

From Cohen J，Powderly WG：Infectious diseases，ed 2，St Louis，2004，Mosby.

- 癫痫发作
- 伴有吞咽困难的脑血管疾病
- 药物滥用
- 食管疾病（如硬皮病、食管癌）
- 口腔卫生不良
- 阻塞性恶性肺病
- 支气管扩张

体格检查和临床表现

- 症状通常隐匿且持续时间较长，持续数周至数月
- 发热、寒战、盗汗
- 咳嗽
- 咳痰、脓臭痰
- 胸膜炎性胸痛
- 咯血
- 呼吸困难
- 乏力、疲劳和虚弱
- 心动过速和呼吸过速
- 叩诊呈浊音、耳语音和支气管呼吸音
- 空瓮性呼吸音（空气穿过大空腔时发出的低调的声音）

病因学

- 引起肺脓肿的最重要诱因是误吸
- 牙周疾病也是主要诱因
- 无牙者很少患肺脓肿
- 约 90% 的肺脓肿由厌氧微生物［消化链球菌属、微需氧链球菌（如米勒链球菌）、拟杆菌属、具核梭形杆菌、普雷沃菌属引起）。肺放线菌病也会产生肺脓肿
- 在大多数情况下，厌氧微生物感染与需氧或兼性厌氧微生物（金黄色葡萄球菌、大肠埃希菌、肺炎克雷伯菌、铜绿假单胞菌）混合感染
- 寄生虫包括肺吸虫和溶组织内阿米巴
- 真菌，包括曲霉菌、隐球菌、组织胞浆菌、芽生菌、球孢子菌
- 免疫缺陷宿主可能会感染曲霉菌、分枝杆菌、诺卡菌、麦氏军团菌和马红球菌

- 2002 年首次报道了青年或青少年急性流行性感冒继发的 MRSA
  （美国 300 株）社区菌株导致的肺坏死，且呈暴发性

Dx 诊断

肺脓肿可为原发性，也可为继发性

- 原发性肺脓肿是指肺内正常宿主菌引起的感染（如误吸、肺炎）
- 继发性肺脓肿是由其他先前存在的疾病（如心内膜炎、潜在的肺癌、肺栓塞）导致的
- 肺脓肿可为急性或慢性
- 症状持续时间少于 4 ~ 6 周为急性肺脓肿
- 症状持续时间超过 6 周为慢性肺脓肿

鉴别诊断

类似于对空洞性肺部病变的鉴别诊断：

- 细菌（厌氧菌、需氧菌、感染性肺大疱、脓胸、放线菌病、结核病）
- 真菌（组织胞浆菌病、球孢子菌病、芽生菌病、曲霉病、隐球菌病、接合菌）
- 寄生虫病（阿米巴病、棘球蚴病）
- 恶性肿瘤（原发性肺癌、转移性肺疾病、淋巴瘤、霍奇金病）
- 肉芽肿性多血管炎、结节病、心内膜炎和脓毒性肺栓塞

评估

- 评估肺脓肿患者时应尝试找到原发或继发病因
- 血液检测在诊断肺脓肿方面并不具有特异性
- 大多数诊断基于影像学检查；但是诊断特定病因需要进行细菌学检查

实验室检查

- 血常规显示白细胞增多
- 细菌学检查：
  1. 痰革兰氏染色和培养（通常会被口腔菌群污染）
  2. 经皮经气管穿刺抽吸
  3. 经皮经肺穿刺抽吸

4. 使用支气管刷或支气管肺泡灌洗的纤维支气管镜检查是获得诊断性细菌培养最常用的方法

- 血培养在某些情况下（＜30%）可能呈阳性
- 如果有脓胸，通过胸腔穿刺引流脓液可能会分离出细菌

影像学检查

- 胸部 X 线检查可诊断肺脓肿，显示伴有气-液平面的空洞性病变
- 肺脓肿最常见于右肺上叶后段
- 胸部 CT 可确定病变的部位和大小，并有助于鉴别肺脓肿与其他病变（如肿瘤、脓胸、感染性肺大疱）（图 22-1）

Rx 治疗

非药物治疗

- 氧疗
- 体位引流
- 呼吸疗法

常规治疗

- 吸入性肺炎伴肺脓肿：哌拉西林 / 他唑巴坦 3.375 g 静脉注射

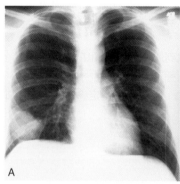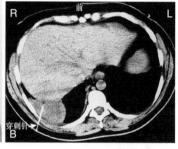

图 22-1　肺脓肿。在胸部 X 线片上，肺脓肿呈实性的圆形病变（**A**），若与支气管相连，则在厚壁空洞病变中可能存在气-液平面。CT（**B**）可用于定位病变部位并置针以引流和抽吸内容物进行培养。［From Mettler FA（ed）: Primary care radiology，Philadelphia，2000，Saunders.］

每 6 h 1 次

- 头孢曲松 1 ~ 2 g 静脉注射每 24 h 1 次联合甲硝唑 500 mg 静脉注射每 8 h 1 次

- 克林霉素对厌氧性肺脓肿的治疗比单用青霉素更有效。剂量：900 mg 静脉注射每 8 h 1 次直到好转，然后 300 ~ 600 mg 口服每 6 h 1 次

- 青霉素 100 万 ~ 200 万单位静脉注射每 4 h 1 次直到好转（无发热，痰量减少，随后青霉素 V 钾 500 mg 口服每 6 h 1 次，持续 2 ~ 3 周，但通常长达 6 ~ 8 周），可联合甲硝唑 7.5 mg/kg 静脉注射每 6 h 1 次，然后再口服 500 mg 每日 2 ~ 4 次，作为克林霉素的替代治疗

- 青霉素不应单独使用，因为许多口腔厌氧菌可产生青霉素酶。甲硝唑不应单独使用，因为它对微需氧链球菌和一些厌氧球菌无效

- 其他替代方案包括氨苄西林 / 舒巴坦和碳青霉烯类，如厄他培南和美罗培南

长期管理

- 对抗生素无效或怀疑有潜在恶性肿瘤的患者，可采用支气管镜辅助引流和（或）诊断

- 有肺脓肿并发症的患者很少需要手术（< 10%）

预后

- 超过 95% 的患者仅使用抗生素即可治愈

- 肺脓肿的并发症包括：

  1. 脓胸

  2. 大咯血

  3. 气胸

  4. 支气管胸膜瘘

  5. 肝支气管瘘

  6. 脑脓肿

  7. 支气管扩张

- 社区获得性肺脓肿死亡率低（2.5%）

- 医院获得性肺脓肿死亡率高（65%）

转诊

如果出现肺脓肿，建议咨询感染科专家。介入放射科医师也可以帮助进行引流以获得引流物培养。

 重点和注意事项

专家点评

- 难治性病例通常由以下原因导致：
  1. 脓腔大（＞6 cm）
  2. 反复误吸
  3. 厚壁空洞
  4. 潜在肺癌
  5. 脓胸形成
- 坏死性肺炎类似于肺脓肿，但大小（直径＜2 cm）和数目（通常为多个化脓性空洞病变）不同

相关内容

吸入性肺炎（相关重点专题）

推荐阅读

Desai H, Agrawal A: Pulmonary emergencies: pneumonia, acute respiratory distress syndrome, lung abscess, and empyema, *Med Clin North Am* 96:1127-1148, 2012.

Kuhajda I et al: Lung abscess-etiology, diagnostic and treatment options, *Ann Transl Med* 3(13):183, 2015.

第 23 章　支气管扩张
Bronchiectasis

Aline N. Zouk，Samaan Rafeq

张骅　译　柳威　审校

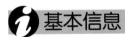 基本信息

定义

　　支气管扩张是一种不可逆的支气管或细支气管的病理性扩张，由多种原因通过宿主因素（解剖或免疫防御异常）、呼吸道病原体和环境因素的相互作用引起。影像学上，支气管扩张通常分为柱型、曲张型和囊状支气管扩张，尽管这些亚型没有明显的病因学或预后相关性。

ICD-10CM 编码
J47.0　支气管扩张合并急性下呼吸道感染

J47.1　支气管扩张伴（急性）加重

J47.9　单纯支气管扩张

Q33.4　先天性支气管扩张

流行病学和人口统计学

- 支气管扩张的确切患病率尚不清楚
- 囊性纤维化占所有支气管扩张病例的近 50%
- 由于对肺部感染的快速诊断和频繁使用抗生素，获得性原发性支气管扩张并不常见
- 儿童时期有效的免疫接种显著降低了百日咳引起支气管扩张的发病率
- 肺结核发病率的下降导致无明显原因的支气管扩张减少
- 在发达国家，存在可识别原因的支气管扩张患者的比例正在上升
- 关于支气管扩张的发病率和死亡率的数据有限，因为发病率最高的患者在随机对照研究中通常没有充分的代表性

体格检查和临床表现

- 肺部固定湿啰音
- 慢性咳嗽，典型症状为咳出大量脓痰
- 发热、盗汗、全身不适、体重减轻
- 咯血
- 口臭、皮肤苍白
- 杵状指 / 趾（罕见）

病因学

- 囊性纤维化
- 肺部感染（肺炎、肺脓肿、肺结核、非结核性分枝杆菌感染、真菌感染、病毒感染）
- 宿主防御受损（全低丙种球蛋白血症、原发性纤毛运动不良症 /Kartagener 综合征、艾滋病、化疗）
- 局限性气道阻塞（先天性结构缺陷、异物、肿瘤）
- 炎症（肺炎、肉芽肿性肺疾病、过敏性曲霉菌病）
- 类风湿关节炎、溃疡性结肠炎等
- 先天性疾病，如气管支气管增大 [巨气管支气管症（Mounier Kuhn 综合征）]、支气管软骨缺损（Williams-Campbell 综合征）

Dx 诊断

鉴别诊断

- 肺结核
- 哮喘
- 慢性支气管炎或慢性鼻窦炎
- 间质纤维化
- 慢性肺脓肿
- 异物吸入
- 囊性纤维化
- 肺癌
- 胃食管反流病

实验室检查

- 痰液革兰氏染色、培养、药物敏感试验和找抗酸菌
- 血常规及细胞分类计数（白细胞增多伴核左移、贫血）
- 血清蛋白电泳用于评估低丙种球蛋白血症
- 抗体检测用于诊断曲霉菌病
- 检测过敏性支气管肺曲霉菌病
- 血清免疫球蛋白（总 IgG、IgA、IgM）
- 可疑囊性纤维化患者行汗液试验
- 肺功能检测：轻中度气流阻塞
- 血清抗铜绿假单胞菌（Pseudomonas aeruginosa，PA）IgG 抗体检测对于支气管扩张患者的慢性 PA 定植具有很高的准确性

影像学检查

- 胸部 X 线检查（图 23-1 和图 23-2）：过度充气，肺纹理增多，肺底有小囊腔
- 胸部 HRCT（图 23-3 至图 23-6）已成为发现囊性病变、排除肿瘤梗阻的最佳工具，敏感性和特异性均超过 90%。应行非对比 CT，每隔 1 cm 使用 1 ～ 1.5 mm 的窗宽，采集时间为 1 s。典型的 CT 表现为支气管内径增大，支气管内径明显大于伴

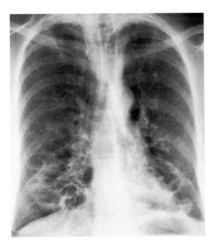

图 23-1 支气管扩张。囊状支气管扩张患者的肺下野可见多个环状阴影，其中许多包含气-液平面。（From Grant LA：Grainger & Allison's diagnostic radiology essentials，ed 2，2019，Elsevier.）

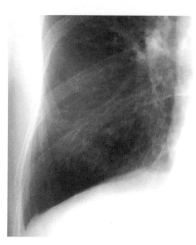

图 23-2　支气管扩张。 右下肺底的目标图像显示双轨征和环状混浊。（From Grant LA：Grainger & Allison's diagnostic radiology essentials，ed 2，2019，Elsevier.）

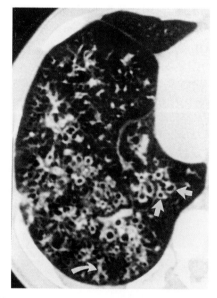

图 23-3　支气管扩张。 CT 显示亚段支气管扩张。支气管内径比伴随的血管粗，部分支气管呈"印戒"征（箭头）。周围小支气管堵塞明显（弯曲的箭头）。（From Grant LA：Grainger & Allison's diagnostic radiology essentials，ed 2，2019，Elsevier.）

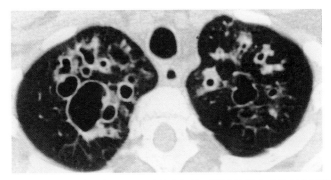

图 23-4 **囊状支气管扩张。** CT 显示由支气管不规则扩张造成的多个环形阴影。（From Grant LA：Grainger & Allison's diagnostic radiology essentials，ed 2，2019，Elsevier.）

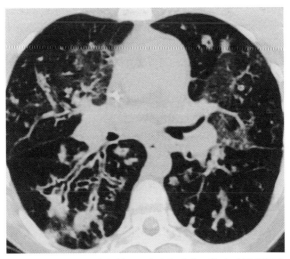

图 23-5 **柱型支气管扩张。** 支气管无逐渐变细趋势，管壁不规则增厚。（From Grant LA：Grainger & Allison's diagnostic radiology essentials，ed 2，2019，Elsevier.）

行动脉，支气管无逐渐变细趋势，支气管末端有膨大的囊肿以及气道曲张

- 支气管镜检查可能有助于评估咯血，排除阻塞性病变，清除黏液嵌塞，还可获得呼吸道病原体的微生物学数据
- 表 23-1 总结了用于对支气管扩张患者进行分类和管理的诊断性检查

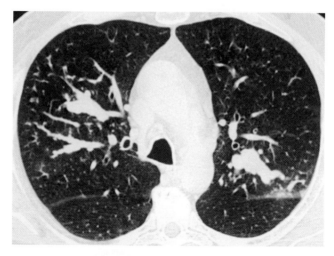

图 23-6 变应性支气管肺曲霉菌病（**ABPA**）。HRCT 显示上叶段和亚段扩张的支气管内有黏液嵌塞。右上叶周边可见小叶中心线形分支小混浊。（From Grant LA：Grainger & Allison's diagnostic radiology essentials，ed 2，2019，Elsevier.）

表 23-1 用于支气管扩张患者分型及治疗的诊断性检查

检查	相关内容
常规检查	
胸部计算机断层扫描（CTLS）	如果怀疑支气管扩张，CTLS 是确诊性检查。薄层高分辨率图像可能有助于在支气管壁明显增厚之前发现细微的气道扩张。对比扫描通常没有帮助，事实上，其可能会影响整体分辨。CTLS 也可以识别食管异常
肺功能检查（PFT）	对于有明显支气管扩张的患者，综合 PFT（包括肺活量、支气管扩张剂反应性、肺容量和弥散能力）是有助于治疗和预后的重要检查。PFT 还可提供关于易感条件的有用提示
血常规	贫血可能反映慢性感染或失血（考虑炎症性肠病） 白细胞增多提示感染的严重程度 嗜酸性粒细胞增多症提示 ABPA/M
ESR、C 反应蛋白	炎症的非特异性标志物；水平非常高提示潜在的结缔组织疾病或血管炎
常规痰培养	支气管扩张的抗生素治疗一般应针对特定的病原体，并以体外药物敏感试验为指导。黏液型铜绿假单胞菌和金黄色葡萄球菌的存在提示 CF。嗜麦芽窄食单胞菌、木糖氧化产

续表

检查	相关内容
	碱菌和洋葱伯克霍尔德菌是革兰氏阴性杆菌，其在长期支气管扩张的患者中可能被证明是可疑病原体。洋葱伯克霍尔德菌和幽门螺杆菌的分离需要特殊的实验室技术
痰分枝杆菌培养	环境分枝杆菌（如鸟分枝杆菌复合群、龟分枝杆菌和脓肿分枝杆菌）在支气管扩张中越来越常见，其可能是共生的，但通常为致病性
真菌痰培养	在有哮喘的患者中，曲霉菌属（或其他霉菌，包括假性阿利什菌或青霉菌）的存在可能提示病因
鼻窦 CT	许多支气管扩张患者合并慢性鼻窦炎。广泛鼻窦受累提示 CF、免疫球蛋白缺乏症或纤毛运动障碍。此外，最佳管理通常需要积极的鼻窦护理

特异性检查

检查	相关内容
汗液氯化物、CF 基因分型和鼻电位差	对于有双侧病变、氨发性鼻窦炎且无其他危险因素的支气管扩张患者，轻度变异的 CF 相对常见。汗液氯化物是 CF 的主要筛查试验，但相当一部分 CF 成人患者的结果为临界或正常。鼻电位差可能有助于鉴别可疑病例中的 CF
α_1- 抗胰蛋白酶（AAT）水平和表型	AAT 异常似乎是支气管扩张的重要危险因素，特别是对于白人女性。即使 AAT 水平正常，蛋白酶抑制剂（Pi）表型异常［甚至杂合子模式（如 MS）］似乎也会增加风险。补充 AAT 可能会增强对下呼吸道感染的抵抗力
免疫球蛋白（Ig）水平	IgG 或 IgA 缺乏可能促进支气管扩张；IgG 亚类缺乏也可能是致病因素。IgE 水平升高可能提示 ABPA/M 或 Job 综合征（高免疫球蛋白 E 综合征）。高 IgM 也可能与慢性感染有关
纤毛形态或功能	对于有可疑病史的患者，通过透射电镜对鼻纤毛上皮组织进行活检可发现原发性纤毛运动不良症。其他检查包括体外纤毛活动、糖精试验或精子分析可能有助于诊断
鼻腔一氧化氮（NNO）水平	PCD 患者的 NNO 水平明显低于正常人或 CF 患者。虽然不是普遍可用，但这种检查在识别 PCD 方面非常有用。矛盾的是，呼气 NO 水平在除 CF 外的各种病因的支气管扩张患者中均升高
吞钡造影（BaS）	BaS 可检查吞咽障碍、食管憩室、梗阻性病变（肿瘤或狭窄）、动力减退、失弛缓症、裂孔疝或食管下括约肌（LES）功能不全伴反流。但是，BaS 不显示回流现象并不能排除此问题（参见 pH 探针）

续表

检查	相关内容
PH 探针	对于怀疑胃食管反流的患者，通过鼻腔 pH 探针进行 18～24 h 的检查可以识别、量化和显示反流。检查前必须停用抑酸药物
食管压力测定	对于正在考虑手术修复 LES 的患者，应进行测压以确定食管可产生足够的压力来推动食物和液体通过收紧的括约肌
特制下咽造影（TH）	TH 有助于检测吞咽和吞咽初期的异常。特别容易出现问题的人群包括既往卒中、帕金森病、包括脊髓灰质炎后综合征在内的脑部疾病患者，以及有喉部或咽部手术史的患者。请注意，有些患者有肉眼吸入，但无临床表现（窒息、咳嗽）；这可能发生在没有上述危险因素的个体中

较少用的检查

胶原血管病（CVD）血清学检查	多种 CVD 可导致支气管扩张的风险，包括类风湿关节炎、强直性脊柱炎和系统性红斑狼疮。因此，对于有相应病史或体格检查结果的患者，类风湿因子、HLA-B27 和 ANA 的检测可能提示易感因素。CVD 血清学也可能提示干燥综合征的诊断，特别是 SSA/Ro 和（或）SSB/La
希尔默试验（Schirmer 试验）	对于有"干燥综合征"病史（眼睛干燥、口腔干燥、口腔溃疡）的患者，希尔默试验阳性可能提示存在原发性或继发性（与 CVD 相关）干燥综合征

ABPA/M，变应性支气管肺曲霉菌病／其他真菌病；ANA，抗核抗体；CF，囊性纤维化；ESR，红细胞沉降率；HLA，人类白细胞抗原；MS，多发性硬化；NO，一氧化氮；PCD，原发性纤毛运动不良症

From Mason RJ: Murray & Nadel's textbook of respiratory medicine, ed 5, Philadelphia, 2010, Saunders.

Rx 治疗

非药物治疗

- 体位引流（俯卧在床上，头部朝下）和使用充气背心／高频胸壁振荡或机械振动器进行胸部敲击可以加强呼吸道分泌物的清除
- 充分补液
- 吸氧治疗低氧血症
- 吸入高渗盐水配合胸部理疗可改善气道清除率

常规治疗

- 抗生素治疗基于痰液革兰氏染色、培养和药物敏感试验结果；对于结果不充分或不确定的患者，推荐经验性治疗，阿莫西林 / 克拉维酸 500 ～ 875 mg 每 12 h 1 次，TMP-SMX 每 12 h 1 次，多西环素 100 mg 每日 2 次，氟喹诺酮或头孢呋辛 250 mg 每日 2 次，疗程 14 ～ 21 d
- 在有呼吸窘迫迹象且需要住院的急性加重患者中，强烈考虑静脉注射抗生素
- 支气管扩张剂对有明显气流阻塞的患者很有效

长期管理

- 避免吸烟
- 保持适当的营养和水分
- 迅速识别和治疗感染
- 肺炎球菌疫苗和年度流行性感冒疫苗接种
- 囊性纤维化患者应考虑使用重组脱氧核糖核酸酶（rhDNase）和雾化抗假单胞菌抗生素。非囊性纤维化相关的支气管扩张患者不应使用此方法
- 选择性免疫球蛋白缺乏症患者可使用特异性免疫球蛋白替代
- 成人支气管扩张合并新的铜绿假单胞菌应给予根除性抗生素治疗。这种治疗不适用于分离出其他病原体的支气管扩张成人患者
- 吸入性皮质类固醇不适用于单纯支气管扩张成人患者。但是，支气管扩张的诊断不应影响慢性阻塞性肺疾病合并哮喘患者吸入使用糖皮质激素
- 对于每年恶化 ≥ 3 次的支气管扩张成人患者，应给予长期抗生素治疗
- 对于排痰困难和生活质量差的患者，以及胸部理疗等标准气道廓清技术无法控制症状的患者，应考虑长期黏膜活性治疗（≥ 3 个月）
- 支气管扩张剂应在理疗前使用，包括吸入黏膜活性药物，也应在吸入抗生素之前使用，因为这可增加耐受性，并优化肺部病变区域的药物输送

预后

- 预后因疾病的严重程度和支气管扩张的潜在病因而异
- 支气管扩张合并类风湿关节炎的患者与其他病因导致的支气管扩张患者相比，预后更差

转诊

- 对于对药物治疗无效的局部严重疾病患者或大咯血患者，应转诊至外科行部分肺切除。手术切除局限性支气管扩张是安全的，并可提高生活质量
- 肺移植治疗支气管扩张约占所有肺移植候选者的 2% ～ 3%（国际心肺移植学会登记处）

推荐阅读

Aksamit TR et al: Adult patients with bronchiectasis: a first look at the US Bronchiectasis Research Registry, *Chest* 151:982, 2017.

Polverino E et al: European Respiratory Society guidelines for the management of adult bronchiectasis, *Eur Respir J* 50:1700629, 2017.

第 24 章　肺结核
Tuberculosis, Pulmonary

Tara C. Bouton, Glenn G. Fort

杨澄清　译　张骅　审校

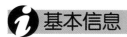 基本信息

定义

肺结核（pulmonary tuberculosis, TB）是由结核分枝杆菌（Myco-bacterium tuberculosis, Mtb）感染引起的肺部及周围组织的感染。耐多药（multidrug-resistant, MDR）结核病是指结核病患者感染的 Mtb 至少同时对异烟肼和利福平耐药（两种最有效的一线抗结核药物）。广泛耐药（extensively drug-resistant, XDR）结核病是指结核病患者感染的 Mtb 在耐多药的基础上同时对氟喹诺酮类和二线注射用抗结核药物耐药。

ICD-10CM 编码
A15.0　肺结核
A15.7　原发性呼吸道结核

流行病学和人口统计学

发病率（全球）：

- 全球 1/4 的人感染 TB，它仍然为人类已知的最致命的疾病之一
- 2017 年，估计有 1000 万例新发活动性结核；9% 与 HIV 感染有关；130 万人死于 TB，其中包括 30 万 HIV 感染者；全球有 457 560 例 MDR TB

发病率（美国）：

- 2018 年，美国共报告 9029 例新发 TB 病例，较 2017 年下降 0.7%。2018 年美国 TB 的发病率为 2.8/100 000

- 移民发病率是美国本土人口发病率的 14 倍以上[1]。自 1993 年以来，美国的 TB 病例数和发病率有所下降。随着病例总数的减少，移民发病率相对越来越高
- 每年 90% 以上的新发病例来自重新激活的既往感染，9% 为新感染
- 只有 10% 的结核纯化蛋白衍生物（purified protein derivative, PPD）阳转的患者会发展为 TB，大多数在 1 ～ 2 年内，HIV 阳性患者的这一比例更高（每年 8%）
- 2/3 的新发病例和 80% 的儿童新发病例发生在少数民族中
- 最常发生在艾滋病流行率最高的地区和人口中
  1. 25 ～ 45 岁的城市黑人和西班牙裔人
  2. 贫穷拥挤的城市社区
- 2018 年 2/3 的新发 TB 患者为移民，其中前五位国家为墨西哥、菲律宾、印度、越南和中国
- 2017 年，美国有 1.9% 的 MDR TB 病例，较 2008 年的 8.2% 有所下降。2017 年美国共有 3 例 XDR TB

患病率（在美国）：

- 据估计，美国有 3.1% ～ 5.0% 的人口为潜伏结核感染
- 人群差异很大

好发性别：

- 2017 年，全球 TB 患者中，男性 600 万，女性 320 万
- 艾滋病、收容所和监狱中以男性为主，这反映在男性发病率不成比例中（框 24-1）

好发人群：

- 以 24 ～ 45 岁为主
- 儿童患者常见于少数民族
- 疗养院可暴发老年人疫情

发病高峰：

- 婴儿期
- 青少年
- 孕妇

---

[1] Colangeli R et al：Bacterial factors that predict relapse after tuberculosis therapy，N Engl J Med 379：823-833，2018.

框 24-1 结核病感染及患病的高危人群

暴露或感染的高危人群

结核病患者的密切接触者

高风险地区移民（亚洲、非洲、拉丁美洲、俄罗斯和东欧）

高风险聚集场所的居民和雇员（教养院、疗养院、收容所、为高危人群提供服务的医院、药物治疗中心）

医疗服务不足的低收入人群

高危种族或少数民族

静脉吸毒者

与高危成人密切接触的儿童

感染后发病风险高的人群

免疫抑制患者，包括 HIV 感染

近期结核感染史（2 年内）

合并其他疾病（糖尿病、硅肺、癌症、终末期肾病、胃切除术、体重 ≤ 90% 的理想体重）

静脉吸毒者

肺结核不规则治疗史

≤ 4 岁的儿童，尤其是婴儿

From Cherry JD et al：Feigin and Cherry's textbook of pediatric infectious diseases，ed 8，Philadelphia，2019，Elsevier.

- 老年人
- 无论年龄大小，HIV 阳性患者发病风险最高

遗传学因素：

- 由于自然低耐药率结核病的广泛流行导致人群首次暴露的普遍易感性
- 在消除那些具有最低自然抵抗力的人之后，结核病的发病率和流行率趋于下降

体格检查和临床表现

- 见"病因学"
- 原发性肺结核感染常无症状
- 活动性肺结核
  1. 发热
  2. 盗汗

3. 咳嗽

4. 咯血

5. 少痰

6. 体重下降

7. 胸痛

- 原发性肺结核进展：同活动性肺结核
- 结核性胸膜炎
  1. 胸膜痛
  2. 发热
  3. 气短
- 空洞内肺动脉侵蚀（拉斯穆森动脉瘤）引起的罕见窒息性、致命性大咯血
- 胸部体格检查
  1. 无特异性
  2. 常低估疾病的严重程度
  3. 咳嗽后啰音加重（咳嗽后啰音）

病因学

- Mtb 是一种生长缓慢、需氧、无芽孢、不移动的杆菌，具有富含脂质的细胞壁：
  1. 无色素
  2. 产生烟酸
  3. 硝酸盐减少
  4. 产生不耐热的过氧化氢酶
  5. Ziehl-Neelsen 抗酸染色法下 Mtb 在蓝色背景下呈红色，稍弯曲，为 $2 \sim 4~\mu m$ 长的呈串珠状或杆状［抗酸杆菌（acid-fast bacilli，AFB）］
  6. PCR 可检测痰中＜ 10 个微生物 /ml（相比于 AFB 涂片检测所需的 10 000 个微生物 /ml）
  7. 培养
     a. 固体培养基（罗氏培养基、米氏 7H11 琼脂培养基）需 $2 \sim 6$ 周
     b. 液体培养基（BACTEC，使用放射性碳源进行早期生长检测）通常需 $9 \sim 16~d$

    c. 在 CO_2 含量为 5% ～ 10% 的环境中增强

8. DNA 指纹分析［基于限制性片段长度多态性（restriction fragment length polymorphism，RFLP）］

    a. 有助于在早期培养中立即鉴定 Mtb

    b. 如果生长不理想，则可能出现假阴性

9. 人是 Mtb 的唯一宿主

10. 传播：

    a. 通过咳嗽、说话、唱歌、支气管镜检查或尸检产生的含有 AFB 的气溶胶被直接吸入肺泡

    b. 密切接触有 AFB 阳性痰和空洞性病变的剧烈咳嗽的患者（无合适的面罩或呼吸器保护）易感染

    c. TB 传播风险增加的地点包括医院、收容所、教养所、疗养院和 HIV 感染者的住所

- 发病机制

1. Mtb 被肺泡内的巨噬细胞摄取，然后运输到区域淋巴结被控制传播

2. 部分 Mtb 入血后可引起血行播散

3. 原发性 TB（通常无症状，下肺或中肺野有轻微肺炎，伴有肺门淋巴结肿大）本质上是一种细胞内感染，在初次暴露后 2 ～ 12 周内，病原体继续增殖，直到细胞介导的超敏反应（结核菌素 PPD 皮肤试验阳性）成熟，并导致随后的感染控制

4. 局部与播散的 Mtb 可导致以下 T 细胞介导的免疫反应：

    a. 单核细胞募集

    b. 淋巴细胞的转化与淋巴因子的分泌

    c. 巨噬细胞与组织细胞的激活

    d. 形成肉芽肿，其中 Mtb 可在巨噬细胞（朗汉斯巨细胞）中存活，但在肉芽肿内增殖基本停止（95%），并被阻止扩散

5. 进展性原发性肺部疾病：

    a. 可能立即进入无症状期

    b. 坏死性肺浸润

    c. 结核性支气管肺炎

    d. 支气管内膜结核

e. 间质结核

f. 广泛粟粒性肺部病变

6. 原发后结核性胸膜炎伴胸腔积液：

a. 发生在早期原发性感染之后，通常发生在 PPD 转阳前

b. 由从肺周围病变或淋巴结破溃到胸膜播散至胸膜腔引起

c. 可产生大量（有时血性）渗出性胸腔积液（早期有多形核细胞，迅速被淋巴细胞替代），常无肺浸润

d. 一般未经治疗可自行吸收

e. 预示后续临床疾病的高风险，因此必须及早诊断和治疗（胸膜活检和培养），以防止未来发生致命性结核病

f. 可能导致播散性肺外感染

7. 肺结核复发：

a. 原发性肺结核数月或数年后复发

b. 常累及上叶尖后段及下叶背段

c. 伴有受累肺坏死和空洞、咯血、慢性发热、盗汗、体重下降

d. 通过咳嗽和吸入传播

8. TB 再感染：

a. 可类似于 TB 复发

b. 干酪样病变和空洞破溃可能导致支气管内播散

9. 原发性进展性肺结核和继发性肺结核中的 Mtb：

a. 细胞内（巨噬细胞）病变（缓慢增殖）

b. 闭合性干酪样病变（缓慢增殖）

c. 细胞外、开放性空洞（快速增殖）

d. 异烟肼（isoniazid，INH）和利福平对这 3 种类型均有杀菌作用

e. 吡嗪酰胺（pyrazinamide，PZA）在酸性巨噬细胞内有较强活性

f. 可能出现肺外病变再激活

10. 在 PPD 阳转前，有严重疾病的婴儿会出现快速的局部进展和播散

11. 大多数症状（发热、体重减轻、厌食）和组织破坏（干酪样坏死）是由于细胞因子和细胞介导的免疫反应

12. Mtb 不含重要的内毒素和外毒素

13. 肉芽肿形成与活化的巨噬细胞分泌肿瘤坏死因子（tumor necrosis factor，TNF）有关

Dx 诊断

鉴别诊断

- 坏死性肺炎（厌氧菌、革兰氏阴性菌）
- 组织胞浆菌病
- 球孢子菌病
- 类鼻疽
- 间质性肺病（罕见）
- 癌症
- 结节病
- 硅肺
- 罕见肺炎
  1. 马红球菌（空腔）
  2. 蜡样芽孢杆菌（50% 咯血）
  3. 啮蚀艾肯菌（空腔）

评估

- 痰 AFB 染色和 Mtb 培养
- 胸部 X 线检查（图 24-1）
- PPD［结核菌素皮肤试验（tuberculin skin test，TST）］或 γ 干扰素释放试验（interferon gamma release assay，IGRA）作为基线检查：
  1. 暴露后在 3 个月内由阴性转为阳性高度提示近期感染
  2. 单纯 PPD 阳性不能帮助诊断
  3. PPD 阴性不能排除急性肺结核
  4. 需注意 PPD 阳性并不能反映"复强现象"（既往 PPD 阳性可能在数年后转为阴性而在第二次 PPD 时恢复阳性；仅指在 1 周内第二次 PPD 转为阳性）
  5. PPD 阳性反应的标准如下：
     a. 皮内注射 0.1 ml 5TU-PPD 72 h 后出现硬结

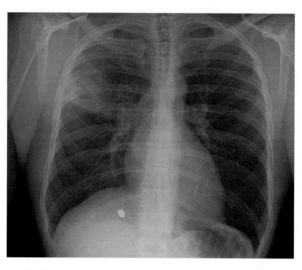

图 24-1　粟粒性肺结核由许多大小一致的结节组成。［From Grainger RG et al（eds）：Grainger & Allison's diagnostic radiology，ed 4，Philadelphia，2001，Churchill Livingstone.］

　　b. HIV 阳性患者（或其他严重的免疫抑制状态影响细胞免疫功能）、活动性 TB 密切接触者、肺纤维化患者硬结直径≥ 5 mm

　　c. 高危人群（免疫抑制性疾病或使用免疫抑制剂、肾衰竭、胃切除、硅肺、糖尿病）、高流行国家人群（东南亚、拉丁美洲、非洲、印度）、低社会经济群体、静脉吸毒者、囚犯、医护人员硬结直径≥ 10 mm

　　d. 低风险区人群硬结直径≥ 15 mm

6. 无反应性抗原检测（用于流行性腮腺炎、念珠菌和破伤风类毒素）可以鉴别真正对 PPD 和上述抗原无反应性的患者，但结果常令人困惑。不推荐

7. TB 患者可能仅对 PPD 呈选择性无反应性

8. PPD 无法区分 TB 患病与感染

- IGRA：对潜伏 TB 感染的诊断性试验，即 QuantiFERON TB Gold test（QFT-G）和 T-SPOT 试验。这些血液检测可评估特异性 Mtb 抗原的干扰素释放反应。该试验可区分 TB 潜伏感

染与非结核分枝杆菌感染和卡介苗接种引起的 PPD 反应，以及皮肤病患者难以解释的皮肤试验结果和 PPD 引起的快速过敏反应。IGRA 对诊断潜伏 TB 感染的特异性＞ 95%。T-SPOT 试验的敏感性（90%）高于 QFT-G 试验（80%）。值得注意的是，HIV 感染会降低 IGRA 的敏感性。阴性结果不能排除活动性 TB，阳性结果无法区分 TB 感染和患病

- Xpert MTB/RIF 是一种用于检测 Mtb 和利福平耐药性的自动分子检测方法，可在不足 2 h 内直接从未经治疗的痰液中检测出 Mtb 和利福平的耐药性，且操作时间最短

实验室检查

- 痰 AFB 染色和培养：如果患者无有效咳嗽，需诱导痰
- 高度怀疑 TB 且经诱导后仍然无痰行 AFB 染色的患者可经支气管镜取痰：
  1. 治疗前或治疗后不久 AFB 涂片阳性十分重要，其确保随后的生长，以明确诊断和进行敏感性试验
  2. 痰菌阴性尤其是以间质性浸润为主的病变，建议肺活检
- AFB 染色阴性的痰后续可能培养出 Mtb（尤其在 HIV 感染者中）
- 吸取的胃液可能有帮助，尤其是儿童
- 血常规：
  1. 变量值：
     a. 白细胞：降低、正常或升高（包括类白血病反应：＞ 50×10^9/L）
     b. 常呈正细胞正色素性贫血
  2. 对诊断的帮助有限
- 红细胞沉降率（erythrocyte sedimentation rate，ESR）通常升高
- 胸腔穿刺：
  1. 渗出液：
     a. 蛋白升高
     b. 葡萄糖降低
     c. 白细胞增多（早期以中性粒细胞为主，后期以淋巴细胞为主）
     d. 可能为血性
  2. 胸腔积液 AFB 常为阴性

  3. 胸膜活检常用于诊断（可能需要重复胸膜活检才能确诊）

  4. 胸膜活检组织行 AFB 培养

- 骨髓活检通常用于疑难病例诊断，尤其是粟粒性结核

影像学检查

- 胸部 X 线检查

  1. 肺周围钙化结节伴肺门淋巴结钙化反映原发性感染

  2. 活动性肺结核：

   a. 坏死

   b. 空洞（尤其是前弓位）

   c. 纤维化和肺门回缩

   d. 支气管肺炎

   e. 间质浸润

   f. 粟粒样改变

   g. 新旧病变并存

  3. 结核性胸膜炎：通常迅速积聚形成大量胸腔积液

  4. 单次胸部 X 线检查不能评估结核活动性

  5. 连续胸部 X 线检查是评估结核进展和好转的极好指标

Rx 治疗

非药物治疗

- 急性期注意休息

- 高热量、高蛋白饮食治疗营养不良，增强对 TB 的免疫力

- 在负压病房内进行隔离，并进行大容量空气置换和循环，医护人员应佩戴适当的 0.5 ～ 1 μm 过滤式呼吸器，直到检查期间连续 3 次痰 AFB 涂片呈阴性（间隔 8 ～ 24 h，至少 1 次为晨痰）或诊断后已接受标准多药治疗至少 2 周且临床情况正在好转

急性期治疗

- 一般来说，活动性肺结核治疗包含两个阶段：强化期和巩固期

- 依从性（严格遵守治疗方案）是治疗成功的主要决定因素

建议所有患者采用直接面视下督导化疗（directly observed therapy，DOT），失访风险高的患者必须行 DOT

- 成人初治方案：
  1. 异烟肼 5 mg/kg（INH；最大剂量 300 mg）、利福平 10 mg/kg（RIF；最大剂量 600 mg）、乙胺丁醇按体重递增（EMB；40 ~ 55 kg 者 800 mg；56 ~ 75 kg 者 1200 mg；76 ~ 90 kg 者 1600 mg）和吡嗪酰胺（PZA；40 ~ 55 kg 者 1000 mg；56 ~ 75 kg 者 1500 mg；76 ~ 90 kg 者 2000 mg）
  2. 吡哆醇（维生素 B_6，25 mg/d）应与 INH 一起使用，以预防周围神经病变
  3. 通常在治疗 8 周后根据药物敏感试验结果减为 INH 和 RIF，根据 HIV 治疗状态、疾病严重程度、治疗方案和治疗反应决定疗程，但一般情况下至少 6 个月
  4. 替代方案，更为复杂的 DOT 方案
- 临床毒性监测（尤其是肝炎）
  1. 患者和医生均应意识到厌食、恶心、右上腹疼痛和不明原因的不适需要立即停止治疗
  2. 肝功能评估：无症状的轻度血清谷丙转氨酶 / 谷草转氨酶升高常为一过性，无临床意义
- 以下情况可使耐药增加（常为 MDR TB）：
  1. 既往接受过 1 次治疗
  2. TB 高负担国家的药物可获得性
  3. 无家可归、监狱
  4. 艾滋病、静脉注射毒品
  5. 接触 MDR TB
- 用于治疗 MDR/XDR TB 的其他药物包括左氧氟沙星、莫西沙星、环丝氨酸、氨基糖苷类（如阿米卡星或卡那霉素）、对氨基水杨酸、氯法齐明、贝达喹啉、德拉马尼、普托马尼、利奈唑胺和乙硫异烟胺。近期一项联合贝达喹啉、普托马尼和利奈唑胺的临床试验表明[①]，高度耐药 TB 占比很高的患者群体在 6 个月治疗结束后预后良好

---

① Conradie F et al：Treatment of highly drug-resistant pulmonary tuberculosis，N Engl J Med 382：893-902，2020.

- 治疗耐药性 TB 时应咨询治疗 TB 的专家
- 仅针对 PPD 阳转患者的预防性治疗（感染但未患病）
  1. 必须确定胸部 X 线检查阴性，患者无结核病症状
  2. 最重要的人群：
     a. HIV 阳性和其他严重免疫缺陷患者
     b. 活动性 TB 密切接触者
     c. 近期阳转患者
     d. 胸部 X 线检出陈旧性肺结核患者
     e. 静脉吸毒者
     f. 医疗相关危险因素
     g. 高风险国家人群
     h. 无家可归者
     i. 框 24-2 总结了应开始预防性治疗以防止发展为 TB 的人群
  3. 潜伏结核感染的治疗
- 如果婴儿最近接触活动性 TB，通常应立即给予预防性治疗
  （即使婴儿 PPD 阴性），然后在 3 个月内再次进行 PPD 测试
  （如果 PPD 呈阳性，则继续给予 INH，如果 PPD 仍为阴性，
  则停止预防性治疗）

框 24-2   应开始预防性治疗以防止发展为结核病的人群

潜在结核病感染的家庭成员和其他密切接触者

　　任何年龄的接触者，如果结核菌素皮内试验结果 ≥ 5 mm 且既往无阳性
　　　病史，或 IGRA 阳性，应视为近期感染，若既往未接受过治疗，则应
　　　接受治疗

　　新发感染者（无论年龄）在过去 2 年内结核菌素皮内试验或 IGRA 阳转

　　结核菌素皮内试验结果 ≥ 5 mm 或 IGRA 阳性的 HIV 感染者

　　任何年龄段既往有肺结核感染但未规律治疗者

　　任何年龄段结核菌素皮内试验阳性或 IGRA 阳性，胸部 X 线检查结果异常
　　　但病灶稳定者

　　有明显结核菌素反应或 IGRA 阳性且合并特殊的临床情况（包括硅肺、
　　　糖尿病、长期皮质类固醇治疗、免疫抑制治疗、血液系统恶性疾病或
　　　终末期肾病）

　　所有结核菌素皮内试验反应或 IGRA 结果阳性的儿童和青少年

Adapted from Cherry JD et al：Feigin and Cherry's textbook of pediatric infectious diseases，ed 8，Philadelphia，2019，Elsevier.

慢性期治疗

- 除上述治疗外，一般无其他特殊治疗

预后

- 由有结核病治疗经验的医生每月进行随访
- 确认药物敏感试验，根据结果适当调整治疗方案
- 经常采集痰样本，直到培养呈阴性
- 在 2 ～ 3 个月时确认胸部 X 线好转
- 约 5% 对药物敏感的 TB 患者在一线治疗 6 个月后复发。异烟肼或利福平在结核分枝杆菌优势株中的最低抑菌浓度（minimum inhibitory concentration，MIC）越高，复发风险越大[1]

转诊

- 转诊至传染病学专家处就诊：
  1. HIV 阳性患者
  2. 疑似耐药结核病患者
  3. 复治肺结核患者
  4. 经治疗 2 ～ 4 周后发热未缓解和痰菌未阴转患者
  5. 重症肺结核或肺外结核患者
- 需转诊至呼吸科相关领域专家处进行支气管镜检查或胸膜活检

 重点和注意事项

专家点评

- 所有接触者（尤其是家庭密切接触者和婴儿）应在接触后 3 个月内进行适当的 PPD 阳转检测
- PPD 阳性患者应评估活动性 TB，并进行治疗或预防性治疗
- 既往治疗史是 XDR TB 和 MDR TB 的常见危险因素
- 在治疗潜伏 TB 感染方面，有证据证明了 6 个月异烟肼单药疗法、利福平单药疗法以及 3 ～ 4 个月异烟肼和利福平联合治疗的有效性和安全性[2]

---

[1] Talwar A et al：Tuberculosis-United States，2018，MMWR 68（11）：257-262，2019.

[2] Zenner D et al：Treatment of latent tuberculosis infection，Ann Intern Med 167：248-255，2017.

- 如果不进行治疗，5% ~ 10% 的潜伏 TB 感染患者会发展为活动性 TB。美国疾病预防控制中心和美国国家结核病控制协会最新指南中治疗潜伏结核感染的方案如下[①]：
  1. 每周一次异烟肼＋利福喷丁，在直接观察下给药 3 个月。该指南建议该方案用于成人和儿童（年龄＜ 2 岁），包括 HIV 阳性患者
  2. 每日使用利福平共 4 个月也被强烈推荐，特别是对于 HIV 阴性的患者，并且毒性最低
  3. 每日使用利福平＋异烟肼共 3 个月可作为备选方案

推荐阅读

Boehme EC et al: Rapid molecular detection of tuberculosis and rifampin resistance, *N Engl J Med* 363:1005-1015, 2010.

Centers for Disease Control and Prevention: Recommendations for use of an isoniazid-rifapentine regimen with direct observation to treat latent *Mycobacterium tuberculosis* infection, *MMWR* 60(48):1650-1653, 2011.

Centers for Disease Control and Prevention: Updated guidelines for using interferon gamma release assays to detect mycobacterium tuberculosis infection—United States, 2010, *MMWR* 59(RR-5), 2010.

Elkington P, Zumla A: Update in Mycobacterium tuberculosis lung disease in 2014, *Am J Respir Crit Care Med* 192:793-798, 2015.

Horsburgh CR, Rubin EJ: Clinical practice: latent tuberculosis infection in the United States, *N Engl J Med* 364(15):1441-1448, 2011.

Kurz SG, Furin JJ, Bark CM: Drug-resistant tuberculosis: challenges and progress, *Infect Dis Clin North Amm* 30:509-522, 2016.

Kwan CK, Ernst JD: HIV and tuberculosis: a deadly human syndemic, *Clin Microbiol Rev* 24(2):351-376, 2011.

Loddenkemper R et al: To repeat or not to repeat—that is the question! Serial testing of health-care workers for TB infection, *Chest* 142(10), 2012.

Menzies D et al: Four months of rifampin or nine months of isoniazid for latent tuberculosis in adults, *N Engl J Med* 379:440-453, 2018.

Nathanson E et al: MDR tuberculosis—critical steps for prevention and control, *N Engl J Med* 363:1050-1058, 2010.

Nunn AJ et al: A trial of a shorter regimen for rifampin-resistant tuberculosis, *N Engl J Med* 380:1201-1213, 2018.

Perez-Velez CM, Marais BJ: Tuberculosis in children, *N Engl J Med* 367:348-361, 2012.

Reves R, Schluger NW: Update in tuberculosis and nontuberculous mycobacterial infections 2013, *Am J Respir Crit Care Med* 189(8):894-898, 2014.

[①] Sterling TR et al：Guidelines for the treatment of latent tuberculosis infection：recommendations from the National Tuberculosis Controllers Association and CDC，2020，MMWR Recomm Rep 69（1）；1-11，2020.

Sia IG, Wieland ML: Current concepts in the management of tuberculosis, *Mayo Clin Proc* 86(4):348-361, 2011.

Sterling TR et al: Three months of rifapentine and isoniazid for latent tuberculosis infection, *N Engl J Med* 365:2155-2156, 2011.

Stewart RJ et al: Tuberculosis–United States 2017, *MMWR (Morb Mortal Wkly Rep)* 67(11):310-323, 2018.

Wilson ML: Recent advances in the laboratory detection of Mycobacterium tuberculosis complex and drug resistance, *Clin Infect Dis* 52(11):1350-1355, 2011.

World Health Organization: *Global tuberculosis report 2018*, Geneva, 2018, WHO.

Zumla AI et al: New antituberculosis drugs, regimens, and adjunct therapies: needs, advances, and future prospects, *Lancet Infect Dis* 14(4):327-340, 2014.

Zumla AI et al: *Tuberculosis, N Engl J Med* 368:745-755, 2013.

第 25 章　硅肺
Silicosis

Javeryah Safi，Samaan Rafeq

陈育全　译　陈俊文　袁灿灿　审校

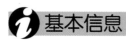 基本信息

定义

硅肺是由吸入晶体形式的硅（二氧化硅）而引起的一类肺部疾病。

同义词

二氧化硅所致的尘肺病

ICD-10CM 编码
J62.8　其他含硅粉尘所致的尘肺病

流行病学和人口统计学

- 从事开采、研磨，加工或使用含二氧化硅的岩石或沙子的工作人员的职业病，可能导致硅肺发生的工种如框 25-1 所示

框 25-1　可导致硅肺发生的工种

采矿：地表或地下采矿（隧道）
研磨：研磨二氧化硅，用作研磨剂和填料
采石
喷砂（如对建筑物的喷砂、钢材喷漆等）
陶器；陶瓷或黏土制品
使用二氧化硅砂轮进行研磨、抛光
石材加工：制造工艺，尤其是工程石材
铸造工作：打磨、成型、削屑
耐火砖加工
玻璃制造：用作磨料和抛光
锅炉工作：清洁锅炉
磨料制造

From Goldman L，Schafer AI：Goldman's Cecil medicine，ed 24，Philadelphia，2012，Saunders.

- 据美国职业安全与健康管理局（Occupational Safety and Health Administration，OSHA）估计，有 20 万名矿工和 170 万其他工人
- 与同等暴露水平的白人相比，非洲裔美国人患硅肺的概率高 7 倍。根据美国疾病预防控制中心的数据，每年硅肺的死亡人数从 1999 年的 185 例下降到 2013 年的 111 例，降幅为 40%，但这一降幅似乎在 2010—2013 年趋于平稳

体格检查和临床表现

- 硅肺可分为急性、慢性和加速性。慢性硅肺可进一步分为慢性单纯性硅肺和慢性复杂性硅肺（进行性大块纤维化）
- 急性硅肺，亦称为硅蛋白沉积症，于暴露二氧化硅数周至 5 年后出现，表现为发作性咳嗽、体重减轻、疲劳和胸膜炎性胸痛等
- 慢性硅肺是最常见的临床类型，于反复暴露粉尘数十年后发病。它有两种类型：
  1. 单纯性硅肺可能无症状，仅表现为胸部 X 线检查异常。潜伏期为 10 ～ 20 年，很少进展为大块纤维化
  2. 以影像学表现进展和由此导致的纤维化为特征的进行性大块纤维化
- 加速性硅肺可能有一个最初的无症状期，随后症状出现的频率迅速增加，同时伴随着不断恶化的影像学表现异常，在最初的高水平暴露后不到 10 年就会发病

病因学

- 肺泡巨噬细胞吞噬二氧化硅颗粒后，释放氧化剂，引起细胞损伤和细胞死亡，吸引成纤维细胞和激活淋巴细胞，从而导致肺泡腔内免疫球蛋白升高
- 肺泡上皮细胞增生
- 胶原蛋白在肺间质中堆积
- 中性粒细胞聚集并分泌蛋白水解酶，从而导致组织破坏和肺气肿形成
- 二氧化硅粉尘可能致癌（未证实）
- 硅肺易诱发肺结核
- 一些患者可出现类风湿硅肺结节，并可能具有类风湿关节炎的关节炎症状（Caplan 综合征）。硬皮病亦可合并硅肺

Dx 诊断

鉴别诊断

- 其他尘肺病、铍中毒、硬金属肺病、石棉沉着病
- 结节病
- 肺结核
- 间质性肺病
- 过敏性肺炎
- 肺癌
- 朗格汉斯细胞肉芽肿（组织细胞增多症 X）
- 肺肉芽肿性血管炎

评估

- 职业接触史
- 胸部 X 线检查（图 25-1）

急性硅肺：

- 胸部 X 线检查显示双侧弥漫性磨玻璃影
- 胸部 CT 示弥漫性结节状、片状实变性阴影，并伴有肺门淋巴结肿大
- BAL 液中可观察到乳样和脂蛋白渗出物
- 在有明确暴露史的情况下肺活检不是必需的
- 必须排除肺水肿、肺泡出血和肺泡蛋白沉积症等其他原因

慢性硅肺：

- 胸部 X 线检查显示肺上野分布多个圆形小阴影（直径＜ 10 cm）
- 进行性大块纤维化（progressive massive fibrosis，PMF）是指慢性硅肺结节合并肺门淋巴结钙化

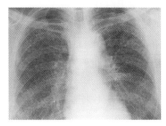

图 25-1　单纯性硅肺。 双肺分布大量小结节影（2 ～ 4 mm），以上叶为主。
（From McLoud TC：Thoracic radiology：the requisites，St Louis，1998，Mosby.）

- 肺功能检查显示混合性阻塞性和限制性通气障碍
- HRCT、支气管镜检查和肺活检在诊断方面作用有限，除非影像学特征不典型

加速性硅肺：

- 影像学表现为单纯性硅肺，但影像学异常表现发展较快。PMF 的风险更大

Rx 治疗

- 对症治疗（吸氧纠正低氧血症、支气管扩张剂、抗生素治疗感染）
- 预防（工业卫生）
- 戒烟
- 接种流行性感冒及肺炎链球菌疫苗
- 全肺灌洗在急性硅蛋白沉积症中可能起作用
- 结核病相关治疗（如果存在）
- 慢性呼吸衰竭患者可以考虑肺移植
- 一旦患者发展为纤维化，任何治疗都无法改变疾病的进展

相关并发症

硅肺与分枝杆菌感染的风险增加有关，包括肺结核、慢性坏死性曲霉菌病、肺癌、风湿病和慢性气道阻塞。

第 26 章　粟粒性结核
Tuberculosis, Miliary

Tara C. Bouton, Glenn G. Fort

杨澄清　译　张骅　审校

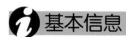 基本信息

定义

粟粒性结核（TB）是由结核分枝杆菌（Mtb）感染引起的血行播散性疾病，其特征为病理或影像学检查显示粟粒样表现。肺外病变几乎可发生在任何器官。

同义词

播散性结核

ICD-10CM 编码
A19.9　未指明的粟粒性结核

流行病学和人口统计学

发病率（美国）：超过 38% 的艾滋病合并 TB 患者患有播散性结核，常伴有肺和肺外病变（见"肺结核"）。

患病率（美国）：

- 不明
- 患病率最高的人群：
  1. 艾滋病患者
  2. 少数民族
  3. 儿童
  4. 美国移民
  5. 老年人

好发性别：

- 无性别差异
- 在艾滋病患者、收容所和监狱中以男性为主，反映在男性 TB 发病率较高

好发年龄：以 24 ～ 45 岁为主。

发病高峰：HIV 阳性患者，无论年龄。

体格检查和临床表现

- 见"病因学"
- 常见症状：
  1. 间歇性高热（93%）
  2. 盗汗（79%）
  3. 体重下降（85%）
  4. 呼吸困难（64%）
  5. 咳嗽（82%）
- 个别器官系统的症状可能占主导地位：
  1. 脑脊膜
  2. 心包
  3. 肝
  4. 肾
  5. 骨
  6. 胃肠道
  7. 淋巴结
  8. 浆膜腔：
     a. 胸膜腔
     b. 心包腔
     c. 腹膜腔
     d. 关节腔
  9. 皮肤
  10. 肺：咳嗽、气短
- 肾上腺感染导致肾上腺功能不全
- 全血细胞减少症：
  1. 发热和体重下降
  2. 无其他局部症状和体征
  3. 可仅有脾大
- 结核性肝炎：
  1. 肝压痛
  2. 梗阻性酶（碱性磷酸酶）升高与较低水平的肝细胞酶（谷丙转氨酶、谷草转氨酶）和胆红素不成比例

- 结核性脑膜炎：
  1. 渐进性头痛
  2. 脑膜刺激征
  3. 不适
  4. 低热（可能无）
  5. 突发木僵或昏迷
  6. 展神经麻痹
- 结核性心包炎：
  1. 心包积液类似于结核性胸膜炎
  2. 心脏压塞
- 骨结核：
  1. 大关节炎（关节腔积液类似于结核性心包炎）
  2. 骨病变（尤其是肋骨）
  3. 脊柱结核（波特病）：
     a. 结核性脊柱炎，尤指下胸椎
     b. 结核性椎旁脓肿
     c. 可能伴腰大肌脓肿
     d. 常伴脊髓压迫（类固醇常可缓解）
- 泌尿生殖系统结核：
  1. 肾结核：
     a. 肾乳头坏死
     b. 肾盂损害
     c. 输尿管上 1/3 狭窄
     d. 血尿
     e. 无菌性脓尿
     f. 肾功能正常
  2. 结核性睾丸炎和附睾炎：
     a. 阴囊肿块
     b. 引流性脓肿
  3. 慢性前列腺结核
- 胃肠道结核：
  1. 腹泻
  2. 腹痛
  3. 肠梗阻
  4. 消化道出血

5. 常合并 HIV 感染

6. 肠道病变：

　　a. 环形溃疡

　　b. 短狭窄

　　c. 钙化肉芽肿

　　d. 肠系膜干酪样结核性炎

　　e. 脓肿，但很少伴瘘管形成

　　f. 与肉芽肿性肠病（克罗恩病）鉴别困难

- 结核性腹膜炎：

1. 腹水类似于结核性胸膜炎

2. PPD 常阴性

3. 腹部压痛

4. 腹部柔韧感，常伴腹水

5. 腹膜活检可诊断

- 结核性淋巴结炎（瘰疬）：

1. 可能累及所有淋巴结

2. 常见部位：

　　a. 颈部淋巴结

　　b. 锁骨上淋巴结

　　c. 腋淋巴结

　　d. 腹膜后淋巴结

3. 活检常用于诊断

4. 必要时需手术切除淋巴结

5. 常合并艾滋病

- 皮肤结核：

1. 由自体传染或血行播散感染皮肤引起

2. 结节或脓肿

3. 结核变态反应

4. 结节性红斑

- 其他表现：

1. 结核性喉炎

2. 结核性中耳炎

3. 眼结核：

　　a. 脉络膜结节

　　b. 虹膜炎

  c. 葡萄膜炎

  d. 巩膜炎

 4. 肾上腺结核

 5. 乳腺结核

病因学

- 见"肺结核"
- Mtb 是一种生长缓慢、需氧、无芽孢、不移动的抗酸杆菌
- 人是 Mtb 的唯一宿主
- 发病机制：
  1. Mtb 被肺泡内的巨噬细胞摄取，然后运输到区域淋巴结被控制传播
  2. 部分 Mtb 入血后可引起血行播散
  3. 可立即发展为活动性结核病或进入潜伏期
  4. 在潜伏期，T 细胞免疫机制包含感染后形成肉芽肿，直到后续由于免疫抑制或其他因素导致病灶重新激活发展为肺结核
- 粟粒性结核可能由以下病因导致：
  1. 原发性感染：无法控制原发性感染导致血行播散和进行性播散性疾病
  2. 在老年或免疫力低下的慢性肺结核晚期患者中，持续的血行播散可发展为播散性疾病

Dx 诊断

鉴别诊断

  全身广泛多部位播散需与多种疾病相鉴别：

- 淋巴瘤
- 伤寒
- 布鲁氏菌病
- 其他肿瘤
- 胶原血管疾病

评估

- 尽早评估至关重要

- 痰 AFB 染色和培养及胸部 X 线检查
- HRCT 对于粟粒性结核比胸部 X 线检查具有更高的敏感性
- 体液分析及分枝杆菌培养
  1. 痰
  2. 血液：对艾滋病患者特别有用
  3. 尿液
  4. 脑脊液
  5. 胸腔积液
  6. 心包积液
  7. 腹水
  8. 胃液
- 建议对受累组织进行活检，以便快速诊断
  1. 由于易行性，首选经支气管活检
  2. 骨髓
  3. 淋巴结
  4. 腰椎穿刺脑脊液检查
  5. 阴囊肿块（如有）
  6. 其他受累部位
  7. 活检标本可见肉芽肿或 AFB 阳性可诊断
- 必要时行影像学检查（图 26-1）

实验室检查

- 如上所述的培养和体液分析
- 痰涂片阴性的痰培养通常在数周后呈阳性（尤其是 HIV 感染者）
- 血常规常正常
- 红细胞沉降率常升高
- 虽然未经 FDA 批准使用，但检测尿液中 Mtb 细胞壁脂阿拉伯甘露聚糖的检测方法（尿 LAM 分析）用于 HIV 感染者伴有结核病症状 / 体征且 CD4 细胞＜ 100 个 /μl 或重症患者

影像学检查

- 胸部 X 线检查（可能阳性，可能阴性）（见"肺结核"）
- 头部和脊髓 CT 或 MRI（图 26-2）：

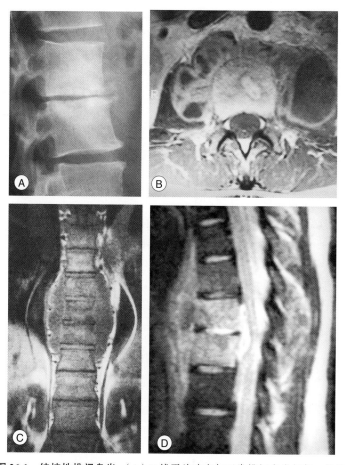

图 26-1　结核性椎间盘炎。（**A**）X 线平片改变与正常椎间盘炎相似，伴椎体终板不规则和反应性硬化。（**B**）轴位 T1 加权像显示终板缺损及腰大肌脓肿合并中央坏死。（**C**）另一位患者的冠状位图像显示椎间盘在椎旁最大增宽处被破坏，并伴有椎体信号改变。（**D**）压脂相，邻近椎体的信号强度增加，同时伴有前部和后部脓肿（后者压迫脊髓）。（From Sutton D：Textbook of radiology and imaging，ed 7，1998，Churchill Livingstone. In Grant LA：Grainger & Allison's diagnostic radiology essentials，ed 2，2019，Elsevier.）

1. 结核球

2. 基底蛛网膜炎

- 根据临床情况进行其他受累部位的影像学检查

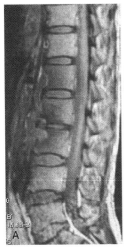
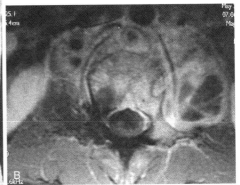

图 26-2 **A** 和 **B** 脊柱结核性骨髓炎合并椎骨扇形化（结核性龋齿）和椎旁 "冷" 脓肿的 MRI 图像。（From Grainger RG，Allison D：Grainger & Allison's diagnostic radiology，a textbook of medical imaging，ed 4，London，2001，Churchill Livingstone.）

℞ 治疗

非药物治疗

- 急性期卧床休息或限制活动
- 高热量、高蛋白饮食治疗营养不良，增强对结核病的免疫力
- 在负压病房内进行隔离，并进行大容量空气置换和循环（医护人员佩戴适当的 0.5 ～ 1 μm 过滤式呼吸器）直至达到以下标准：
  1. 合并肺部感染时，连续 3 次痰 AFB 涂片呈阴性或至少接受 2 周多药治疗
  2. 闭合部位的结核感染（如腹膜炎、骨髓炎和淋巴结结核）不需要隔离

急性期治疗

- 见 "肺结核"
- 应立即启动治疗，无需等待确诊
- 与空洞性肺结核相比，播散性结核病对治疗的反应更快

- 美国胸科协会 / 疾病预防控制中心指南（2016 年）建议对药物敏感的急性 TB 患者进行 6 ～ 9 个月的治疗。4 种药物治疗 2 个月，然后每日服用异烟肼和利福平 4 个月
  1. 骨结核和肾结核通常需要 12 个月疗程
  2. 中枢神经系统结核和结核性心包炎常需要延长疗程
  3. 婴儿播散性结核病常需要延长疗程
- 依从性（严格遵守治疗方案）是治疗成功的主要决定因素
  1. 建议所有患者采用 DOT
  2. 对于失访风险高的患者，必须对 DOT 进行监督
- 类固醇对于治疗合并低氧血症和弥散性血管内凝血（disseminated inravascular coagulation，DIC）的暴发性粟粒性结核可能有效

慢性期治疗

- 除上述治疗外，一般无其他特殊治疗
- 对于少数由耐药菌引起的复杂感染患者，需要在传染病学专家指导下进行长期治疗

预后

- 由有结核病治疗经验的医生每月进行随访
- 确认药物敏感试验，根据结果适当调整治疗方案（见"肺结核"）

转诊

- 肺外结核应转诊至传染病学专家处就诊
- 需要时应转诊至骨科及胃肠科医师处进行检查或活检

 # 重点和注意事项

专家点评

- 急性 TB 危重症患者可出现急性呼吸窘迫综合征、休克和 DIC
- 所有接触者（尤其是家庭密切接触者和婴儿）在暴露后 > 3 个月应接受 PPD 阳转检测
- PPD 阳性患者应评估活动性肺结核，并进行治疗或预防性治疗

相关内容

肺结核（相关重点专题）

推荐阅读

Garg RK, et al: Neurological complications of miliary tuberculosis, *Clin Neurol Neurosurg* 112:188-192, 2010.

Nahid P et al: Official American Thoracic Society/CDC/IDSA Clinical Practice Guidelines: Treatment of Drug-Susceptible Tuberculosis. *Clinical Infectious Diseases* 20016;63(7):e147-e195.

Sharma SK, Mohan A, Sharma A, Mitra DK: Miliary tuberculosis: new insights into an old disease, *Lancet Infect Dis* 5:415, 2005.

第 27 章 慢性阻塞性肺疾病
Chronic Obstructive Pulmonary Disease

Aline N. Zouk，Samaan Rafeq

柳威 吴怀球 译 刘红梅 张骅 审校

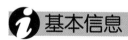 基本信息

定义

慢性阻塞性肺疾病（chronic obstructive pulmonary disease，COPD）是一种炎症性呼吸系统疾病，通常由烟草烟雾暴露引起。COPD 是一种由多种原因导致的以不完全可逆性气流受限为特征的疾病。COPD 的病理生理学与气道和肺对有害颗粒和气体的炎症反应增强、慢性气道刺激、黏液分泌、肺部瘢痕和肺血管系统改变有关。

COPD 急性加重和合并症对患者疾病的整体严重程度和预后有影响。

传统认为 COPD 包含肺气肿和慢性支气管炎。肺气肿是指肺组织弹性减退和肺实质破坏伴含气腔隙扩大，而慢性支气管炎是指小气道阻塞，患者咳嗽、咳痰＞3 个月，连续 2 年以上。这些术语尽管仍在临床使用，但不再包含在 COPD 的正式定义中。虽然肺气肿和慢性支气管炎与 COPD 密切相关，但其对于诊断 COPD 并非必须。

哮喘－慢性阻塞性肺疾病重叠综合征（asthma-COPD overlap syndrome，ACOS）具有持续性气流受限的特点，并具有哮喘和 COPD 的部分特征，ACOS 已经得到了越来越多的认识，可能对治疗和病死率产生影响［慢性阻塞性肺疾病全球创议（Global Initiative for Chronic Obstructive Lung Disease，GOLD）和哮喘全球创议（Global Initiative for Asthma，GINA）］。

同义词

肺气肿

慢性支气管炎

ICD-10CM 编码

J42　慢性支气管炎，未指明类型

J44.9　慢性阻塞性肺疾病，未指明类型

J44.0　慢性阻塞性肺疾病合并急性下呼吸道感染

J44.1　慢性阻塞性肺疾病急性加重

J43.0　单侧肺气肿

J43.1　全小叶型肺气肿

J43.2　小叶中央型肺气肿

J43.8　其他肺气肿

J43.9　肺气肿，未指明类型

流行病学和人口统计学

- COPD 累及美国 14% 的 40 ~ 79 岁成人
- 美国 10% ~ 20% 的 COPD 由职业暴露或接触化学蒸汽、刺激物和烟雾所致；80% ~ 90% 由吸烟所致
- COPD 是美国第三大死亡原因
- 40 岁以上的男性发病率最高
- COPD 导致每年 1600 万人次就诊、50 万人次住院、126 000 人死亡及 > 180 亿美元的直接医疗费用
- 生活在美国偏僻农村的 COPD 患者较生活在市区的患者具有更高的 COPD 急性加重相关的死亡风险，而与医院是否位于农村及其容量无关

体格检查和临床表现

- 根据 COPD 表型，既往将其分为两大类：
  1. 紫肿型是指慢性支气管炎患者；其命名来源于皮肤呈浅蓝色（由于慢性低氧血症和高碳酸血症）和频繁出现外周水肿（由于肺源性心脏病）；特点是伴有大量痰液的慢性咳嗽
  2. 红喘型是指肺气肿患者；呈恶病质外观，但皮肤颜色为粉红色（充分的氧饱和度）；气短表现为缩唇呼吸和使用辅助呼吸肌
- COPD 患者可出现以下症状和体征：
  1. 发绀、慢性咳嗽（通常为排痰性咳嗽，但也可为间歇性咳嗽，也可为干咳）、呼吸过速、心动过速

2. 呼吸困难（持续性、进行性）、缩唇呼吸伴使用辅助呼吸肌、呼吸音减弱、哮鸣

3. 慢性咳痰

4. 胸壁异常（过度膨胀、桶状胸、腹部膨隆）

5. 膈肌低平

- COPD 的全身表现和合并症见表 27-1

- COPD 急性加重主要是临床诊断，通常表现为呼吸困难加重、咳脓性痰和痰量增加。然而，呼吸道症状并不是存在气流阻塞的可靠指标。肺活量正常者也可出现呼吸系统症状，而肺功能检查提示重度或极重度气流阻塞者可无症状。久坐者的症状可能被低估，而仔细的病史询问有助于发现提示 COPD 的症状

病因学

- 吸烟（图 27-1）

- 肺部有害物质的职业性暴露（如粉尘、有害气体、蒸汽、烟雾、镉、煤、硅）；暴露风险最高的行业是塑料、皮革、橡胶和纺织品

- 空气污染

- α_1- 抗胰蛋白酶缺乏症（罕见；占 < 1% 的 COPD 患者）

表 27-1　COPD 的全身表现和合并症

心血管	梗死
	心律失常
	充血性心力衰竭
	主动脉瘤
高凝状态	卒中
	肺栓塞
	深静脉血栓形成
	萎缩
全身性	体重减轻
	骨质疏松症
	皮肤皱褶
	贫血
	液体潴留
肺癌	抑郁

From Mason RJ: Murray & Nadel's textbook of respiratory medicine, ed 5, Philadelphia, 2010, WB Saunders.

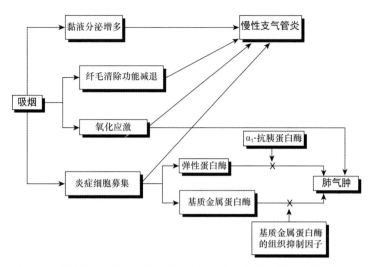

图 27-1 吸烟对气道炎症和肺泡壁结构影响的示意图。 吸烟是通过改变弹性蛋白酶和 α_1- 抗胰蛋白酶（又称 α_1- 蛋白酶抑制剂）之间的关系来影响肺泡壁结构。(From Weinberger SE: Principles of pulmonary medicine，ed 7，Philadelphia，2019，Elsevier.)

Ⓓ 诊断

鉴别诊断

- 心力衰竭
- 哮喘
- 肺结核、其他呼吸系统感染
- 支气管扩张
- 贫血
- 囊性纤维化
- 肿瘤
- 肺栓塞
- 闭塞性细支气管炎
- 弥漫性泛细支气管炎
- 阻塞性睡眠呼吸暂停
- 甲状腺功能减退 < 50% 的预计值
- 神经肌肉疾病

诊断性检查

- 胸部 X 线检查很少用于诊断，但有助于观察两肺过度充气并排除其他诊断（如充血性心力衰竭、TB）
- 肺功能检查（肺活量测定）。肺功能检查是 COPD 诊断和严重程度评估的参考标准。利用 FEV_1 作为气流受限的评价指标有助于确定诊断及评估预后
- 氧饱和度和动脉血气分析（通过脉搏血氧饱和度仪测定，对 $FEV_1 < 50\%$ 预计值且伴有急性加重或低氧血症者很有用）
- α_1-抗胰蛋白酶：所有 COPD 患者应筛查 1 次 α_1-抗胰蛋白酶缺乏症

实验室检查

- 血常规：对诊断 COPD 一般没有帮助，但急性加重期可能显示白细胞增多及核左移，慢性低氧血症患者可有继发性红细胞增多。近期研究显示，COPD 患者的嗜酸粒细胞增多可预测患者对激素的治疗反应。ACOS 急性加重时也可有嗜酸性粒细胞增多
- 合并细菌性呼吸道感染时痰液可为脓性。抗生素治疗效果欠佳的病例多需完善痰液染色和培养
- 动脉血气分析（arterial blood gases，ABG）：患者可表现为动脉血 CO_2 正常或轻中度低氧血症。ABG 和脉搏血氧仪通常用于确定患者是否需要长期氧疗或是否存在高碳酸血症（ABG）
- 肺功能检查（pulmonary function testing，PFT）可测定 FVC 和 FEV_1。PFT 适用于诊断有呼吸道症状的临床稳定患者的气流受限，而不应用于筛查无呼吸道症状的患者的气流受限。（译者注：原文如此。对于有 COPD 发病危险因素者，应积极开展肺功能筛查）。PFT 显示的 COPD 的主要生理异常是 FEV_1 加速下降，从 > 30 岁成人的正常速率约每年 30 ml 下降到约每年 60 ml。COPD 的 PFT 结果包括，肺气肿患者弥散功能异常、肺总量和（或）残气量增加、FEV_1 降低；慢性支气管炎患者弥散功能正常、FEV_1 降低。根据使用支气管扩张剂后的 PFT 结果，COPD 的分级和严重程度见表 27-2。需要注意的是，FEV_1 与患者的呼吸困难严重程度、活动受限或健康状况相关性不大。对患者的评估除了 FEV_1 外，还应关注症状控制和不良事件的风险

- 一般来说，COPD 可以通过其对短效 β 受体激动剂的不完全性反应（FEV_1 变化 < 200 ml 和 12%）以及对乙酰甲胆碱或其他刺激无异常支气管收缩反应而与哮喘鉴别。（译者注：原文如此。最新研究显示支气管舒张试验和支气管激发试验对于 COPD 和哮喘的鉴别意义有限，除非阻塞性通气障碍者舒张试验后肺功能正常或肺功能正常者激发试验后出现阻塞性通气障碍）。但是，近 40% 的 COPD 患者对支气管扩张剂有反应。同样，没有吸烟史但患有慢性喘息性支气管炎的患者也可能出现不完全可逆性气流受限

表 27-2　根据应用支气管扩张剂后肺功能测定评估的 COPD 分期和严重程度

GOLD 分级及严重程度	定义
Ⅰ：轻度	FEV_1/FVC < 0.70，FEV_1 ≥ 80% 预计值
Ⅱ：中度	FEV_1/FVC < 0.70，50% ≤ FEV_1 < 80% 预计值
Ⅲ：中度	FEV_1/FVC < 0.70，30% ≤ FEV_1 < 50% 预计值
Ⅳ：极重度	FEV_1/FVC < 0.70，FEV_1 < 30% 预计值或 FEV_1 < 50% 预计值合并慢性呼吸衰竭

FEV_1，第 1 秒用力呼气容积；FVC，用力肺活量
Data from the Global Initiative for Chronic Obstructive Lung Disease，2017 Report.

评估

根据①气流受限程度（表 27-2）；②2 种症状问卷之一（CAT 或 mMRC）的评分；③1 年内 COPD 急性加重的次数，GOLD 将 COPD 患者分为 A、B、C、D 四组[①]。

影像学检查

胸部 X 线检查：

- 过度充气导致膈肌扁平，膈肌在肋骨处粘连呈幕状，胸骨后间隙增大（图 27-2）
- 肺气肿患者血管纹理稀疏和肺大疱形成
- 慢性支气管炎患者支气管纹理增粗、右心增大
- CT：肺气肿、气管支气管软化

---

① Lee H et al：Treatment of stable chronic obstructive pulmonary disease：the GOLD guidelines，Am Fam Physician 88（10）：655-663，2013.

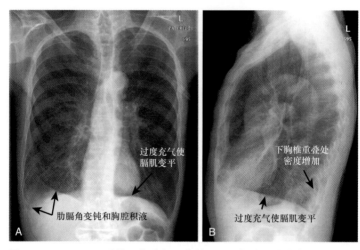

图 27-2　COPD。A. 后前立位胸部 X 线检查。**B.** 侧位立位胸部 X 线检查。患者为 63 岁男性，有 COPD 病史，咳嗽加重 2 周伴有黄样痰和呼吸困难。急诊室测氧饱和度为 87%。胸片显示过度充气伴有膈肌变平（在侧位片上尤为明显）（**B**）。患者右侧肋膈角变钝，提示胸腔积液，并可见双肺底密度增加（**A**）。侧位片可见下胸椎重叠处密度增高的异常脊柱征象。（From Broder JS：Diagnostic imaging for the emergency physician，Philadelphia，2011，WB Saunders.）

Rx 治疗

非药物治疗

- 戒烟和控制空气污染
- 疫苗接种（肺炎球菌疫苗和年度流行性感冒疫苗）
- 通常通过面罩 / 鼻导管吸氧，以保证血氧饱和度 > 90%（脉搏血氧饱和度测定）。对于动脉血氧分压 ≤ 55 mmHg 或血氧饱和度（脉搏血氧饱和度测定）≤ 88% 的 COPD 患者，应给予持续氧疗。稳定期 COPD 伴中度静息血氧饱和度降低（SpO_2 89% ~ 93%）或中度运动诱发的中度低血氧饱和度（在 6 min 步行试验中，SpO_2 ≥ 80% 持续 ≥ 5 min，SpO_2 < 90% 持续 ≥ 10 s）者，长期氧疗不会改善病死率或首次住院时间
- 肺部分泌物清除：只有分泌物过多且不能咳痰的患者才需要仔细经鼻气管抽吸。在 COPD 急性加重期，由物理治疗师或

呼吸治疗师进行机械胸部叩击排痰是无效的

- 经最佳药物治疗后仍有症状的 COPD 患者应考虑肺康复。美国医疗保险将覆盖 COPD 患者 36 个疗程的肺康复

- 肥胖患者应减重

- 及时发现新诊断的 COPD 患者是否合并抑郁症非常重要，因为抑郁症可能降低 COPD 维持治疗的依从性

- 使用持续气道正压（continuous positive airway pressure，CPAP）治疗 COPD 合并阻塞性睡眠呼吸暂停可提高生存率并减少住院次数

常规治疗

- 药物治疗应根据疾病的严重程度和患者对特定药物的耐受性分阶段进行。当使用 GOLD 评估标准时，建议对 B、C 和 D 组患者进行肺康复治疗。A 组患者应接受短效或长效抗胆碱药或 β_2 受体激动剂治疗轻度间歇性症状。对于 B 组患者，如果应用一种药物后症状仍持续，则应加用长效抗胆碱药和（或）长效 β_2 受体激动剂。C 组或 D 组患者急性加重风险高，如果症状持续，应给予长效抗胆碱药，或吸入激素联用长效 β_2 受体激动剂，或长效抗胆碱药联用长效支气管扩张剂。D 组患者更为复杂，需要个体化管理和多种药物联合，并考虑罗氟司特和阿奇霉素

1. 支气管扩张剂可以改善患者症状、生活质量和运动耐力，并降低急性加重的发生率。对于有呼吸系统症状且 FEV_1 在 60% ～ 80% 预测值之间的稳定期 COPD 患者，应使用吸入性支气管扩张剂。对于有呼吸系统症状且 $FEV_1 < 60\%$ 预计值的稳定期 COPD 患者，推荐使用长效支气管扩张剂。美国医师学会（American College of Physicians，ACP）、美国胸科医师学会（American College of Chest Physicians，ACCP）、美国胸科协会（American Thoracic Society，ATS）和欧洲呼吸协会（European Respiratory Society，ERS）的最新指南建议使用长效吸入性抗胆碱能药物或长效吸入性 β 受体激动剂单药治疗 $FEV_1 < 60\%$ 预计值的有症状的 COPD 患者。临床医生应该根据患者的偏好、成本和不良反应来选择药物。如按使用要求用药，长效吸入性支气管扩张剂疗效优于短效支气管扩张剂

2. 短效 β_2 受体激动剂（如必要时沙丁胺醇定量吸入器 $1 \sim 2$ 喷，每 $4 \sim 6$ h 1 次）或短效抗胆碱能药物（如异丙托溴铵吸入器 2 喷，每日 4 次）可用于症状轻微且多变的患者。抗胆碱能药（抗毒蕈碱药）可与沙丁胺醇联合使用（如可必特）。长期吸入药物［长效抗毒蕈碱药（long-acting antimuscarinic agents，LAMA）］是轻中度或持续症状患者的首选。目前市售的吸入性 LAMA 有噻托溴铵、阿地溴铵和格隆溴铵。噻托溴铵是一种长效支气管扩张剂，每日 1 次长期使用非常有效。其疗效优于吸入性长效 β 受体激动剂（long-acting β-agonist，LABA）沙美特罗，后者适用于中重度 COPD 患者，并可能减缓 FEV_1 的下降速率。然而，最近的一些试验表明，与 LABA 相比，使用噻托溴铵的患者的住院率和病死率更高。茚达特罗、芜地溴铵、奥达特罗和维兰特罗是可用于长期维持治疗 COPD 伴支气管痉挛的 LABA。LABA 不应与其他拟交感神经药物、可延长 QT 间期的药物或 β 受体阻滞剂一起使用。目前有不同组合的 LABA 和 LAMA 可供选择。虽然 LABA 和 LAMA 在症状控制方面效果均很好，但 LAMA 通常是症状控制的首选

3. 可加用吸入性类固醇（氟替卡松、布地奈德、曲安奈德）以减少中重度 COPD 患者的急性加重。吸入性类固醇用于每年急性加重 $\geqslant 2$ 次或 $FEV_1 < 50\%$ 预测值的患者。吸入性糖皮质激素（inhaled corticosteroids，ICS）在 COPD 中的作用存在争议。尽管一些研究证实使用 ICS 后患者症状轻微改善且能减少急性加重频率，但大多数呼吸科医生认为 ICS 对大多数 COPD 患者无效。对于中重度气流受限的患者，若采用最佳支气管扩张剂治疗后仍有持续症状，应考虑使用 ICS。ICS 治疗不影响 COPD 患者的 1 年全因病死率，且与较高的肺炎风险相关

4. 罗氟司特是一种选择性口服磷酸二酯酶 4（phosphodiesterase 4，PDE4）抑制剂，用于降低伴有慢性支气管炎和急性加重史的重度 COPD 患者急性加重的风险。罗氟司特不是支气管扩张剂，不能用来缓解急性支气管痉挛

5. ACP、ACCP、ATS 和 ERS 的最新指南表明，临床医生可以对稳定期 COPD 且 $FEV_1 < 60\%$ 预计值的有症状患者实

施联合吸入治疗。同时建议对有症状且 $FEV_1 < 50\%$ 预计值的患者进行肺康复治疗，并对有静息低氧血症（$PaO_2 < 55$ mmHg 或 $SpO_2 < 88\%$）的患者进行长期氧疗

6. 长期抗生素治疗：使用支气管扩张剂和抗炎药进行最佳治疗后仍反复急性加重的 COPD 患者应考虑长期抗生素治疗，特别是大环内酯类（如阿奇霉素）（译者注：原文如此。COPD 患者长期使用抗生素应慎重）

7. 全身性糖皮质激素治疗：即使是重度 COPD 患者，通常不推荐长期全身性糖皮质激素治疗，因其与病死率增加有关

8. LAMA ＋ LABA ＋ ICS 三联疗法（如维兰特罗、芜地溴铵和氟替卡松）：适应证为急性加重高风险的 COPD 患者。一项随机、双盲、平行对照研究（TRINITY 试验）显示，与噻托溴铵相比，三联疗法可降低有症状的、既往有急性加重史、$FEV_1 < 50\%$ 预计值的 COPD 患者中-重度急性加重的发生率，并改善 52 周时的基线 FEV_1。另一项双盲随机对照试验（FULFIL 试验）显示，吸入性三联疗法与 ICS/LABA 对于治疗晚期 COPD 患者有类似获益。嗜酸性粒细胞增多症或伴有哮喘的患者获益最大。遗憾的是，许多患者在没有明确适应证的情况下开始三联疗法，且在无需继续使用时仍在使用

- COPD 急性加重期（痰量增加、咳脓性痰、呼吸困难加重）可用以下方法治疗：

1. 雾化 β_2 受体激动剂（如 5% 奥西那林雾化溶液 0.3 ml 或 5% 沙丁胺醇雾化溶液 2.5 ～ 5 mg）

2. 抗胆碱能药物与吸入的 β 受体激动剂具有同等的疗效。可每 4 ～ 8 h 给予 0.5 mg 异丙托溴铵吸入溶液 1 次

3. 短疗程的全身性激素治疗已被证实可以改善肺活量和临床结果。接受低剂量激素的患者治疗失败的发生率低于接受高剂量胃肠外激素的患者。口服泼尼松 40 mg/d，持续 5 ～ 14 d 通常有效。延长至 14 d 以上的疗程不会带来额外的获益，反而增加发生不良事件的风险。研究表明，对于 COPD 急性加重期患者，全身糖皮质激素治疗 5 d 的疗效并不亚于 14 d

4. 使用无创正压通气（noninvasive positive pressure ventilation，NIPPV）可降低气管插管的风险并降低重症监护病房的入

住率。禁忌证包括不合作者、意识下降、血流动力学不稳定、面罩不合适和严重呼吸性酸中毒。可通过吸气相压力（inspiratory positive airway pressure，IPAP）、CPAP 或双相气道正压并结合其他通气模式来增加气道内压力。使用 NIPPV 时，鼻罩的耐受性最好；但是必须指导患者用鼻器呼吸时保持嘴紧闭。氧气以 10 ～ 15 L/min 的速度输送，并在自主通气模式下开始，初始呼气相压力设置为 3 ～ 5 cmH$_2$O，IPAP 最大设置为 10 cmH$_2$O。参数设置的调整应以 2 cmH$_2$O 为增量进行。须密切监测患者的生命体征、动脉血气或脉搏血氧饱和度。如果前期治疗措施不能改善病情，可能需要插管和机械通气

5. 静脉注射氨茶碱存在争议，一般不建议。当用于症状难以控制的患者时，应密切监测其血药浓度（维持在 8 ～ 12 μg/ml），以尽量降低快速性心律失常的风险

- 约 50% 的 COPD 急性加重由细菌感染引起。抗生素适用于疑有细菌性呼吸道感染时（如痰液呈脓性和痰量增加）

1. 流感嗜血杆菌和肺炎链球菌是急性支气管炎的常见病因

2. 可选的口服抗生素包括阿奇霉素、左氧氟沙星、阿莫西林-克拉维酸、甲氧苄啶-磺胺甲噁唑、多西环素和头孢呋辛

3. 预测抗生素潜在获益的两个最佳指标是脓性痰和 C 反应蛋白水平 > 40 mg/L

4. 基于降钙素原水平的抗生素治疗可显著减少抗生素的使用而不影响住院时间、治疗失败率和病死率等临床结局

- 愈创甘油醚可改善咳嗽症状和黏液清除率；但黏液溶解药物通常无效。应用于重症患者的临床获益可能更大

- 图 27-3 介绍了 COPD 急性加重期的处理流程。COPD 急性加重期医院管理的指南建议见表 27-3。有创机械通气的适应证见框 27-1

- 肺减容手术可作为严重肺气肿患者的姑息性治疗。总的来说，肺减容手术可改善改善患者的运动能力，但与药物治疗相比并没有生存率的优势。以双肺上叶为主的肺气肿和基础运动能力较差者临床获益最大

- 初步研究表明，对于重度肺气肿患者，经支气管镜使用镍钛合金线圈进行肺减容手术治疗可改善患者的运动能力。肺减容手术纳入标准见表 27-4。框 27-2 总结了肺减容手术和肺移

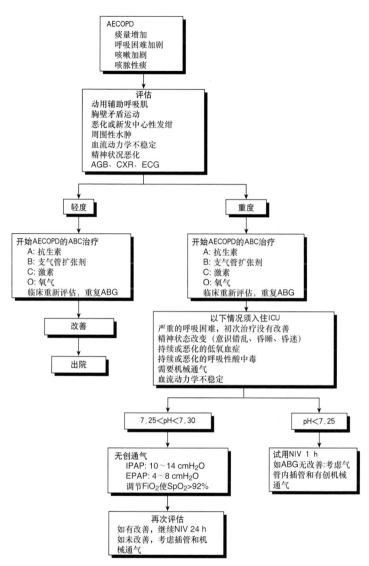

图 27-3　COPD 急性加重的处理流程。ABC，气道、呼吸、循环；ABG，动脉血气；AECOPD，慢性阻塞性肺疾病急性加重；CXR，胸部 X 线检查；ECG，心电图；EPAP，呼气相压力；FiO₂，吸入氧比例；ICU，重症监护病房；IPAP，吸气相压力；NIV，无创通气；SpO₂，脉搏血氧饱和度。（From Parrillo JE，Dellinger RP：Critical care medicine：principles of diagnosis and management in the adult，ed 5，Philadelphia，2019，Elsevier.）

表 27-3　COPD 急性加重期医院管理的指南建议

	GOLD*	ATS/ERS†	英国国家临床规范研究所‡
发布日期	2017 年	2017 年	2010 年
诊断性检查	胸部 X 线检查、血氧饱和度、ABG、ECG。根据临床诊断需要进行的其他检查	胸部 X 线检查、血氧饱和度、ABG、ECG。痰液革兰氏染色及培养	胸部 X 线检查、ABG、ECG、血常规、痰涂片和培养。如果发热，可进行血培养
支气管扩张剂治疗	建议使用吸入性短效 β_2 受体激动剂。如果临床反应不佳，可考虑使用异丙托溴铵。甲基黄嘌呤不良反应较多，不建议使用	吸入性短效 β_2 受体激动剂和（或）异丙托溴铵，必要时用储雾罐或雾化器	吸入性药物用雾化器或手持吸入器给药。具体药剂和给药方案未说明。如果对吸入性支气管扩张剂反应不佳，可考虑使用茶碱
抗生素	以下情况建议使用抗生素：①呼吸困难、痰量增加、咳脓性痰；②咳脓性痰，同时呼吸困难加重或痰量增加；③需要辅助通气。复杂的治疗流程见指南原文件	根据当地细菌耐药规律进行选择。考虑使用阿莫西林 / 克拉维酸或呼吸氟喹诺酮类药物。如果怀疑有假单胞菌和（或）其他肠杆菌科，考虑联合治疗	只有在咳脓性痰的情况下才可使用。开始时使用氨基青霉素、大环内酯类或四环素类，同时应考虑当地细菌的耐药规律。根据痰液和血培养结果调整治疗
全身性激素	泼尼松 30 ～ 40 mg/d（或其他等量激素）口服，不超过 5 ～ 7 d	泼尼松 30 ～ 40 mg/d 口服，10 ～ 14 d。如果不能耐受口服，则静脉注射等量激素。考虑吸入性激素	泼尼松 30 mg/d（或其他等量激素）口服 7 ～ 14 d
吸氧	维持氧饱和度＞ 90%。监测 ABG 是否有高碳酸血症和酸中毒	维持氧饱和度＞ 90%。监测 ABG 是否有高碳酸血症和酸中毒	维持氧饱和度在个体化目标范围内。监测 ABG

	GOLD*	ATS/ERS†	英国国家临床规范研究所‡
辅助通气	NPPV 的适应证包括严重呼吸困难、酸中毒（pH 值 ≤ 7.35）和（或）高碳酸血症（PCO₂ > 45 mmHg），以及呼吸频率 > 25 次 / 分。NPPV 的禁忌证包括呼吸停止、血流动力学不稳定、精神状态差、大量支气管分泌物和过度肥胖。如果有 NPPV 禁忌证或 NPPV 治疗失败（ABG 或临床病情恶化），则进行插管。插管前考虑恢复的可能性和患者的意愿和期望	pH 值 < 7.35、PCO₂ > 45 ～ 60 mmHg 和呼吸频率 > 24 次 / 分，应考虑辅助通气。应在病情可控的情况下进行 NPPV，除非有禁忌证（如呼吸停止、血流动力学不稳定、精神状态差、大量支气管分泌物和过度肥胖）。如果有 NPPV 禁忌证或 NPPV 失败（ABG 或临床病情恶化），则进行插管	持续性高碳酸血症型呼吸衰竭首选 NPPV 治疗。在评估插管通气的可行性时，应考虑患者的功能状态、体重指数、家庭氧疗、合并症、既往入住 ICU、年龄和 FEV₁

ABG，动脉血气；ECG，心电图；FEV₁，第 1 秒用力呼气容积；ICU，重症监护病房；PCO₂，二氧化碳分压；NPPV，无创正压通气

* Data from https://www.goldcopd.org.

† Data from MacNee W. Standards for the diagnosis and treatment of patients with COPD：a summary of the ATS/ERS position paper. Eur Respir J 23：932-946，2004.

‡ Data from https://www.nice.org.uk.

框 27-1　有创机械通气的适应证

严重呼吸困难，伴有辅助呼吸肌动用和腹部矛盾运动

呼吸频率 > 35 次 / 分

危及生命的低氧血症（PaO₂ < 40 mmHg 或 PaO₂/FiO₂ < 200 mmHg）

严重酸中毒（pH 值 < 7.25）和高碳酸血症（PaCO₂ > 60 mmHg）

呼吸停止

嗜睡、精神状态差

心血管并发症（低血压、休克、心力衰竭）

其他并发症：代谢异常、脓毒症、肺炎、肺栓塞、气压性损伤、大量胸腔积液

NPPV 治疗失败（或符合排除标准）

FiO₂，吸入氧比例；PaCO₂，动脉血二氧化碳分压；PaO₂，动脉血氧分压

From Vincent JL et al：Textbook of critical care，ed 6，Philadelphia，2011，WB Saunders.

植手术的适应证和禁忌证
- FDA 于 2018 年 6 月批准经支气管镜置入支气管内活瓣（Zephyr 活瓣）以进行肺减容。该单向活瓣允许气体呼出而不能进入肺段，从而达到肺减容的目的
- 单肺移植（框 27-2）可作为使用支气管扩张剂后 $FEV_1 < 25\%$

表 27-4　肺减容手术的纳入标准

纳入标准	排除标准
一般情况	
经最大程度的康复治疗后仍有活动障碍	无法进行康复治疗
戒烟 > 6 个月	仍在吸烟
患者对治疗的期望值合理	严重的合并症
	既往行胸膜粘连术或开胸术
	低体重、超重
解剖-影像学评估	
严重肺气肿	支气管扩张
	影像学显示轻微肺气肿
非均质性肺气肿	均质性肺气肿
存在肺灌注不良区域	无肺灌注不良区域
存在相对正常的肺组织	无相对正常的肺组织
明显的胸廓过度膨胀	胸壁或胸廓形态异常
生理学评估	
明显气流受限	轻中度气流受限
明显过度充气	轻中度胸部过度充气
肺泡气体交换	肺泡气体交换障碍
$DL_{CO} < 50\%$（稳定状态）	$DL_{CO} < 10\%$
	$PaCO_2 > 60 \text{ mmHg}$
心血管功能	**心血管功能**
射血分数基本正常	平均肺动脉压 > 35 mmHg
	左心室射血分数 < 40%
	严重冠状动脉疾病

DL_{CO}，一氧化碳弥散量；$PaCO_2$，动脉血二氧化碳分压
From Sellke FW et al: Sabiston & Spencer surgery of the chest, ed 9, Philadelphia, 2016, Elsevier.

框 27-2　肺减容手术和肺移植手术的适应证和禁忌证

两种手术的共同适应证

肺气肿伴肺组织破坏和过度充气

肺功能明显减退（FEV_1 ＜ 35% 预计值）

日常活动明显受限

最大程度的治疗未能纠正症状

两种手术的共同禁忌证

体重异常（＜ 70% 或 ＞ 130% 理想体重）

同时存在的重大疾病会增加手术风险

不能或不愿意进行肺康复治疗

不愿意接受手术和死亡风险

过去 6 个月内仍在吸烟

近期或目前诊断为恶性疾病

高龄（移植时 ＞ 65 岁，减容时 ＞ 70 岁）

心理状态不稳定，如抑郁症或焦虑症

优选肺减容手术的情况

明显的桶状胸

上叶目标区域非均质性疾病

FEV_1 ＞ 20% 预计值

年龄为 60 ～ 70 岁

优选肺移植的情况

弥漫性病变而无目标区域

FEV_1 ＜ 20% 预计值

$PaCO_2$ ＞ 55 mmHg 的高碳酸血症

肺动脉高压

年龄在 60 岁以下

α_1- 抗胰蛋白酶缺乏症

FEV_1，第 1 秒用力呼气容积

From Sellke FW et al：Sabiston & Spencer surgery of the chest，ed 9，Philadelphia，2016，Elsevier.

预计值，并伴有严重低氧血症、高碳酸血症和肺动脉高压的终末期肺气肿患者的一种手术选择

预后

- 一旦出现呼吸衰竭，患者的 5 年生存率约为 25%
- 肺源性心脏病或高碳酸血症和持续性心动过速是预后不良的指标

- 吸氧可提高静息低氧血症（定义为 $SpO_2 < 89\%$）患者的生存率。静息状态下需要吸氧是 COPD 慢性呼吸衰竭患者死亡的最强预测因素
- 肺康复（包括力量和耐力训练和教育，以及营养和心理社会支持）可改善症状和运动耐力，但未得到广泛应用[①]

 重点和注意事项

专家点评

- 所有 COPD 患者应接种肺炎链球菌疫苗和年度流行性感冒疫苗
- 无论治疗风险如何，针对因 COPD 急性加重住院的患者，早期使用抗生素可改善临床结局
- 在评估 COPD 的严重程度时，由于未考虑 COPD 的全身表现，FEV_1 的评估意义有限。BODE 指数（体重指数、阻塞程度、呼吸困难和运动能力）作为一个多维度指标能够更好地评估与 COPD 相关的发病率和病死率。在预测 COPD 患者因任何原因和呼吸系统原因死亡的风险方面，BODE 指数优于单用 FEV_1。在 BODE 指数中，阻塞程度通过 FEV_1 测量，呼吸困难通过 6 min 步行测试中的改良医学研究委员会（modified Medical Research Council，mMRC）呼吸困难问卷测量。mMRC 得分为 0 分表示只有在剧烈运动时感到呼吸困难，1 分表示在平地快步行走或爬小坡时出现气短，2 分表示由于气短使平地行走时比同龄人慢或者以自身速度在平地行走时需要停下来休息，3 分表示严重呼吸困难，患者在平地行走 100 m 或数分钟后必须停下来呼吸，4 分表示非常严重的呼吸困难，患者因呼吸困难而不能出门或穿脱衣服时出现呼吸困难
- 肺动脉扩张可用肺动脉（pulmonary artery，PA）直径与主动脉（aorta，A）直径的比值来衡量，CT 发现肺动脉扩张（PA：A > 1）与 COPD 重度急性加重相关
- COPD 患者平均每年有 1～2 次急性加重。预防性使用大环内酯类抗生素（阿奇霉素 250 mg/d）可降低部分 COPD 患者

---

① Riley CM，Sciurba FC：Diagnosis and outpatient management of chronic obstructive pulmonary disease：a review，JAMA 321（8）：786-797，2019.

急性加重的频率并改善生活质量。然而，它会导致一小部分患者的听力下降，并且大环内酯类耐药菌在气道中定植的概率增加，因此不建议使用

- 嗜酸性粒细胞性气道炎症可能导致 COPD 加重。美泊利单抗是一种针对白细胞介素 -5 的单克隆抗体，嗜酸性粒细胞表型的 COPD 患者可能从中获益

- 可使用低剂量 CT 对吸烟者（超过 30 包 / 年）和戒烟者（戒烟 15 年以内）进行肺癌筛查

相关内容

哮喘–慢性阻塞性肺疾病重叠综合征（相关重点专题）

推荐阅读

Abrams TE et al: Geographic isolation and the risk for COPD-related mortality, *Ann Intern Med* 155:80-86, 2011.

Albrecht JS et al: *Ann Am Thorac Soc* 13[9]:1497-1594, 2016.

Albert RK et al: Azithromycin for prevention of exacerbation of COPD, *N Engl J Med* 365:689-698, 2011.

Agustí A, Hogg JC: Update on the pathogenesis of chronic obstructive pulmonary disease, *N Engl J Med* 381(13):1248-1256, 2019.

Bafadhel M et al: Blood eosinophils to direct corticosteroid treatment of exacerbations of chronic obstructive pulmonary disease: a randomized placebo-controlled trial, *Am J Respir Crit Care Med* 186:48, 2012.

Celli B et al: Once daily umeclidinium/vilanterol (62.5/25 mcg) in COPD, a randomized controlled study, *Chest* 149:981, 2014.

Celli BR, Wedzicha JA: Update on clinical aspects of chronic obstructive pulmonary disease, *N Engl J Med* 381(13):1257-1266, 2019.

Criner GJ et al: A multicenter RCT of Zephyr endobronchial valve treatment in heterogeneous emphysema (LIBERATE), *Am J Respir Crit Care Med* 2018. in press.

Deslee G et al: Lung volume reduction coil treatment vs usual care in patients with severe emphysema: the REVOLENS randomized clinical trial, *JAMA* 315(2):175-184, 2016.

Donohue JF et al: Efficacy and safety of once daily umeclidinium/vilaterol (62.5/25 mcg) in COPD, *Respir Med* 107:1538, 2013.

Dransfield MT et al: Metoprolol for the prevention of acute exacerbations of COPD, *N Engl J Med* 381(24):2304-2314, 2019.

Drummond MB et al: Inhaled corticosteroids in patients with stable chronic obstructive pulmonary disease, *JAMA* 300(20):2407-2416, 2008.

Finks SW et al: Treating hypertension in chronic obstructive pulmonary disease, *N Engl J Med* 382(4):353-363, 2020.

Gentry S, Gentry B: Chronic pulmonary disease: diagnosis and management, *Am*

Fam Physician 95(7):433-441, 2017.

Gershon A et al: Comparison of inhaled long-acting beta agonists and anticholinergic effectiveness in older patients with COPD: a cohort study, *Ann Intern Med* 154:583, 2011.

Klooster K: Endobronchial valves for emphysema without interlobar collateral ventilation, *N Engl J Med* 373:2325, 2015.

Leuppi JD et al: Short-term vs conventional glucocorticoid therapy in acute exacerbations of chronic obstructive pulmonary disease: the REDUCE randomized clinical trial, *JAMA* 309:2223-2231, 2013.

Lindenauer PK et al: Association of corticosteroid dose and route of administration with risk of treatment failure in acute exacerbation of chronic obstructive pulmonary disease, *JAMA* 303:2359, 2010.

Lipson et al: FULFIL trial: once-daily triple therapy for patients with chronic obstructive pulmonary disease, *Am J Respir Crit Care Med* 196:438-446, 2017.

Littner MR: In the clinic: chronic obstructive pulmonary disease, *Ann Intern Med* 154(7):ITC4-1–ITC4-15, 2011.

Long-term Oxygen Treatment Trial Research Group: A randomized trial of long-term oxygen for COPD with moderate desaturation, *N Eng J Med* 375:1617-1627, 2016.

Miravilles M et al: Is it possible to identify exacerbations of mild to moderate COPD that do not require antibiotic treatment? *Chest* 144:1571, 2013.

Mirza S, Benzo R: Chronic obstructive pulmonary disease phenotypes: implications for care, *Mayo Clin Proc* 92(7):1104-1112, 2017.

Nici L et al: Pulmonary rehabilitation in the treatment of COPD, *Am Fam Physician* 82(6):655-660, 2010.

Niewoehner DE: Outpatient management of severe COPD, *N Engl J Med* 362:1407-1416, 2010.

Pavord ID et al: Mepolizumab for eosinophilic chronic obstructive pulmonary disease, *N Engl J Med* 377:1613-1629, 2017.

Qaseem A et al: Diagnosis and management of stable COPD: a clinical practice guideline update from ACP, ACCP, ATS, and ERS, *Ann Intern Med* 155:179-191, 2011.

Rodriguez J et al: The association of pipe and cigar use with cotinine levels, lung function, and airflow obstruction, *Ann Intern Med* 152:201-210, 2010.

Rothberg MB: Antibiotic therapy and treatment failure in patients hospitalized for acute exacerbations of chronic obstructive pulmonary disease, *JAMA* 303(20):2035-2042, 2010.

Sciurba FC et al: A randomized study of endobronchial valves for advanced emphysema, *N Engl J Med* 363:1233-1244, 2010.

Wells JM et al: Pulmonary arterial enlargement and acute exacerbations of COPD, *N Engl J Med* 367:913-921, 2012.

Wenzel RP et al: Antibiotic prevention of acute exacerbations of COPD, *N Engl J Med* 367:340-347, 2012.

Vestbo J et al: Single inhaler extrafine triple therapy versus long-acting muscarinic antagonist therapy for chronic obstructive pulmonary disease (TRINITY): a double-blind, parallel group, randomized controlled trial, *Lancet* 389:1919-1929, 2017.

第 28 章 　 α₁- 抗胰蛋白酶缺乏症
Alpha-1-Antitrypsin Deficiency

Taro Minami，Joseph A. Diaz

陈俊文　译　张小芳　审校

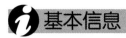 基本信息

定义

　　α₁- 抗胰蛋白酶缺乏症（alpha-1-antitrypsin deficiency，AATD）是指由于遗传性缺乏蛋白酶抑制成分 α₁- 抗胰蛋白酶引起的疾病，易出现肺气肿及肝硬化。

ICD-10CM 编码
E88.01 　 α₁- 抗胰蛋白酶缺乏症

流行病学和人口统计学

- AATD 易被临床医生忽视，但据统计，其占美国 COPD 病例的 0.2% ～ 0.5%
- 美国的患病率为 1/（2000 ～ 5000）
- AATD 为常染色体遗传伴等显性表达
- 最常见的突变基因是 *SERPINA1* 基因（既往被称为 *PI* 基因）
- 最常见的等位基因包括：
  1. 正常的 "M" 等位基因（在美国 95% 的表型为 MM）
  2. 存在缺陷的变异体 "Z" 等位基因（1% ～ 2%）
  3. 存在缺陷的变异体 "S" 等位基因（2% ～ 3%）
- 严重的 AATD 最常由纯合子 ZZ 等位基因所致
- 肺部疾病发生的风险与 MZ 基因型的关系尚不确定，但 SZ 基因型者患病率增加（特别是吸烟者）
- 每 10 个欧洲裔个体中就有 1 个出现上述两种基因突变中的一种，从而会导致部分 α₁- 抗胰蛋白酶缺乏

体格检查和临床表现

- 体格检查发现和临床表现各异，取决于基因表型（见"病因

学")

- 最常影响肺部,但也可累及肝和皮肤
- 典型的表现与早发、严重且以下叶为主的全腺泡型肺气肿有关;也可以表现为支气管扩张
- 症状类似于"典型"的 COPD(呼吸困难、咳嗽、咳痰)
- 肝受累包括新生儿胆汁淤积、儿童和成人肝硬化以及原发性肝癌
- 脂膜炎是主要的皮肤病表现(罕见,1/1000 的 AATD 患者可出现)

病因学

- 常染色体隐性遗传病
- α_1- 抗胰蛋白酶缺乏的程度取决于基因表型
- "MM"代表正常基因型,与 α_1- 抗胰蛋白酶水平正常相关
- 肺气肿最常见的基因突变是 Z,纯合子(ZZ)可导致血浆 α_1- 抗胰蛋白酶浓度下降约 85%
- 肺气肿被认为是由于中性粒细胞产生的蛋白酶"弹性蛋白酶"和 α_1- 抗胰蛋白酶之间的不平衡所致,而后者通常通过抑制弹性蛋白酶来保护肺弹性蛋白从而避免肺组织受损
- α_1- 抗胰蛋白酶缺乏会增加早发型肺气肿的风险,但并非所有 α_1- 抗胰蛋白酶缺乏的个体都会发生肺部疾病
- 吸烟可增加 COPD 发生的风险并加速 COPD 的发病
- 肝病由肝细胞中 α_1- 抗胰蛋白酶的病理性蓄积所致
- 与肺部疾病类似,皮肤受累被认为是由皮肤中蛋白水解未受抑制所致

Dx 诊断

鉴别诊断

- COPD
- 肝硬化

评估

对于早期出现(≤ 45 岁)或无明显危险因素(如吸烟、接触粉尘)且以基底膜损害为主的肺气肿患者,常需要怀疑是否存在 α_1-

抗胰蛋白酶缺乏

实验室检查

- 可明确血清 α$_1$-抗胰蛋白酶缺乏
- 基因分型可用于检测异常等位基因
- 肺功能检查结果基本与"典型"COPD 一致

影像学检查

- 胸部 X 线检查显示特征性下叶基底部肺气肿改变
- HRCT 通常可证实以基底部为主的肺气肿（64%），也可显示明显的支气管扩张

 治疗

非药物治疗

- 最重要的是避免吸烟
- 避免其他可能增加 COPD 风险的环境和职业暴露。建议常规接种疫苗

急性期治疗

　　α$_1$-抗胰蛋白酶缺乏引起的 COPD 急性加重期的治疗方法与"典型"COPD 加重期的治疗方法相似。

慢性期治疗

- 治疗 AATD 的目标是将血清 α$_1$-抗胰蛋白酶水平提高到 50mg/dl 以上（最低"保护"阈值）
- 虽然多种治疗方案正在开展临床研究，但静脉注射人 α$_1$-抗胰蛋白酶是目前唯一被批准的提高血清 α$_1$-抗胰蛋白酶水平的方法。提高 α$_1$-抗胰蛋白酶水平的治疗已被 FDA 批准用于患有 COPD 的 AATD 患者。这种治疗费用昂贵，需要终身维持。补充 α$_1$-抗胰蛋白酶可预防进行性肺损伤，但不影响肝硬化的进展。对于终末期肺病或肝病患者，器官移植也是一种选择

预后

- AATD 患者的预后取决于表型和缺乏水平

- 严重缺乏 α_1- 胰蛋白酶的患者最常见的死亡原因是呼吸衰竭（45% ～ 72%）和肝硬化（10% ～ 13%）

转诊

- 首选转诊至有 AATD 治疗经验的专家处就诊
- 晚期肺部疾病和肝病或考虑替代治疗（如中重度肺部疾病）的患者应转诊至相关领域专家处就诊
- 合适病例的肺、肝移植

 重点和注意事项

- 基因突变引起的肝损伤不是由于 α_1- 抗胰蛋白酶缺乏，而是由于肝细胞中 α_1- 抗胰蛋白酶的病理性蓄积
- PI*ZZ 表型与肝病有强相关性，因此推荐对不明原因的肝病患者进行 AATD 检测
- 表现为以下叶为主的肺气肿患者应考虑 AATD；在大多数不缺乏 α_1- 抗胰蛋白酶的吸烟者中，肺气肿主要见于上叶
- AATD 的诊断目前认为是被低估的
- 美国胸科协会和欧洲呼吸协会建议对所有症状性 COPD、肺气肿或哮喘伴不可逆性气流受限的患者进行检测，而 GOLD 目前建议（引自世界卫生组织的建议），所有诊断为 COPD 的患者均应进行 AATD 的筛查，因为典型的早发型 COPD（年龄＜ 45 岁）伴小叶基底部肺气肿的模式不易被观察到

相关内容

慢性阻塞性肺疾病（相关重点专题）

肝硬化（相关重点专题）

推荐阅读

Brode SK et al: Alpha-1-antitrypsin deficiency: a commonly overlooked cause of lung disease, *CMAJ* 184(12), 2012.

Kelly E et al: Alpha-1-antitrypsin deficiency, *Respir Med* 104(6):763-772, 2010.

Marciniuk DD et al: Alpha-1-antitrypsin deficiency targeted testing and augmentation therapy: a Canadian Thoracic Society clinical practice guideline, *Can Respir J* 19(2):109-116, 2012.

Stroller J, Aboussouan LS: A review of α_1-antitrypsin deficiency, *Am J Respir Crit Care Med* 185(3):246-259, 2012.

Gøtzsche PC, Johansen HK: Intravenous alpha-1 antitrypsin augmentation therapy for treating patients with alpha-1-antitrypsin deficiency and lung disease, *Cochrane Database Syst Rev* 20(9):CD007851, 2016.

American Thoracic Society: European Respiratory Society: American Thoracic Society/European Respiratory Society statement: standards for the diagnosis and management of individuals with alpha-1-antitrypsin deficiency, *Am J Respir Crit Care Med* 168(7):818-900, 2003. PubMed PMID: 14522813.

第 29 章 哮喘
Asthma

Kristin Dalphon, Samaan Rafeq

王慧 译 赵生涛 陈俊文 审校

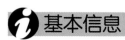 基本信息

定义

美国哮喘教育和预防项目（National Asthma Education and Prevention Program，NAEPP）指南将哮喘定义为"一种由多种细胞（尤其是肥大细胞、中性粒细胞、嗜酸性粒细胞、T淋巴细胞、巨噬细胞、上皮细胞）及细胞组分参与的气道慢性炎症性疾病。这种炎症可导致易感者出现反复发作的咳嗽（特别是在夜间或清晨）、哮鸣、呼吸困难和胸闷。急性发作通常与广泛但可变的气流受限有关，这种气流受限可自发或经治疗而逆转。"**哮喘持续状态**，又称急性重度哮喘，是指对标准治疗（如吸入性 β 受体激动剂或皮下注射肾上腺素）无反应的难治性状态，症状可能会持续数小时。

同义词

支气管痉挛
反应性气道疾病
喘息性支气管炎

ICD-10CM 编码	
J45.20	轻度间歇性哮喘，无并发症
J45.21	轻度间歇性哮喘伴（急性）加重
J45.22	轻度间歇性哮喘伴哮喘持续状态
J45.30	轻度持续性哮喘，无并发症
J45.31	轻度持续性哮喘伴（急性）加重
J45.32	轻度持续性哮喘伴哮喘持续状态
J45.40	中度持续性哮喘，无并发症
J45.41	中度持续性哮喘伴（急性）加重
J45.42	中度持续性哮喘伴哮喘持续状态
J45.50	重度持续性哮喘，无并发症

J45.51　重度持续性哮喘伴（急性）加重

J45.52　重度持续性哮喘伴哮喘持续状态

J45.901　未指明的哮喘伴（急性）加重

J45.902　未指明的哮喘伴哮喘持续状态

J45.909　未指明的哮喘，无并发症

J45.991　咳嗽变异性哮喘

J45.998　其他哮喘

流行病学和人口统计学

- 在美国，有 7.5% 的人口被诊断为哮喘，并且在 65 岁以上、非洲裔美国人、女性以及贫困人群中，哮喘患病率持续上升

- 美国每年约 44 万人因哮喘住院，急诊就诊约 180 万人

- 哮喘更常见于儿童，但由于成人哮喘的快速增多，发病年龄的差距正在缩小（9.5% 儿童 *vs.* 8.2% 成人）

- 50% ~ 80% 的哮喘儿童在 5 岁前出现症状。早期幼儿哮喘的危险因素见表 29-1

- 美国的哮喘总死亡率略有改善，降至 11/1 000 000

- 据估计，全球有 3 亿人患有哮喘，预计到 2025 年将增至 4

表 29-1　幼儿持续性哮喘的危险因素

父母患有哮喘

过敏：
　特应性皮炎（湿疹）
　过敏性鼻炎
　食物过敏
　吸入性过敏原致敏
　食物过敏原致敏

严重下呼吸道感染：
　肺炎
　需要住院治疗的细支气管炎

非感冒引起的哮鸣

男性

低出生体重

环境烟草烟雾暴露

可能使用过对乙酰氨基酚（扑热息痛）

暴露于含氯化物的游泳池

出生时肺功能减退

From Kliegman RM et al: Nelson textbook of pediatrics, ed 19, Philadelphia, 2011, WB Saunders.

亿人

- 框 29-1 总结了成人重度和致死性哮喘的危险因素

体格检查和临床表现

　　体格检查的结果因哮喘的分期和严重程度而不同,许多患者肺部检查可能正常。然而,持续哮喘和急性期病例可见一定程度的哮鸣和呼气相延长。框 29-2 总结了重度哮喘的体征和症状。哮喘持续状态期间的体格检查可能出现以下表现:

- 心动过速和呼吸过速
- 动用辅助呼吸肌
- 奇脉(吸气时收缩压下降 > 10 mmHg)
- 哮鸣音消失(沉默肺)或哮鸣音减弱可提示气道阻塞加剧
- 神志改变:一般继发于缺氧和高碳酸血症,被视为紧急插管的指征
- 吸气时腹部和膈肌的矛盾运动(可通过在半卧位时上腹部的触诊检出)提示膈肌疲劳,这是即将发生呼吸危象的另一个征象

框 29-1　成人重度和致死性哮喘的危险因素

- 既往非致死性哮喘发作史
- 既往气管插管
- 女性
- 年龄 > 65 岁
- 非洲裔美国人
- 肥胖
- 吸烟
- 吸入性药物滥用
- 疾病控制不良
- 对呼吸困难和其他症状的认识不足
- 激素依赖
- H1N1 病毒感染
- 误用或未正确使用维持药物
- 精神疾病
- 缺乏医疗服务
- 缺乏限制触发因素的能力(即持续暴露于污染物、粉尘)
- 合并心脏病、肥胖和(或)糖尿病
- 支气管肺泡灌洗以中性粒细胞、白介素 -8 和基质金属蛋白酶为主

From Parrillo JE, Dellinger RP: Critical care medicine, principles of diagnosis and management in the adult, ed 5, Philadelphia, 2019, Elsevier.

框 29-2　重度哮喘的体征和症状

- "三脚架姿势"——端坐，身体前倾
- 大汗淋漓
- 辅助呼吸肌参与
- 辅助呼吸肌参与不同步
- 空气潴留和过度充气，表现为吸气时每搏输出量减少和奇脉
- 呼气流量峰值＜ 200 L/min 和（或）＜ 30% 预计值 *
- FEV_1 ＜ 1 L/min 和（或）＜ 20% 预计值 *
- 气压性损伤的证据：
  - 单侧呼吸音减弱
  - 气管偏移
  - 胸部捻发音
- 即将发生呼吸停止的征象：
  - 神志改变
  - 发绀
  - 缺氧
  - 高碳酸血症
  - 血流动力学不稳定
  - 沉默肺

* 均为估计值，因为呼气流量峰值和 FEV_1 随年龄、性别和身高而变化

From Parrillo JE, Dellinger RP: Critical care medicine, principles of diagnosis and management in the adult, ed 5, Philadelphia, 2019, Elsevier.

- 下列生命体征的异常提示重度哮喘：

  1. 奇脉（吸气时收缩压下降＞ 18 mmHg）

  2. 呼吸频率＞ 30 次 / 分

  3. 心动过速（心率＞ 120 次 / 分）

病因学

- 哮喘的病理生理学涉及多种环境和遗传因素之间的复杂相互作用。框 29-3 介绍了哮喘中遗传因素和表型的关联

- 过敏性（外源性）哮喘由暴露于各种空气过敏原或非特异性因素（如灰尘、香烟、烟雾、冷空气、运动）引发，这些患者容易对各种暴露产生 IgE 抗体。抗原诱导哮喘的发病机制如图 29-1 所示

- 近期一项关于出生前队列研究显示，孕妇摄入通常被看做致敏性的食物（花生和牛奶）与后代过敏和哮喘的减少有关。因此，不建议在妊娠期间改变饮食以预防过敏或哮喘

- 近期的一项试验表明，在妊娠晚期补充 n-3 长链多不饱和脂肪酸（LCPUFA；鱼油衍生脂肪酸）可将后代发生持续性哮鸣或

框 29-3　哮喘的遗传和表型关联

- ***ADAM33***：支气管收缩基因
- ***ORMDL3/GSDMB*** 基因座，染色体 17q21：儿童期发病的哮喘
- ***ACSL3*** 的 CpG 部分：与母亲暴露于汽车尾气污染有关
- 9 号染色体上的 *IL33*
- 22 号染色体上的 *IL2RB*

From Parrillo JE, Dellinger RP: Critical care medicine, principles of diagnosis and management in the adult, ed 5, Philadelphia, 2019, Elsevier.

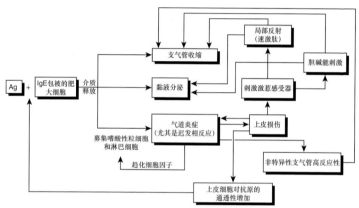

图 29-1　抗原诱发哮喘的发病机制示意图。 图示为一系列假定的复杂相互作用，重点关注支气管收缩、黏液分泌和气道炎症。Ag，抗原；IgE，免疫球蛋白 E。(From Weinberger SE: Principles of pulmonary medicine, ed 7, Philadelphia, 2019, Elsevier.)

　　哮喘以及下呼吸道感染的绝对风险降低约 7 个百分点或 1/3 [1]

- 非过敏性（内源性）哮喘通常表现为由呼吸道感染或心理应激诱发的成人发病的哮喘
- 职业暴露于某些有机或非有机物质会引发哮喘
- 有证据显示，潮湿或真菌环境可增加患哮喘的风险，家中防潮防霉可以减少成人的哮喘症状和药物使用
- 运动诱发的哮喘最常见于青少年，表现为开始运动后出现的支气管痉挛，并随着运动停止而缓解
- 药物诱发的哮喘与使用 NSAID、β 受体阻滞剂、亚硫酸盐及某些食品和饮料有关

---

[1] Bisgaard H et al: Fish oil-derived fatty acids in pregnancy and wheeze and asthma in offspring, N Engl J Med 375: 2530-2539, 2016.

- *ADAM33* 基因与哮喘和气道高反应性有很强的相关性。动物实验、遗传学和临床研究支持 Th2 免疫通路在重度哮喘发病中起重要作用。树突状细胞刺激 Th2 细胞产生白介素（interleukin，IL）-5、IL-13 和 IL-4，后者驱动 IgE 合成。该过程以嗜酸性粒细胞增多为特征，IL-5 被认为是嗜酸性粒细胞调节通路中最特异性的细胞因子

Dx 诊断

鉴别诊断

- 感染后支气管炎
- 鼻后滴漏性鼻炎
- COPD
- 胃食管反流病
- 肺炎和其他上呼吸道感染
- 异物吸入（最常见于年轻患者）
- 焦虑症
- 弥漫性间质性肺疾病
- 过敏性肺炎
- 充血性心力衰竭
- 肺栓塞（成人和老年患者）

评估

- 如果患者可以配合，哮喘的诊断需要记录气道阻塞和阻塞的可逆性程度
- 对于能进行肺功能测定的有症状的成人和 5 岁以上的儿童，推荐的首选检查方法为在吸入支气管扩张剂前、后分别行肺功能测定
- 可逆性气流受限是指吸入短效气管扩张剂后 FEV_1 增加（FEV_1 至少增加 12% 和 200 ml）
- 肺功能测定的可逆性气流受限程度与气道炎症相关，高度可逆的患者在随后的几年中发生不可逆性气流阻塞的风险更大
- 对于小于 5 岁的儿童，肺功能测定通常不可行。有哮喘症状的幼儿应在排除其他诊断后视为疑似哮喘
- 肺功能测定结果阴性不能排除哮喘。临床高度疑似哮喘的患

者应使用乙酰甲胆碱或其他特定药物进行支气管激发试验

- 临床医生应评估患者的环境因素（如家庭尘螨、室内宠物）和接触其他过敏原（如烟草烟雾）。肺功能测定的可逆性程度与气道炎症相关，高度可逆性的患者在随后数年中发生不可逆气流阻塞的风险更大
- 在未行肺功能测试的情况下，手持式峰流量检测仪对峰流量变异性的测量可以用来诊断哮喘
- 图 29-2 描述了诊断哮喘的流程图

确诊后，应在初始治疗前的初步评估中对哮喘的严重程度进行分类。根据哮喘症状的严重程度和加重次数可将患者分为四类（表 29-2）。

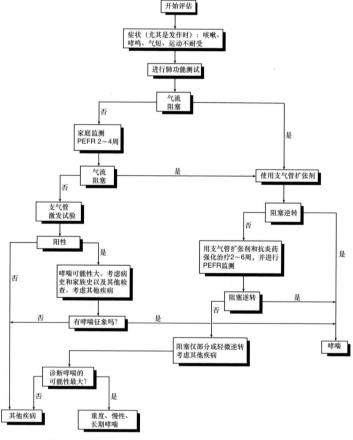

图 29-2　哮喘的诊断流程。PEFR，呼气流量峰值。（From Fireman P：Atlas of allergies and immunology，ed 3，St Louis，2006，Mosby.）

表 29-2　≥ 12 岁青少年和成人哮喘严重程度的分级及初始治疗（针对目前未使用长期控制药物的患者进行严重程度及初始治疗的评估）

严重程度的评估内容	哮喘严重程度分级（≥ 12 岁）			
	间歇性	持续性		
		轻度	中度	重度
损害				
症状	≤ 2 天/周	> 2 天/周，但非每天	每天	全天
夜间觉醒	≤ 2 次/月	3 ~ 4 次/月	> 1 次/周	常为 7 次/周
短效 β_2 受体激动剂用于症状控制（非预防 EIB）	≤ 2 天/周	> 2 天/周，但非每天，且每天不超过 1 次	每天	每天多次
影响正常活动	无	轻度受限	部分受限	显著受限
肺功能	加重间隔期 FEV_1 正常 $FEV_1 > 80\%$ 预计值 FEV_1/FVC 正常	$FEV_1 > 80\%$ 预计值 FEV_1/FVC 正常	$FEV_1 > 60\%$ 但 < 80% 预计值 FEV_1/FVC 减低 5%	$FEV_1 < 60\%$ 预计值 FEV_1/FVC 减低 > 5%
风险				
急性加重 需要口服皮质类固醇	0 ~ 1 次/年	≥ 2 次/年	≥ 2 次/年	≥ 2 次/年
	应考虑患者自上次急性加重以来的严重程度和间隔时间。在所有严重程度级别的患者中，发作频率和严重程度在整个病程中都可能波动 每年急性加重的相对风险可能与 FEV_1 有关			

正常 FEV_1/FVC：
85%
80%
75%
70%

续表

严重程度的评估内容	间歇性	持续性		
		轻度	中度	重度
初始治疗推荐阶梯式治疗方案	1 级	2 级	3 级	4 级或 5 级
				也可考虑短期口服皮质类固醇
		在 2 ～ 6 周内，评估哮喘控制程度，并相应调整治疗		

阶梯式治疗方案可协助而不是取代临床决策，以满足患者的个体化需要。

哮喘严重程度由对损害和风险的评估水来确定。根据患者或看护人对过去 2 ～ 4 周的回忆和肺功能测定评估损害范围。将严重程度定为出现相应征象对应的最严重级别。

目前，尚无足够的数据说明不同严重程度的哮喘所对应的发作频率。通常，更加频繁和严重的发作（如需要急诊外治疗，住院或入住 ICU）提示疾病潜在的严重程度更高。对于在过去的一年中有 ≥ 2 次急性加重且需要口服皮质类固醇的患者，即使没有持续性哮喘一致的损害程度，也可以认为其严重程度与持续性哮喘患者相同

若需获得完整版《专家组报告 3：哮喘诊断和管理指南》，请登录 www.nhlbi.nih.gov/guidelines/smatch/astgdln.pdf

EIB，运动诱发的支气管痉挛；FEV₁，第 1 秒用力呼气容积；FVC，用力肺活量；ICU，重症监护病房

From National Asthma Education and Prevention Program: Expert panel report 3: guidelines for diagnosis and management of asthma, National Institutes of Health, National Heart, Lung, and Blood Institute, August 2007. NIH publication 08-4051.

- 一旦开始治疗，临床管理的重点应该转向控制哮喘。哮喘控制的水平应被用于指导维持治疗或调整治疗方案的决策
- 对于刚开始治疗或需要升级梯治疗以达到或重获哮喘控制的患者，应间隔 2 ～ 6 周定期随访。达到哮喘控制后，可间隔 6 ～ 12 个月定期随访，以监测哮喘控制是否得到维持。随访的间隔期取决于各种因素，例如哮喘控制的持续时间或所需的治疗等级。如果预计降级梯治疗，可考虑间隔 3 个月定期随访

实验室检查

实验室检查通常是非必要的，哮喘稳定期的检查结果可为正常。

- 动脉血气分析可用于急性支气管痉挛时评估哮喘发作严重程度的分期：

  1. 轻度：PaO_2 和 $PaCO_2$ 降低，pH 值升高
  2. 中度：PaO_2 降低，$PaCO_2$ 正常，pH 值正常
  3. 重度：PaO_2 明显降低，$PaCO_2$ 升高，pH 值降低

- 血常规：白细胞增多伴核左移提示可能存在细菌感染。嗜酸性粒细胞增多提示存在诱发哮喘的过敏性因素
- 建议在初次评估哮喘时、开始治疗后至少每 1 ～ 2 年以及当症状和呼气流量峰值已稳定时进行 1 次肺功能测定。基于病情严重程度以及患者对治疗的应答情况，可增加进行肺功能测定的频次以作为一种监测手段
- 呼气流量峰值（peak expiratory flow，PEFR）可用于评估哮喘急性加重发作的严重程度。PEFR 值应与个人的最佳值进行比较（见哮喘行动计划）
- 血清 IgE 水平有助于指导重度持续性哮喘患者的治疗，并有助于监测同组患者对治疗的应答性
- 特异性过敏原检测可能有助于诊断部分亚组患者

影像学检查

- 胸部 X 线检查：通常正常，也可显示胸部过度充气（如膈肌扁平化，胸骨后空气间隙容积增加）
- 心电图：哮喘发作期间常出现心动过速、非特异性 ST-T 改变；也可能表现为肺源性心脏病、右束支传导阻滞、电轴右偏及逆钟向转位

Rx 治疗

非药物治疗

- 避免触发因子（如水杨酸盐、亚硫酸盐）以及环境或职业触发因素
- 鼓励定期运动（如游泳）
- 进行有关哮喘发作预警征象和正确使用药物（如正确使用吸入器）的患者教育
- 使用经验证的问卷评估哮喘的控制情况

常规治疗

2007 年 NAEPP 指南（表 29-2 至表 29-10）按年龄组（0～4 岁、5～11 岁和 12 岁以上）提供了治疗选择，并提出基于症状严重程度的阶梯式治疗方案。

图 29-3 描述了急性哮喘的家庭管理方法。吸入短效选择性 β 受体激动剂（short-acting beta-selective adrenergic agonist，SABA）是快速缓解哮喘症状最有效的治疗方法，建议只在需要缓解症状或预期暴露于已知的触发因素（如运动）之前使用。除治疗间歇性哮喘症状外，SABA 不应作为单一药物使用。当哮喘症状更频繁或更严重时，建议使用维持性吸入药物进行升级治疗（表 29-4）。吸入性糖皮质激素是维持治疗的主要手段。其他治疗方案包括长效 β₂ 受体激动剂（LABA）、吸入性糖皮质激素与 LABA 联用、白三烯受体拮抗剂（leukotriene receptor antagonist，LTRA）、色甘酸、齐留通以及茶碱。口服糖皮质激素作为顽固性病例维持治疗的最后手段。多项研究表明，在 ICS + LABA 中加入长效抗胆碱能药物（LAMA）对中重度哮喘有一定的益处。目前已有多种糖皮质激素/LABA 组合吸入制剂［氟替卡松/沙美特罗（舒利迭）、布地奈德/福莫特罗（信必可）、莫米松/福莫特罗（Dulera）以及 ICS/LABA 糠酸氟替卡松 200 μg 与维兰特罗 25 μg 可吸入粉末（Breo Ellipta）］。这些联合制剂均未被指定用于哮喘的初始治疗或哮喘症状的急性治疗。无证据表明某一种药物比其他药物更有效。一项针对 LABA 和 ICS 联合吸入制剂安全性的大型研究证实了其长期安全性，并证明与单用等效剂量的 ICS 相比，LABA 和 ICS 联合吸入制剂能降低哮喘急性发作的风险以及改善肺功能。

表 29-3　≥ 12 岁青少年及成人的哮喘控制评估和治疗方案调整

控制的评估内容		哮喘控制分级 (≥ 12 岁)		
		控制良好	控制不良	控制极差
损害	症状	≤2天/周	>2天/周	全天
	夜间觉醒	≤2次/月	1~3次/周	≥4次/周
	影响正常活动	无	部分受限	显著受限
	使用短效 β_2 受体激动剂控制症状（非预防 EIB）	≤2天/周	>2天/周	每天多次
	FEV_1 或峰值流量	>80% 预计值或个人最佳值	60%~80% 预计值或个人最佳值	<60% 预计值或个人最佳值
	经验证的问卷			
	ATAQ	0	1~2	3~4
	ACQ	≤0.75*	≥1.5	N/A
	ACT™	≥20	16~19	≤15
风险	病情加重，需要口服全身糖皮质激素	0~1次/年	≥2次/年	考虑自上次急性发作以来的严重程度和间隔时间
	进行性肺功能丧失	评估需要长期随访		
	治疗相关的不良反应	药物不良反应的严重程度可以从无到非常令人困扰。不良反应的严重程度与具体的控制水平无关，但应在总体风险评估中予以考虑		

续表

控制的评估内容	哮喘控制分级（≥12 岁）		
	控制良好	控制不良	控制极差
建议的治疗措施	维持现级别治疗 每 1 ～ 6 个月定期随访以维持症状控制 如果控制良好至少 3 个月，考虑降级治疗	升 1 级治疗并在 2 ～ 6 周内再次评估 对于不良反应，可考虑次选治疗方案	考虑短期口服全身糖皮质激素 升 1 ～ 2 级治疗 2 周内再次评估 对于不良反应，可考虑次选治疗方案

阶梯式治疗方案可协助而不是取代临床决策，以满足患者的个体化需要

控制水平基于最近严重的损害或风险类别。通过患者对之前 2 ～ 4 周的回忆和肺功能测定或峰流量评估损害范围

长期的症状评估和肺功能评估情况。如询问患者上次就诊以来哮喘是否转好或恶化

目前，尚无足够的数据说明不同严重程度的数据所对应的发作频率。通常，较频繁和严重的急性发作（如需要紧急处理、计划外治疗、住院或入住 ICU）提示疾病控制水平较差。对于至少过去 1 年中有≥ 2 次急性发作且需要口服全身糖皮质激素的患者，可认为其与疾病严重程度与哮喘控制不良相同，即使此类患者没有达到与哮喘控制不良损害范围一致的疾病损害程度

经验证的针对损害范围的问卷（同卷不评估肺功能或风险范围）：

- ATAQ ＝哮喘治疗评估问卷
- ACQ ＝哮喘控制问卷（用户软件包可通过 www.qoltech.co.uk 或 juniper@qoltech.co.uk 获得）
- ACT ＝哮喘控制测试™
- 最小重要差值：ATAQ 为 1.0；ACQ 为 0.5；ACT 未确定

在升级治疗之前：

- 评估药物治疗的依从性、吸入技术、环境控制和合并症
- 如果在某级治疗中使用additional次选方案，应停止使用，并改用该级的首选治疗方案

EIB，运动诱发的支气管痉挛；FEV₁，第 1 秒用力呼气容积；ICU，重症监护病房

哮喘控制测试（ACT）是 QualityMetric 公司的商标

* ACQ 值在 0.76 ～ 1.4 之间对于哮喘控制良好的评估是不确定的

From National Asthma Education and Prevention Program: Expert panel report 3: guidelines for diagnosis and management of asthma, National Institutes of Health, National Heart, Lung, and Blood Institute, August 2007, NIH publication 08-4051.

表 29-4 ≥ 12 岁青少年和成人哮喘的阶梯式治疗方法

间歇性哮喘

第 1 级

首选：
SABA pm

持续性哮喘：每日用药

如果需要第 4 级或更高级别的治疗，请咨询专门治疗哮喘的专家。在第 3 级时即应考虑咨询

第 2 级

首选：
低剂量 ICS

次选：
色甘酸钠、LTRA、
奈多罗米
或茶碱

第 3 级

首选：
低剂量 ICS + LABA
或
中等剂量 ICS

次选：
低剂量 ICS + LTRA
或
茶碱或齐留通

第 4 级

首选：
中等剂量 ICS
+ LABA

次选：
中等剂量 ICS
+ LTRA 或茶碱
或齐留通

第 5 级

首选：
高剂量 ICS + LABA
同时，对过敏体质患者
考虑使用奥马珠单
抗

第 6 级

首选：
高剂量 ICS + LABA
＋口服糖皮质激素
同时，对过敏体质患者
考虑使用奥马珠单
抗

**评估哮喘控制
情况**

如需要升级治疗
（首先检查依从性、
环境控制以及合并
症）

如果可能，可降级
治疗
（哮喘控制良好至
少 3 个月）

每一级治疗：患者教育，环境控制和合并症管理

2 ~ 4 级治疗：对过敏性哮喘患者可考虑皮下过敏原免疫治疗

针对所有患者的快速缓解药物

- 按需使用 SABA 以控制症状。使用剂量取决于症状的严重程度：20 min 给药 1 次，根据需要最多可给药 3 次。可能需要短期口服
  全身糖皮质激素
- 一周内 > 2 天使用 SABA 以缓解症状（非预防 EIB）通常表明哮喘控制不良和需要升级治疗

221

阶梯式治疗方案可协助而不是取代临床决策，以满足患者的个体化需要

如果使用该选治疗的疗效不佳，则停止该治疗，并在升级治疗前使用该级的首选治疗

皮质激素之前，可以考虑大剂量 ICS＋LABA＋LTRA 或茶碱或齐留通进行试验性治疗，尽管这种方法尚未在临床试验中进行研究齐留通是不太理想的次选药物，因为针对其作为辅助治疗所留通治疗通存有限，并且需要监测肝功能。茶碱需要监测血清浓度。在第 6 级治疗方案中，在引入口服全身糖

第 1、2 和 3 级的首选治疗基于 A 级证据；第 3 级的次选治疗中，LTRA 基于 A 级证据，茶碱基于 B 级证据和齐留通基于 D 级证据。第 5 级的首选治疗基于 B 级证据。第 6 级的首选治疗基于 EPR-2 1997 和奥马珠单抗基于 B 级证据

第 2～4 级针对室内尘螨、动物皮屑和花粉的免疫治疗是基于证据等级 B；真菌和蟑螂的证据不足或缺乏。对单一过敏原进行免疫治疗的证据最为充分。在儿童中，变态反应在哮喘治疗或使用奥马珠单抗的作用比在成人中更大

应做好实施免疫治疗或使用奥马珠单抗的相关设备和准备，以识别和治疗可能发生的过敏反应

此信息引自 2007 年 NAEPP《专家组报告 3：哮喘诊断和管理指南》，无意宣传或支持任何所列的产品

若未获得完整的《专家组报告 3：哮喘诊断和管理指南》，请登录 www.nhlbi.nih.gov/guidelines/smatch/astgdln.pdf

EIB，运动诱发的支气管痉挛；ICS，吸入性皮质类固醇；LABA，吸入性长效 β_2 受体激动剂；LTRA，白三烯受体拮抗剂；pm，必要时；SABA，吸入性短效 β_2 受体激动剂

From National Asthma Education and Prevention Program: Expert panel report 3: guidelines for diagnosis and management of asthma, National Institutes of Health, National Heart, Lung, and Blood Institute, August 2007, NIH publication 08-4051.

表 29-5 5 ～ 11 岁儿童哮喘严重程度的分级与初始治疗（针对目前未服用长期控制药物的儿童进行严重程度及初始治疗的评估）

严重程度的评估内容		哮喘严重程度分级（5 ～ 11 岁）			
		间歇性	持续性		
			轻度	中度	重度
损害	症状	≤ 2 天 / 周	> 2 天 / 周，但非每天	每天	全天
	夜间觉醒	≤ 2 次 / 月	3 ～ 4 次 / 月	> 1 次 / 周，但非每晚	常为 7 次 / 周
	使用短效 β_2 激动剂控制症状（非预防 EIB）	≤ 2 天 / 周	> 2 天 / 周，但非每天	每天	每天多次
	影响正常活动	无	轻度受限	部分受限	显著受限
	肺功能	加重间隔期 FEV_1 正常 $FEV_1 > 80\%$ 预计值 $FEV_1/FVC > 85\%$	$FEV_1 \geq 80\%$ 预计值 $FEV_1/FVC > 80\%$	$FEV_1 = 60\% \sim 80\%$ 预计值 $FEV_1/FVC\ 75\% \sim 80\%$	$FEV_1 < 60\%$ 预计值 $FEV_1/FVC < 75\%$
风险	病情加重需要口服全身糖皮质激素	0 ～ 1 次 / 年	≥ 2 次 / 年		
		参考自上次急性发作以来的严重程度和间隔时间。在所有严重程度分级的患者中，发作频率和严重程度都可能波动 每年急性加重的相对风险可能与 FEV_1 有关			

续表

严重程度的评估内容	哮喘严重程度分级（5～11岁）			
	间歇性	持续性		
		轻度	中度	重度
初始治疗推荐阶梯式治疗方案	1级	2级	3级、中等剂量ICS方案	3级、中等剂量ICS方案或4级
			也可考虑短期口服全身糖皮质激素	
	在2～6周内，评估哮喘控制达到的水平，并相应调整治疗			

阶梯式治疗方案可协助临床决策而不是取代临床决策，以满足患者的个体化需要

严重程度由损害范围和风险的评估来确定。通过患者或看护人对之前2～4周的回忆和肺功能测定或峰流量评估的损害值范围。将严重程度定为出现相应征象对应的最严重程度级别

目前，尚无足够的数据说明不同严重程度哮喘所应对的发作频率。通常，病情加重和频繁发作者（如需要紧急处理、计划外治疗、住院或入住ICU）提示疾病潜在的严重程度更高。对于在过去1年中有≥2次病情加重且需要口服全身糖皮质激素的患者，可以认为其严重程度与持续性哮喘患者相同，即使没有达到与持续性哮喘一致的损害程度

EIB，运动诱发的支气管痉挛；FEV_1，第1秒用力呼气容积；FVC，用力肺活量；ICS，吸入性糖皮质激素；ICU，重症监护病房

From National Asthma Education and Prevention Program: Expert panel report 3: guidelines for diagnosis and management of asthma, National Institutes of Health, National Heart, Lung, and Blood Institute, August 2007, NIH publication 08-4051.

表 29-6　5～11 岁儿童的哮喘控制评估和治疗方案调整

控制的评估内容		哮喘控制分级（5～11 岁）		
		控制良好	控制不良	控制极差
损害	症状	≤2 天/周，但每天不超过1 次	＞2 天/周或≤2 天/周但每天多次	全天
	夜间觉醒	≤1 次/月	≥2 次/月	≥2 次/周
	影响正常活动	无	部分受限	显著受限
	使用短效 β_2 受体激动剂控制症状（非预防 EIB）	≤2 天/周	＞2 天/周	每天多次
	肺功能			
	FEV_1 或峰值流量	＞80% 预计值或个人最佳值	60%～80% 预计值或个人最佳值	＜60% 预计值或个人最佳值
	FEV_1/FVC	＞80% 预计值	75%～80%	＜75% 预计值
风险	病情加重，需要口服全身糖皮质激素	0～1 次/年	≥2 次/年	
	肺发育迟缓	评估需要长期随访		
	治疗相关的不良反应	药物不良反应的严重程度可以从无到非常令人困扰。不良反应的严重程度水平与具体的控制水平无关，但应在总体风险评估中予以考虑		

续表

控制的评估内容	哮喘控制分级（5～11岁）		
	控制良好	控制不良	控制极差
建议的治疗措施	维持现级别治疗 每1～6个月定期随访 如果控制良好至少3个月，考虑降级治疗	升1级治疗并在2～6周内再次评估 若有不良反应，可考虑次选治疗	考虑短期口服全身糖皮质激素 升1～2级治疗 2周内再次评估 若有不良反应，可考虑次选治疗

阶梯式治疗方案可协助而不是取代临床决策，以满足患者的个体化需要

控制水平基于重干预最严重的损害或风险类别。通过患者或照护人对之前2～4周内的回忆和肺功能测定或峰值流量来评估损害范围

长期的症状评估应反映整体评估情况，如询问患者自上次就诊以来哮喘是否好转或恶化

目前尚无足够的数据说明不同哮喘控制程度所对应的加重频率。通常，哮喘加重和频繁发作（如需要紧急处理，计划外治疗，住院或入住ICU）提示控制不良。对于在过去1年中有≥2次病情加重且日常需要口服全身糖皮质激素的患者，可以认为其严重程度与持续性哮喘患者相同，即使没有达到持续性哮喘一致的损害程度在升级治疗之前：

• 评估药物治疗的依从性，吸入技术，环境控制和合并症
• 如果在某级治疗中使用次选治疗，应停止使用，并改用该级的首选治疗方案

EIB，运动诱发的支气管痉挛；FEV，第1秒用力呼气容积；FVC，用力肺活量；ICU，重症监护病房

From National Asthma Education and Prevention Program: Expert panel report 3: guidelines for diagnosis and management of asthma, National Institutes of Health, National Heart, Lung, and Blood Institute, August 2007, NIH publication 08-4051.

表 29-7 5～11 岁儿童哮喘的阶梯式治疗方法

持续性哮喘：每日用药

如果需要第 4 级或更高级别的治疗，请咨询专门治疗哮喘的专家。在第 3 级时即应考虑咨询

间歇性哮喘	第 2 级	第 3 级	第 4 级	第 5 级	第 6 级	
第 1 级 首选： SABA prn	首选： 低剂量 ICS 次选： 色甘酸钠、LTRA、奈多罗米或茶碱	首选： 低剂量 ICS + LABA 或 LTRA 或茶碱 或 中剂量 ICS	首选： 中等剂量 ICS + LABA 次选： 中等剂量 ICS + LTRA 或茶碱	首选： 高剂量 ICS + LABA 次选： 大剂量 ICS + LTRA 或茶碱	首选： 高剂量 ICS + LABA + 口服糖皮质激素 次选： 高剂量 ICS + LTRA 或茶碱 + 口服全身糖皮质激素	如需要升级治疗 （首先检查依从性、吸入技术、环境控制以及合并症） **评估哮喘控制情况** 如果可能，可降级治疗 （哮喘控制良好至少 3 个月）

每一级治疗：患者教育，环境控制和合并症管理

2～4 级治疗：对过敏性哮喘患者可考虑皮下过敏原免疫治疗

针对所有患者的快速缓解药物

- 按需使用 SABA 以控制症状。使用剂量取决于症状的严重程度：20 min 给药 1 次，根据需要最多可给药 3 次。超出给药次数可能需要短期口服全身糖皮质激素
- 注意：SABA 使用增加或 1 周内＞ 2 天使用 SABA 以缓解症状（非预防 EIB）通常表明哮喘控制不良和需要升级治疗

阶梯式治疗方案可协助而不是取代临床决策，以满足患者的个体化需要

如果使用该治疗次选治疗效果不佳，则停止该治疗，并在升级治疗前使用该级的首选治疗

茶碱是不太理想的次选药物，因为其需要监测血清浓度水平

第 1、2 级治疗的用药基于 A 级证据；第 3 级 ICS 辅助治疗和 ICS 是基于每种治疗疗效及来自大龄儿童与成人对照试验的推论（该对照试验不适用于本年龄组）的 B 级证据；第 4～6 级基于专家意见以及来自大龄儿童和成人研究的推论。第 2～4 级针对室内尘螨、动物皮屑和花粉的免疫治疗是基于 B 级证据；真菌和螨螂的证据不足或缺乏。对单一过敏原进行免疫治疗的证据最为充分。在儿童中，变态反应在哮喘中的作用比在成人中更大。应做好实施免疫治疗或使用奥马珠单抗的相关设备和准备，以识别和治疗可能发生的过敏反应

此信息引自 2007 年 NAEPP《专家组报告 3：哮喘诊断和管理指南》。无意宣传或支持任何所列的产品

若需获得完整的《专家组报告 3：哮喘诊断和管理指南》，请登录 www.nhlbi.nih.gov/guidelines/smatch/astgdln.pdf

EIB，运动诱发的支气管痉挛；ICS，吸入性皮质类固醇；LABA，吸入性长效 β_2 受体激动剂；LTRA，白三烯受体拮抗剂；pm，必要时；SABA，吸入性短效 β_2 受体激动剂

From National Asthma Education and Prevention Program: Expert panel report 3: guidelines for diagnosis and management of asthma, National Institutes of Health, National Heart, Lung, and Blood Institute, August 2007, NIH publication 08-4051.

表 29-8 0～4 岁儿童哮喘严重程度的分级与初始治疗（针对目前未服用长期控制药物的儿童进行严重程度及初始治疗的评估）

严重程度的评估内容		哮喘严重程度分级（0～4 岁）			
		间歇性	持续性		
			轻度	中度	重度
损害	症状	≤2 天/周	>2 天/周，但非每天	每天	全天
	夜间觉醒	0	1～2 次/月	3～4 次/月	>1 次/周
	使用短效 β₂ 受体激动剂控制症状（非预防 EIB）	≤2 天/周	>2 天/周，但非每天	每天	每天多次
	影响正常活动	无	轻度受限	部分受限	显著受限
风险	病情加重需要口服全身糖皮质激素	0～1 次/年	6 个月内≥2 次病情加重且需要口服全身糖皮质激素，或每年≥4 次哮鸣发作每次发作持续时间>1 天并存在持续性哮喘的危险因素		
		参考自上次急性发作以来的严重程度和间隔时间。发作频率和严重程度可能波动，不同程度的哮喘患者可能发生在任何严重程度的急性加重			
初始治疗的推荐方案		1 级	2 级	3 级，可考虑短期口服全身糖皮质激素	
		在 2～6 周内，根据严重程度，评估哮喘控制水平。如果在 4～6 周内没有观察到明显的疗效，考虑调整治疗或考虑其他诊断			

阶梯式治疗方案可协助而不是取代临床决策，以满足患者的个体化需要

严重程度由损害和风险的评估来确定。通过患者或看护人对之前 2～4 周的回忆评估频率和病情。长期的症状评估应反映整体评估情况。如询问患者自上次就诊以

来哮喘是否好转或恶化。将^严重程度定为出现相应征象对应的最^严重级别

目前尚无足够的数据说明不同^严重程度哮喘所对应的发作频率。对于在过去 6 个月中有≥ 2 次病情加重且需要口服全身糖皮质激素或在过去 1 年中有≥ 4 次哮鸣

发作的患者，以及有持续性哮喘危险因素的患者，可以认为其^严重程度与达到持续性哮喘一致的损害程度

若需获得完整的《专家组报告 3：哮喘诊断和管理指南》，请登录 www.nhlbi.nih.gov/guidelines/smatch/astgdln.pdf。

EIB，运动诱发的支气管痉挛

From National Asthma Education and Prevention Program: Expert panel report 3: guidelines for diagnosis and management of asthma, National Institutes of Health,

National Heart, Lung, and Blood Institute, August 2007, NIH publication 08-4051.

表 29-9 0～4 岁儿童的哮喘控制评估和治疗方案调整

控制的评估内容		哮喘控制分级（0～4 岁）		
		控制良好	控制不良	控制极差
损害	症状	≤2 天/周	>2 天/周	全天
	夜间觉醒	≤1 次/月	>1 次/月	≥1 次/周
	影响正常活动	无	部分受限	显著受限
	使用短效 β_2 受体激动剂控制症状（非预防 EIB）	≤2 天/周	>2 天/周	每天多次
风险	病情加重，需要口服全身糖皮质激素	0～1 次/年	(2～3) 次/年	>3 次/年
	治疗相关的不良反应	药物不良反应的严重程度可以从无到非常令人困扰。不良反应水平与具体的控制水平无关，但应在总体风险评估中予以考虑		
建议的治疗措施		维持现级别治疗	升 1 级治疗	考虑短期口服全身糖皮质激素
		每 1～6 个月定期随访	2～6 周内再次评估	升 1～2 级治疗
		如果控制良好至少 3 个月，考虑降级治疗	如果 4～6 周内没有观察到明显的疗效，应考虑其他诊断或调整治疗	2 周内再次评估如果 4～6 周内没有观察到明显的疗效，考虑其他诊断或调整评估
			若有不良反应，可考虑次选治疗	若有不良反应，可考虑次选治疗

阶梯式治疗方案仅助以协助而不是取代临床决策，以满足患者的个体化需要

控制水平基于最严重的损害或风险类别。通过患者或看护人对入院之前 2～4 周的回忆来评估损害范围。长期的症状评估反映整体评估情况，如询问患者自上次就

诊以来哮喘是否好转或恶化

目前尚无足够的数据说明不同哮喘控制程度所对应的加重频率。通常，病情加重和频繁发作（如需要紧急处理，计划外治疗，住院或人住 ICU）提示控制不良。对于在过去 1 年中有 ≥2 次病情加重且需要口服全身皮质类固醇的患者，可以认为其严重程度与哮喘症状控制不良患者相同，即使没有达到哮喘症状控制不良程度一致的损害程度

在升级治疗之前：
- 评估药物治疗的依从性、吸入技术、环境控制和合并症
- 如果在某级治疗中使用叠选治疗，应停止使用，并改用该级的首选治疗方案

EIB，运动诱发的支气管痉挛；ICU，重症监护病房

From National Asthma Education and Prevention Program: Expert panel report 3: guidelines for diagnosis and management of asthma. National Institutes of Health, National Heart, Lung, and Blood Institute, August 2007, NIH publication 08-4051.

表 29-10　0～4 岁儿童哮喘的阶梯式治疗方法

间歇性哮喘	持续性哮喘：每日用药	评估哮喘控制情况

间歇性哮喘

第 1 级
首选：
SABA prn

持续性哮喘：每日用药

如果需要第 3 级或更高级别的治疗，请咨询专门治疗哮喘的专家。在第 2 级时即应考虑咨询

第 2 级
首选：
低剂量 ICS
次选：
色甘酸钠，或孟鲁司特

第 3 级
首选：
中等剂量 ICS

第 4 级
首选：
中等剂量 ICS
＋LABA 或孟鲁司特

第 5 级
首选：
高剂量 ICS
＋LABA 或孟鲁司特

第 6 级
首选：
高剂量 ICS＋LABA
或孟鲁司特
口服全身糖皮质激素

评估哮喘控制情况

如需要升级治疗
（首先检查依从性、吸入技术以及环境控制）

如果可能，可降级治疗
（哮喘控制良好至少 3 个月）

每一级治疗：患者教育，环境控制

针对所有患者的快速缓解药物
- 按需使用 SABA 以控制症状。使用剂量取决于症状的严重程度
- 合并病毒性呼吸道感染：SABA 每 4～6 h 1 次至 24 h 1 次（更长时间咨询医生）。如果病情严重或患者有严重恶化史，可考虑
短期口服全身糖皮质激素
- 注意：频繁使用 SABA 可能提示需要每日长期控制治疗。关于开始每日长期控制治疗的建议，见正文

233

阶梯式治疗方案可协助而不是取代临床决策，以满足患者的个体化需要。如果使用此次选治疗效果不佳，则应停止该治疗，并在升级治疗前使用该级的首选治疗

如果对 0～6 周内未观察到明显疗效，且患者或家庭使用药方法和依从性良好，则考虑调整治疗或其他诊断

目前对 0～4 岁儿童的研究有限。第 2 级的首选治疗基于 A 类证据。其他建议都基于专家意见和对其他儿童的研究推论

此信息引自 2007 年 NAEPP《专家组报告 3：哮喘诊断和管理指南》，无意宣传或支持任何所列的产品

若需获得完整的《专家组报告 3：哮喘诊断和管理指南》，请登录 www.nhlbi.nih.gov/guidelines/smatch/astgdln.pdf

ICS，吸入性皮质类固醇；LABA，吸入性长效 β_2-受体激动剂；pm，必要时；SABA，吸入性短效 β_2-受体激动剂

From National Asthma Education and Prevention Program: Expert panel report 3: guidelines for diagnosis and management of asthma, National Institutes of Health, National Heart, Lung, and Blood Institute, August 2007, NIH publication 08-4051.

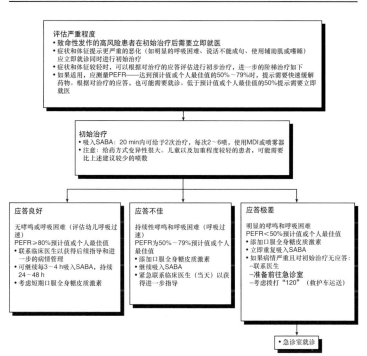

图 29-3　急性哮喘的家庭管理。MDI，定量吸入器；PEFR，呼气流量峰值；SABA，短效 β_2 受体激动剂（快速缓解吸入剂）。（Modified from National Asthma Education and Prevention Program，National Heart，Lung，and Blood Institute，Expert Panel Report 3：guidelines for the diagnosis and management of asthma，2007.）

免疫靶点

- 度普利尤单抗（Dupilumab）是一种抗 IL-4 和 IL-13 的人源性单克隆抗体，FDA 批准其用于治疗 ≥ 12 岁伴有嗜酸性粒细胞表型或口服糖皮质激素依赖性哮喘的中重度哮喘患者

- 美泊利单抗（Nucala）是一种抗 IL-5 药物，被 FDA 批准作为 ≥ 12 岁，且用第 4 级治疗无法有效控制的严重嗜酸性粒细胞性哮喘患者的一种附加治疗。美泊利单抗是一种抗 IL-5 的单克隆抗体，已被证明可用于减少血嗜酸性粒细胞计数 $\geq 150 \times 10^9/L$ 的重度哮喘患者的病情恶化。美泊利单抗可皮下注射于上臂、大腿或腹部，每 4 周 100 mg。曾有报道美泊利单抗可导致超敏反应。此外，对于有带状疱疹感染的 50 岁及以上哮喘患者，推荐在初次使用美泊利单抗的前 4 周接种

水痘带状疱疹疫苗（除非患者处于带状疱疹播散的风险期）

- 瑞替珠单抗（Reslizumab）是另一种抗 IL-5 单克隆抗体，具有类似的适应证，适用于嗜酸性粒细胞性哮喘。该药用于血嗜酸性粒细胞水平较高（400/μl）的哮喘时，痰嗜酸性粒细胞增多对其疗效具有更大的预测价值。贝那利珠单抗（Benralizumab）是一种抗 IL-5 受体 α 单克隆抗体，是 FDA 批准的另一种附加治疗方案，可用于 12 岁及以上的持续性重度嗜酸性粒细胞性哮喘患者。贝那利珠单抗每 4 周皮下注射 1 次，使用 3 次之后每 8 周注射 1 次。超敏反应在使用贝那利珠单抗的患者中比其他抗 IL-5 抗体更常见，可见于约 3% 的患者。其他不良反应包括头痛和咽炎

- 奥马珠单抗（Omalizumab）是一种抗 IgE 单克隆抗体，用于治疗 IgE 水平升高且对之前提到的其他治疗方法不敏感的中重度持续性哮喘。每 2 周或 4 周皮下注射 1 次

支气管热成形术

药物治疗失败的部分重度持续性哮喘患者可从支气管热成形术中获益。支气管热成形术需要通过支气管镜插入导管并使用射频加热来减少支气管平滑肌。长期随访数据显示，术后 5 年中，哮喘加重持续减少，急诊就诊次数减少。FDA 批准支气管热成形术用于治疗"ICS ＋ LABA 控制不佳的重度持续性哮喘"。

其他治疗

噻托溴铵（思力华）作为 COPD 的一线治疗药物已有几十年的历史。这种 LAMA 现在被批准用于治疗哮喘的第二种适应证，并作为第 4 级治疗的可能附加项被纳入最新（2018 年）全球哮喘防治倡议（GINA）指南中。一项纳入 7000 多例患者的系统综述表明，与安慰剂相比，LAMA 作为吸入性糖皮质激素的附加治疗可降低病情加重的风险。LABA-ICS 联用方案添加 LAMA 没有显示出能降低哮喘加重率，但可以改善肺功能。

阿奇霉素：AZISAST 试验将 109 例接受高剂量 ICS/LABA 维持治疗（GINA 指南第 4 级或第 5 级治疗）的患者随机分为加用阿奇霉素组或加用安慰剂组。总的来说，根据所有检查的结果，加用阿奇霉素治疗没有任何益处。然而，亚组分析显示非嗜酸性粒细胞性哮喘患者较少出现病情加重。虽然尚需要更多的数据来证实，但这

一结果提示阿奇霉素可能是中性粒细胞 /Th-1 表型的一种有效选择（COPD 也是中性粒细胞表型）。

甲氨蝶呤等免疫抑制剂可降低患者对糖皮质激素的长期需求，但其有明显的不良反应，并且没有证据表明停药后仍具有持续的疗效。

重度哮喘的治疗（ETS/ETA 指南）

- 美国胸科学会（ATS）分级中"重度哮喘"是指需要高剂量吸入或几乎连续口服糖皮质激素治疗以维持哮喘控制的患者
- 如果不能通过联用高剂量吸入性糖皮质激素和 LABA 达到足够的哮喘控制，则建议使用附加药物，如抗白三烯药物（噻托溴铵或茶碱）
- 对于血清 IgE 水平为 30 ～ 700 IU/ml 且有对过敏原全年敏感的重度过敏性哮喘患者，建议加用奥马利珠单抗治疗
- 对于采用基于指南的治疗方法后仍然频繁加重的嗜酸性粒细胞表型重度哮喘患者，应考虑使用 1 种抗 IL-5 抗体（美泊利单抗、瑞利珠单抗或贝纳珠单抗）作为附加治疗
- 支气管热成形术被批准用于吸入性糖皮质激素和 LABA 类药物控制不佳的部分成人重度哮喘患者
- 潜在的替代治疗和试验性治疗包括免疫调节治疗和大环内酯类抗生素[①]
- 未来针对哮喘表型的治疗可能会改善哮喘的预后

哮喘持续状态的治疗方法如下：

- 通常鼻导管以（2 ～ 4）L/min 的氧流量开始或通气面罩以 40% 浓度的氧气开始氧疗；根据氧饱和度进行进一步调整
- 支气管扩张剂：初始治疗使用高剂量 SABA 加异丙托溴铵，每 20 min 用喷雾器给药。轻中度急性加重的患者可使用带阀门控制室的定量吸入器
- 沙丁胺醇雾化液（0.63 mg/3 ml、1.25 mg/3 ml、2.5 mg/3 ml 或 5.0 mg/ml）：在第 1 个小时内每 20 min 给药 2.5 ～ 5 mg，然后根据需要每 1 ～ 4 h 给药 2.5 ～ 10 mg，或连续给药（10 ～ 15）mg/h。其他有效药物有左旋沙丁胺醇雾化液（0.31 mg/

---

① 近期针对吸入维持治疗后仍有症状的哮喘患者进行的一项试验（AMAZES 试验）表明，使用阿奇霉素 500 mg 每周 3 次可以减少急性加重次数并改善生活质量。

3 ml, 0.63 mg/3 ml, 1.25 mg/3 ml）和异丙托溴铵雾化液 [0.25/ml（0.025%）]

- 皮质类固醇：
  1. 建议尽早给药，尤其是在家使用糖皮质激素的患者
  2. 患者可在开始时使用全身糖皮质激素；可使用甲泼尼龙、泼尼松或泼尼松龙。剂量范围为（40～80）mg/d，单次或分两次给药，通常给药至呼气流量峰值达到预计值的70%
  3. 对于糖皮质激素疗程＜1周的患者，通常无需逐渐减少剂量
- 静脉补液：须慎用，以避免老年患者发生充血性心力衰竭。不建议进行激进的静脉补液
- 静脉注射抗生素建议在怀疑有细菌感染（如影像学检查见肺部渗出影、发热或白细胞增多）时使用
- 当前述的治疗措施无明显疗效时，则需要进行插管和机械通气。表 29-11 总结了危及生命的哮喘的治疗方法

表 29-11　危及生命的哮喘的治疗

治疗	剂量和频率	注释
吸氧	经鼻导管吸氧 1～3 L/min 目标是保持氧饱和度（SpO$_2$）＞92% 使用可加热的加湿器以避免干燥空气引起的支气管收缩	β 肾上腺素能治疗可使氧张力短暂下降 可避免高氧（可能与高碳酸血症有关）
支气管扩张剂 选择性 β$_2$ 受体激动剂：沙丁胺醇、左旋沙丁胺醇	沙丁胺醇：2.5～5 mg（0.5%的溶液 0.5～1 ml 溶于 5 ml 生理盐水），每 20 min 雾化 1 次，共 3 次（为达到最佳给药效果，将气雾剂稀释到至少 3 ml，气体流量调至 6～8 L/min），随后根据需要以 2.5～10 mg 每 1～4 h 1 次，或持续给药 10～15 mg/h；滴定剂量基于对治疗反应及症状的严重程度	选择性 β$_2$ 受体激动剂是治疗的基石 持续雾化可用于绝大多数重症患者 比较重度加重（除外危及生命的哮喘）进行持续治疗和间歇治疗的研究显示，二者在肺功能改善或降低住院需求方面没有差异 持续治疗的不良反应发生率较低

治疗	剂量和频率	注释
	沙丁胺醇 MDI，经储雾罐给药（每罐 1～2 min；每喷 90 μg），4 h 内每 20 min 4～8 喷，然后根据需要以每 4 h 1 次 沙丁胺醇：5～7.5 mg，经喷射雾化器给药（每次治疗 15～20 min） 左旋沙丁胺醇（0.63 mg/3 ml 和 1.25 mg/3 ml 雾化器）：每 20 min 给予 1.25～2.5 mg，共 3 剂，然后根据需要每 1～4 h 给予 1.25～5 mg 或 5～7.5 mg/h 连续雾化 左旋沙丁胺醇 MDI（每喷 45 μg）：4 h 内每 20 min 4～8 喷，然后根据需要每 1～4 h 给药 1 次	注意低钾血症、震颤、心动过速和乳酸酸中毒口服或肠外给药途径：β₂ 选择性丧失 MDI：4 喷沙丁胺醇（0.36 mg）= 2.5 mg 沙丁胺醇雾化 左旋沙丁胺醇 0.63 mg = 外消旋沙丁胺醇 1.25 mg 的疗效和不良反应 插管患者：雾化吸入输送药物至下呼吸道的效率（6～10%）低于 MDI（11%）
肾上腺素	成人皮下注射肾上腺素的剂量：1∶1000 稀释浓度（1 mg/ml），0.3～0.5 ml，视年龄和体重而定；每 20 min 重复 1 次，共 3 次	
特布他林	皮下注射特布他林，0.25 mg；每 20 min 重复 1 次，共 3 次	特布他林是妊娠患者首选的肠外用药 对于难治性危及生命的哮喘：可考虑静脉注射肾上腺素（心脏事件、梗死和心律失常的风险高）或外消旋肾上腺素
抗胆碱药		
异丙托品（急性重度哮喘需急诊就诊）	异丙托溴铵：0.5 mg 喷雾器给药（0.25 mg/ml），每 20 min 1 次，共 3 次，然后根据需要每 2～4 h 1 次 异丙托品 MDI（每喷 0.018 mg）：每次治疗 4～8 喷，每 20 min	异丙托品：起效慢（20 min），60～90 min 达药效高峰，无全身不良反应，可改善肺功能，缩短恢复时间 使用手持式口罩雾化器

治疗	剂量和频率	注释
	一次，最多持续 3 h 联合用药： 沙丁胺醇（2.5 mg/3 ml）＋异丙托品（0.5 mg/3 ml）：3 ml 每 20 min 1 次，共 3 次，然后根据需要给药经 MDI 给予沙丁胺醇 90 μg ＋异丙托品 18 μg：每 20 min 8 喷，最多持续 3 h	（使用面罩输送抗胆碱能药物可能会导致眼区受沉积物污染而引起闭角型青光眼） 急诊可联用异丙托品可与雾化吸入沙丁胺醇；在住院患者中没有证据显示有确切的益处
皮质类固醇：泼尼松、泼尼松龙、甲泼尼龙	40 ～ 80 mg/d，单次或分两次给药，直至 PEFR 达到预计值或个人最佳值的 70% FEV$_1$ 或 PEFR ＜ 50% 甲泼尼龙 40 mg IV 每 6 h 1 次或氢化可的松 200 mg IV	更高剂量无益 如果肠道吸收及输送功能正常，IV 相对于口服治疗并无优势 激素总疗程：3 ～ 10 d，＜ 1 周；无需减量 吸入性糖皮质激素可以在任意阶段开始
氦氧混合气	氦氧混合气（80-20 或 70-30）目前不推荐常规使用	促进氧气和雾化药物输送到远端肺组织 减少气流湍流和阻力 较低的气体密度有助于呼气，减少空气陷闭和内源性 PEEP 改善伴有严重气流阻塞的亚组患者的肺功能
硫酸镁	给予 2 g IV 超过 20 min；可重复给药 监测血镁浓度 避免用于肾功能不全患者	通过抑制钙通道和减少乙酰胆碱释放使支气管扩张 IV 及吸入或雾化吸入硫酸镁可改善急性重度哮喘患者的肺功能 IV 镁剂被广泛用作辅助治疗

FEV$_1$，第 1 秒用力呼气容积；IV，静脉注射；MDI，定量喷雾器；PEEP，呼气末正压；PEFR，呼气流量峰值

From Parrillo JE，Dellinger RP：Critical care medicine，principles of diagnosis and management in the adult，ed 4，Philadelphia，2014，Elsevier.

如果治疗后 FEV_1 或 PEF 达到个人最佳值或预计值的 70% 或更高，并且肺功能和症状持续改善至少 1 h，可从急诊科出院返家。

转诊

框 29-4 描述了转诊至哮喘治疗专家的适应证。

框 29-4　需转诊至哮喘治疗专家的可能指征

- 导致意识丧失、缺氧、呼吸衰竭、抽搐或濒死的急性重症哮喘
- 哮喘控制不佳，如住院、频繁需要急诊就诊、需口服糖皮质激素、缺课或缺勤、睡眠中断、影响生活质量
- 需要 4 级治疗的重度持续性哮喘（需要 3 级治疗的患者也应考虑）
- < 3 岁需要 3 级或 4 级治疗的患者（需要 2 级治疗的 < 3 岁的患者也应考虑）
- 1 年内连续口服糖皮质激素或大剂量吸入性糖皮质激素或 1 年内口服糖皮质激素超过两个短疗程

- 需要额外的诊断性检查，如过敏性皮肤测试、鼻内镜检查、激发试验、全套肺功能检测、支气管镜检查
- 考虑行免疫治疗
- 需要进行关于哮喘、哮喘并发症、哮喘治疗以及哮喘管理建议的依从性或避免过敏原等方面的进一步教育
- 诊断不明确
- 有哮喘的并发症，包括：鼻窦炎、鼻息肉、曲菌病、严重鼻炎、声带功能障碍、胃食管反流病

Modified from National Asthma Education and Prevention Program，National Heart，Lung，and Blood Institute：Expert Panel Report 2：guidelines for the diagnosis and management of asthma，Bethesda，MD，1997，National Institutes of Health，NIH publication No 97-4051.

 重点和注意事项

专家点评

- 哮喘与 COPD 的鉴别可能具有挑战性。过敏史和间歇性发作的病史倾向于哮喘的诊断，而吸烟和高龄更倾向于 COPD 的诊断。肺功能测定有助于鉴别哮喘和 COPD
- 在所有哮喘患者中，治疗或预防合并症很重要（如鼻窦炎、声带功能障碍、胃食管反流疾病）。然而，尽管推测哮喘和胃食管反流病之间存在关联，但在控制不良的哮喘患者中进行的质子泵抑制剂试验并没有显示出有益的作用
- 吸入低剂量皮质类固醇对于需要不时地使用 SABA 来控制症

状的成人哮喘患者来说是唯一最有效的治疗方法

- 哮喘得到良好控制后可逐步减少吸入性糖皮质激素（A 级证据）

- 白三烯调节剂 / 受体激动剂对于不能或不愿意使用糖皮质激素的成人患者是一个合理的选择；然而，这些药物的疗效不如单用吸入性糖皮质激素

- 禁止单独使用 LABA 而不使用长期哮喘控制药物（如吸入性糖皮质激素）。对于通过低剂量或中等剂量吸入性糖皮质激素可充分控制哮喘症状的患者，不应使用 LABA。持续使用 LABA 可能会导致 β_2 受体下调，并失去 SABA 作为补救治疗对支气管的保护作用

- 应用吸入性糖皮质激素后仍有症状的患者可从添加 LABA 中获益。针对使用吸入性糖皮质激素和 LABA 后哮喘症状仍控制不佳的患者进行的试验表明，加用噻托溴铵（一种经 FDA 批准用于治疗 COPD 的长效抗胆碱能支气管扩张剂）可使首次病情严重恶化的发作时间延迟，并可产生适度的持续支气管扩张效果

- 全身皮质类固醇治疗可加快急性哮喘的缓解，并降低复发的风险。但没有证据表明 > 50 ～ 100 mg 泼尼松等效剂量是有益的

- 对于存在过敏和血清免疫球蛋白（Ig）E 水平升高的患者，使用抗 IgE 治疗是有益的

- 部分反复加重或急诊就诊的重症持续性哮喘患者可考虑行支气管热成形术。Th2 免疫通路的生物调节剂（中和单克隆抗体、受体拮抗剂、可溶性受体）已作为潜在选择用于重度哮喘新疗法的研发中。表 29-12 总结了支气管痉挛的辅助治疗方法

- 对哮喘治疗的应答性个体差异显著。功能性糖皮质激素诱导转录物 1 基因（*GLCCI1*）突变与哮喘患者对吸入性糖皮质激素的应答性显著降低有关。另一个导致治疗应答性差异的潜在原因是不同哮喘临床表型中 IL-13 表达的异质性。具有特定生化特征的哮喘患者比没有这种特征的哮喘患者更容易对抗 IL-13 单克隆抗体产生应答。基因变异的鉴定最终可以指导个体化的哮喘治疗。药物治疗无效通常是由于未控制的合并症和诱发因素（烟草、过敏性鼻炎、污染物）、不正确的吸入技术或对处方药物的依从性不足

表 29-12 支气管痉挛的辅助治疗

严重支气管痉挛的非传统治疗	注释
IV β₂ 受体激动剂	没有数据显示在雾化治疗中加入 IV 药物有益 因有心肌毒性的危险，应避免 IV 异丙肾上腺素
口服或 IV 白三烯受体拮抗剂（LTRA）：孟鲁司特 10 mg/d 口服、扎鲁司特	即将发生呼吸衰竭时的快速支气管扩张 10 min 内改善肺功能 口服 LTRA 可作为重度哮喘的辅助治疗
无创正压通气（NPPV）	NPPV 可减少重度哮喘加重时对气管插管的需要
吸入一氧化氮（NO）（向吸气回路中添加 15 ppm）	快速改善对机械通气有抵抗的难治性哮喘患者的通气
奥马珠单抗（抗 IgE 抗体）	尚无关于其在急性哮喘中作用的研究 可改善过敏性哮喘患者的哮喘控制水平
全身麻醉药：异氟醚或氟烷麻醉 IV 硫喷妥钠、异丙酚、氯胺酮	异丙酚能松弛动静脉平滑肌，并有支气管扩张作用
血浆置换（妊娠期间） 无泵体外 CO₂ 去除 体外生命支持（ECLS）	有作为辅助治疗的病例报告；用于危及生命的哮喘的抢救治疗
胰高血糖素	快速平滑肌松弛剂，半衰期短；有小型研究报告
雾化脱氧核糖核酸酶 [经气管插管注入重组人脱氧核糖核酸酶吸入溶液（dornase）2.5 mg]	病例报告显示可用于妊娠期患者并快速改善症状
支气管灌洗	轶事报道：可加剧内源性 PEEP，降低氧合

IgE，免疫球蛋白 E；IV，静脉注射；PEEP，呼气末正压
From Parrillo JE, Dellinger RP: Critical care medicine, principles of diagnosis and management in the adult, ed 4, Philadelphia, 2014, Elsevier.

相关内容

哮喘-慢性阻塞性肺疾病重叠综合征（相关重点专题）

推荐阅读

Bel EH et al: Mild asthma, *N Engl J Med* 369:549-557, 2013.

Boulet LP, O'Byrne PM: Asthma and exercise-induced bronchoconstriction in athletes, *N Engl J Med* 372:641-648, 2015.

Brusselle GG et al: Azithromycin for prevention of exacerbations in severe asthma (AZISAST): a multicentre randomised double-blind placebo-controlled trial, *Thorax* 68:322-329, 2013.

Bunyavanich S et al: Peanut, milk, and wheat intake during pregnancy is associated with reduced allergy and asthma in children, *J Allergy Clin Immunol* 133:1373-1382, 2014.

Busse WW: Randomized trial of omalizumab (Anti-IgE) for asthma in inner-city children, *N Engl J Med* 364:1005-1015, 2011.

Castro M et al: Reslizumab for inadequately controlled asthma with elevated blood eosinophil counts: results from two multicentre, parallel, double-blind, randomised, placebo-controlled, phase 3 trials, *Lancet Respir Med* 3(5):355-366, 2015.

Christiansen SC, Zuraw BL: Treatment of hypertension in patients with asthma. Reply, *N Engl J Med* 381(23):2279, 2019.

Corren J et al: Lebrikizumab treatment in adults with asthma, *N Engl J Med* 365:1088-1098, 2011.

Gibson PG et al: Effect of azithromycin on asthma exacerbations and quality of life in adults with persistent uncontrolled asthma (AMAZES): a randomized, double-blind, placebo-controlled trial, *Lancet* 390:667-668, 2017.

Hanania NA et al: Omalizumab in severe allergic asthma inadequately controlled with standard therapy, *Ann Intern Med* 154:573-582, 2011.

Israel E, Reddel HK: Severe and difficult-to-treat asthma in adults, *N Engl J Med* 377:960-976, 2017.

Kerstjens H et al: Tiotropium in asthma poorly controlled with standard combination therapy, *N Engl J Med* 367:1198-1207, 2012.

King-Biggs MB: Asthma, *Ann Intern Med* 171(7):ITC49-ITC64, 2019.

Krug N et al: Allergen-induced asthmatic responses modified by a GATA3-specific DNAzyme, *N Engl J Med* 372(21):1987-1995, 2015. 21.

Kurtis SE, Pollart SM: Medical therapy for asthma: updates from the NAEPP guidelines, *Am Fam Physician* 82(10):1242-1251, 2010.

Lazarus SC: Emergency treatment of asthma, *N Engl J Med* 363:755-764, 2010.

Lee LA et al: A randomized, three-period crossover study of umeclidinium as monotherapy in adult patients with asthma, *Respir Med* 109:63-73, 2015.

Levine SJ, Wenzel SE: Narrative review: the role of the Th2 immune pathway modulation in the treatment of severe asthma and its phenotypes, *Ann Intern Med* 152:232-237, 2010.

National Asthma Education and Prevention Program. *Expert panel report 3: guidelines for diagnosis and management of asthma*. National Institutes of Health: Bethesda, MD.

Ortega HG et al: Mepolizumab treatment in patients with severe eosinophilic asthma, *N Engl J Med* 371:1198, 2014.

Pavord ID et al: Mepolizumab for severe eosinophilic asthma (DREAM): a multicentre, double-blind, placebo-controlled trial, *Lancet* 380:651-659, 2012.

Peters SP et al: Tiotropium bromide step-up therapy for adults with uncontrolled asthma, *N Engl J Med* 363:1715-1726, 2010.

Piper E et al: A phase II placebo-controlled study of tralokinumab in moderate-to-severe asthma, *Eur Respir J* 41(2):330, 2013.

Sobieraj DM et al: Association of inhaled corticosteroids and long-acting muscarinic antagonists with asthma control in patients with uncontrolled, persistent asthma: a systematic review and meta-analysis, *J Am Med Assoc* 319(14):1473, 2018.

Stempel DA et al: Serious asthma events with fluticasone plus salmeterol versus fluticasone alone, *N Engl J Med* 374:1822-1830, 2016.

Tantisira KG et al: Genomewide association between GLCCI1 and response to glucocorticoid therapy in asthma, *N Engl J Med* 365:1173-1183, 2011.

Wechsler ME et al: Asthma Intervention Research 2 Trial Study Group. Bronchial thermoplasty: long-term safety and effectiveness in patients with severe persistent asthma, *J Allergy Clin Immunol* 132(6):1295-1302, 2013.

Wenzel S et al: Dupilimab in persistent asthma with elevated eosinophil levels, *N Engl J Med* 368:2455, 2013.

第 30 章 哮喘 – 慢性阻塞性肺疾病重叠综合征
Asthma-COPD Overlap Syndrome

Kristin Dalphon，Samaan Rafeq

刘国梁 译 徐国纲 审校

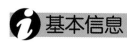 基本信息

定义

哮喘-慢性阻塞性肺疾病重叠综合征（asthma and chronic obstructive pulmonary disease overlap syndrome，ACOS）是近期才被公认的具有重要临床意义的疾病。它界定了吸烟的 COPD 患者亚组，这些患者与哮喘有共同的致病因素和炎症特征，并倾向于比单纯 COPD 的病情更为严重。以下情况可诊断 ACOS：

- 部分可逆气流受限的哮喘，伴或不伴肺气肿或一氧化碳弥散量（carbon monoxide diffusing capacity，DL_{CO}）降低（< 80% 预计值）
- 具有肺气肿并伴可逆或部分可逆气流受限的 COPD，有或无环境过敏因素或 DL_{CO} 降低

同义词

支气管痉挛
反应性气道疾病
哮喘性支气管炎
高反应性气道
慢性阻塞性肺疾病

ICD-10CM 编码

J45 哮喘

J42 未指明的慢性支气管炎

J43 肺气肿

J44 COPD

| J44.9 | 未指明的 COPD |
| M35.1 | 其他重叠综合征 |

流行病学和人口统计学

患病率：

- 在美国，有 1420 万成人 COPD 患者（患病率为 1/5）
- 2500 万美国人（1800 万成人和 700 万儿童）患哮喘（成人患病率为 1/12）
- 据报道，COPD 患者中支气管高反应性的患病率为 60%
- 可逆性气流受限在 COPD 患者中也很常见；在两项研究中，高达 44% 和 50% 的 COPD 患者具有气道可逆性
- 与单纯患有哮喘或 COPD 者相比，已发表的研究显示 ACOS 患者的肺功能更差、呼吸道症状更多、健康相关的生活质量更低、更频繁地使用医疗资源且损伤更严重
- 在最近的一项研究中，ACOS 的 15 年死亡率与 COPD 病相似并高于哮喘和健康对照组，ACOS 会严重影响身体机能和健康相关的生活质量
- ACOS 在成人阻塞性气道疾病患者中的患病率为 15% ～ 25%。老年人、非洲裔美国人和病情严重者中 ACOS 也更为普遍
- 流行病学研究报告估计患病率为 20%

好发性别和年龄：

- 性别：在一个以人群为基础的大样本中，女性报告 ACOS 比男性更多
- 年龄：重叠综合征的患病率随年龄而增长（> 60 ～ 70 岁），这可能反映了随着哮喘患病时间延长患者可能发展为固定性气流阻塞
- 种族：尚无人种或民族差异的报道

遗传学因素：

- 尚无已知的遗传学基础。基因连锁研究与全基因组关联分析（genome-wide association study，GWAS）在界定哮喘和 COPD 关联方面价值有限
- Postma 等（2015 年）评估了 GWAS 在评估重叠综合征以及对明确定义的非重叠情况的不足之处，这些不足阻碍了基因研究提出新的见解。然而，Hardin 等（2014 年）在非西班牙裔白人受试者中发现了两个最重要的关联基因，包括与肺气

肿有关 *CSMD1* 基因和可能与 COPD 有关并在肺发育中起作用的 *SOX5* 基因的变异

- 在一项非西班牙裔白人和非洲裔美裔人群的 meta 分析中，多个 *GPR65* 基因的变异被确认与重叠综合征相关

危险因素：

- 吸烟
- 特应性
- 遗传学
- 儿童期哮喘
- 老年人
- 过敏
- 感染（鼻病毒、流行性感冒病毒、支原体）
- 较高的体重指数（body mass index，BMI）
- ACOS 患者具有吸烟和特应性的综合危险因素，且常比 COPD 患者年龄

体格检查和临床表现

体格检查：

- 可能正常
- 哮鸣、干啰音
- 胡佛征（三凹征）
- 严重者吸气量减少、腹部收缩、使用辅助呼吸肌和腹肌

临床表现：

- 哮鸣
- 气短
- 胸闷
- 有反复呼吸道感染史
- 慢性咳嗽（常有咳痰）
- 由某些触发因素引起的发作性症状（气味、温度、过敏原）
- 运动耐力下降

病因学

- 哮喘的病理生理学涉及多种环境因素和遗传学因素间的复杂交互作用
- 吸烟与哮喘和 COPD 中的气道炎症、气道重塑有交互作用
- 目前尚未确定遗传学基础

Dx 诊断

当"存在与哮喘和 COPD 相似数量的特征"时，应考虑诊断
ACOS。该定义不是很具体，因为人们认识到需要对哮喘和 COPD 特
征重叠的患者进行更详细的分类。迄今为止的研究一般都是基于症
状来诊断 ACOS，即存在不完全可逆的气流阻塞、现在或曾经吸烟者
或患哮喘、支气管扩张剂可逆性的程度，以及支气管高反应性。

鉴别诊断

- COPD
- 哮喘
- 中央气道阻塞
- 支气管扩张
- 心力衰竭
- 闭塞性细支气管炎

评估

- 患者必须具备以下至少 1 项方可诊断"重叠综合征"：
  1. 可逆气流受限：使用支气管扩张剂后 FEV_1 或 FVC 增加 $\geqslant$
     200 ml 或 12%
  2. 气道高反应性（airway hyperresponsiveness，AHR）：乙酰
     甲胆碱激发试验阳性
- 确诊哮喘：按照 GINA 标准，哮喘是具有"肺内的可变气流
  受限，常可自行缓解或经治疗后缓解"的一种临床综合征
- 确诊 COPD：美国胸科学会 / 欧洲呼吸学会（American Thoracic
  Society/European Respiratory Society，ATS/ERS）联合共识定
  义为"一种以不完全可逆的气流受限为特征的可预防和治疗
  的疾病"

实验室检查

- 动脉血气分析
- 血常规
- 肺功能测定
- 乙酰甲胆碱激发试验
- PEFR 测定
- IgE

- 痰液检查
- 过敏原测试

影像学检查

- 胸部 X 线检查
- 胸部 CT
- 心电图

Rx 治疗

关于 ACOS 患者对目前大多数药物治疗的反应的资料很少，因为他们已经被 COPD 和哮喘的药物试验系统排除。区分 ACOS 和 COPD 的主要意义在于二者对 ICS 的不同反应。一些研究表明，ICS 可使 COPD 和嗜酸性粒细胞炎症的患者在临床表现和肺功能测定中有显著的改善。

非药物治疗

- 避免环境或职业触发因素
- 对患者进行急性发作征象和药物正确使用（如正确使用吸入器）的相关教育
- 肺康复治疗

常规治疗

- 目前尚无有助于指导治疗和干预该重叠综合征的随机临床试验结果
- 治疗通常针对缓解症状
- 对于气道可变的阻塞和（或）过度充气，应用支气管扩张剂可能有最大的获益
- 单用 LAMA 或 LAMA 联用 LABA 治疗重叠综合征仍有待进一步研究阐明
- 对于支气管痉挛患者，选择支气管扩张剂和 ICS 是合理的
- 临床试验表明，复方糠酸氟替卡松 / 维兰特罗（第一种每日 1 次 ICS/LABA）与每日 2 次氟替卡松丙酸钠 / 沙美特罗的疗效相当；可显著改善 ACOS 患者的肺功能，表明这种联合用药可用于 ACOS 的常规治疗
- 2018 年 GINA 指南支持将 ICS 纳入 ACOS 患者的治疗方案。

一项设计良好的病例对照试验表明，与单独 LABA 治疗相比，经初始 ICS ＋ LABA 联合治疗的有 COPD 和哮喘病史的患者住院或死亡的综合风险较低

- 近期一项研究表明，奥马利珠单抗对 ACOS 具有一定的疗效，是 ACOS 患者有效和安全的治疗方法。然而，这项研究只纳入 3 例患者；因此，需要更大规模的随机试验

长期管理

- 对当前或曾经吸烟且 40 岁以后出现部分可逆气道阻塞和进行性运动不耐受，同时对指南推荐的哮喘治疗反应不稳定或无反应者，早期筛查重叠综合征很重要。戒烟、吸氧、肺康复和疫苗都是合理的干预措施
- 由于重叠综合征的患病率随年龄的增长而增加，针对可能影响呼吸系统疾病的年龄相关性非呼吸系统变化情况的监测至关重要。包括针对鼻塞症状（由于非过敏性或过敏性鼻炎、黏膜干燥或血管舒缩症状）进行鼻腔冲洗、鼻类固醇和（或）鼻抗胆碱药的治疗
- 治疗慢性误吸、胃食管反流病或声带功能障碍等合并症非常重要
- 由于 ACOS 患者的心血管疾病风险较高，即使不存在合并症，心血管疾病的评估也很重要

转诊

下列情况有必要咨询相关领域专家建议和进一步的诊断评估

- 症状持续和（或）恶化
- 诊断不明确
- 哮喘 /COPD 伴有非典型 / 附加症状（如咯血、体重减轻、盗汗、发热、支气管扩张症状）
- 可能干扰评估和管理的合并症
- 对治疗无反应

 # 重点和注意事项

预防

- 戒烟

- 避免触发因素

相关内容

哮喘（相关重点专题）

慢性阻塞性肺疾病（相关重点专题）

推荐阅读

Centers for Disease Control: *Asthma in the U.S.*, Vital Signs, 2011. www.cdc.gov/VitalSigns/Asthma.

Gershon AS et al: Combination long-acting beta-agonists and inhaled corticosteroids compared with long-acting beta-agonists alone in older adults with chronic obstructive pulmonary disease, *JAMA* 312(11):1114-1121, 2014.

Hardin M et al: The clinical and genetic features of COPD–asthma overlap syndrome, *Eur Respir* 44(2):341-350, 2014.

Ishiura Y et al: A comparison of the efficacy of once-daily fluticasone furoate/vilanterol with twice-daily fluticasone propionate/salmeterol in asthma-COPD overlap syndrome, *Pulm Pharmacol Ther* 35:28-33, 2015.

Izquierdo-Alonso JL, Izquierdo-Alonso JL, et al: Prevalence and characteristics of three clinical phenotypes of chronic obstructive pulmonary disease (COPD), *Respir Med* 107:724-731, 2013.

Louie S et al: The asthma-chronic obstructive pulmonary disease overlap syndrome: pharmacotherapeutic considerations, *Expert Rev Clin Pharmacol* 6:197-219, 2013.

Miravitlles M et al: Characterisation of the overlap COPD-asthma phenotype. Focus on physical activity and health status, *Respir Med* 107:1053-1060, 2013.

Postma DS et al: Asthma and chronic obstructive pulmonary disease: common genes, common environments? *Am J Respir Crit Care Med* 183(12):1588-1594, 2011.

Postma DS, Rabe KF: The asthma-COPD overlap syndrome, *N Engl J Med* 373:1241-1249, 2015.

Rascon-Aguilar IE et al: Role of gastroesophageal reflux symptoms in exacerbations of COPD, *Chest* 130(4):1096-1101, 2006.

Schiller JS et al: Summary health statistics for U.S. adults: national health interview survey, 2010, *Vital Health Stat* 10(252):1-207, 2012.

Sorino C et al: Fifteen-year mortality of patients with asthma-COPD overlap syndrome, *Eur J Intern Med* 34:72-77, 2016.

Tat TS, Cilli A: Omalizumab treatment in asthma-COPD overlap syndrome, *J Asthma* 53(10):1048-1050, 2016.

Zeki AA et al: The asthma-COPD overlap syndrome: a common clinical problem in the elderly, *J Allergy (Cairo)* 861-926, 2011.

第31章 肺栓塞
Pulmonary Embolism

Chakravarthy Reddy

陶新曹 译 张骅 审校

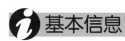 基本信息

定义

肺栓塞（pulmonary embolism，PE）是指血栓或其他栓塞物从远端进入肺循环。急性肺栓塞的分类见表 31-1。

表 31-1 急性肺栓塞的分类

分类（发生率）	临床表现	治疗
高危肺栓塞（5% ～ 10%）	收缩压 < 90 mmHg 或组织灌注不良或多系统器官功能衰竭合并广泛血栓形成，如"骑跨型"肺栓塞或左、右肺动脉主干血栓	抗凝（通常应用高剂量静脉注射普通肝素）加进一步治疗：全身溶栓药物、导管引导下药物治疗、手术取栓和（或）下腔静脉滤器
中高危肺栓塞（15%）	血流动力学稳定，但有中重度右心室功能不全或右心室增大，伴有提示右心室微梗死和（或）右心室压力超负荷的生物标志物水平升高	在决定是否实施进一步治疗之前应进行抗凝治疗；全身溶栓治疗须权衡心力衰竭和死亡风险的下降与出血性脑卒中的发生风险
中低危肺栓塞（5% ～ 10%）	血流动力学稳定，伴右心室功能不全或生物标志物水平升高	抗凝治疗后密切观察，如果临床恶化，则进一步治疗
低危肺栓塞（70%）	血流动力学稳定，右心室大小和功能正常	抗凝治疗，短期住院或完全家庭治疗

From Zipes DP: Braunwald's heart disease, a textbook of cardiovascular medicine, ed 11, Philadelphia, 2019, Elsevier.

同义词

肺血栓栓塞症

> ## ICD-10CM 编码
>
> I26　肺栓塞
>
> I26.01　脓毒性肺栓塞伴急性肺源性心脏病
>
> I26.09　其他肺栓塞伴急性肺源性心脏病
>
> I26.90　脓毒性肺栓塞不伴急性肺源性心脏病
>
> I26.99　其他肺栓塞不伴急性肺源性心脏病
>
> I26.82　慢性肺栓塞
>
> Z86.711　肺栓塞个人史

流行病学和人口统计学

- 美国每年有 65 万例 PE（女性和高龄患者的发病率增加）；每年美国有多达 10 万人死于急性 PE，且通常在尸检后才做出诊断。螺旋 CT 检查增加了 PE 的早期诊断率，使 PE 的严重程度和死亡率降低
- 90% 以上的肺动脉栓子来源于下肢深静脉系统
- 超过 20 万例住院患者与肺血栓栓塞症有关。8%～10% 的 PE 患者在发病 1 h 内死亡

体格检查和临床表现

- 最常见的症状：呼吸困难（82%～85%）
- 呼吸过速（30%～60%）
- 咳嗽（30%～40%）
- 哮鸣（20%）
- 胸痛：可能为非胸膜炎或胸膜炎性胸痛（梗死）（40%～49%）
- 晕厥（高危肺栓塞）（10%～14%）
- 发热、大汗、惊恐
- 咯血（2%）
- 可能存在下肢深静脉血栓形成的证据（如下肢肿胀和压痛）
- 心脏检查可出现心动过速（23%）、肺动脉瓣第二心音（P_2）亢进、三尖瓣关闭不全杂音、右心室肥大、右心可闻及第三心音（S_3）
- 肺部检查：啰音、局部哮鸣音、摩擦音

病因学

- 血栓、脂肪或其他异物

- PE 的危险因素：
  1. 长期制动、活动减少
  2. 术后状态、大手术
  3. 下肢外伤、制动或石膏固定
  4. 含雌激素的避孕药、激素替代治疗
  5. 有下肢深静脉血栓形成或 PE 病史
  6. 充血性心力衰竭
  7. 妊娠和产褥早期
  8. 内脏恶性肿瘤（肺、胰腺、消化道和泌尿生殖道）
  9. 脊髓损伤
  10. 高龄
  11. 肥胖
  12. 血液系统疾病（如 V 因子 Leiden 突变、抗凝血酶 III 缺乏、蛋白 C 缺乏、蛋白质 S 缺乏、狼疮抗凝物、真性红细胞增多症、异常纤维蛋白原血症、阵发性睡眠性血红蛋白尿、获得性蛋白 C 抵抗而无 V 因子 Leiden 突变、凝血酶原 G20210A 突变）
  13. COPD、糖尿病、急性疾病
  14. 长途航空旅行
  15. 中心静脉置管
  16. 自身免疫性疾病（系统性红斑狼疮、炎症性肠病、类风湿关节炎）

Dx 诊断

鉴别诊断

- 心肌梗死
- 心包炎
- 肺炎
- 气胸
- 胸壁疼痛
- 胃肠道疾病（如消化性溃疡、食管破裂、胃炎）
- 充血性心力衰竭
- 胸膜炎
- 焦虑症伴过度通气

- 心包压塞
- 主动脉夹层
- 支气管哮喘

评估

- 美国医师学会临床指南委员会指南对疑似急性 PE 患者的评估建议如下[①]：

  1. 采用有效的临床预测模型估计急性 PE 的验前概率

  2. 对于 PE 低度可能且符合所有 PE 排除标准的患者，无需行 D- 二聚体测定和影像学检查

  3. PE 中度可能或未符合所有 PE 排除标准的 PE 低度可能的患者应行高敏 D- 二聚体检测作为初始诊断性检查。低度或中度可能的 PE 患者不应行影像学检查

  4. 对年龄大于 50 岁的患者使用年龄校正后的 D- 二聚体阈值（年龄 ×10 ng/ml，而不是一般的 500 ng/ml）来确定是否有必要进行影像学检查

  5. 对于 D- 二聚体水平低于年龄校正阈值的患者，不应进行任何影像学检查

  6. PE 高度可能的患者应行 CT 肺动脉造影（computed tomographic pulmonary angiography，CTPA）检查。肺通气灌注显像应用于有 CTPA 禁忌证或不能行 CTPA 检查的患者

  7. 不推荐 PE 高度可能的患者行 D- 二聚体检测

- 仅靠临床评估不足以诊断或排除 PE。没有任何一种无创性检查同时具有高灵敏性和高特异性，因此除了临床评估外，大多数患者需要进行影像学检查诊断 PE。PE 的临床诊断流程见图 31-1

Wells 评分（表 31-2）和修订后的 Geneva 评分（表 31-3）可用于评估 PE 的可能性。在 Wells 评分中，对以下每一项结果进行打分：

  1. 深静脉血栓形成的临床体征或症状（得分＝ 3.0）

  2. 没有比 PE 更有可能的其他诊断（得分＝ 3.0）

  3. 心率＞ 100 次 / 分（得分 1.5）

---

① Raja AS et al：Evaluation of patients with suspected acute pulmonary embolism：best practice advice from the Clinical Guidelines Committee of the American College of Physicians，Ann Intern Med 163：701-711，2015.

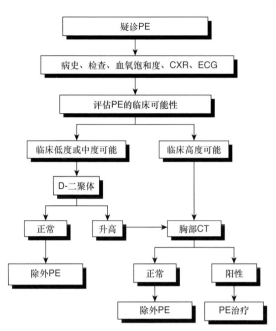

图 31-1 PE 的临床诊断流程。 CT，计算机断层扫描；CXR，胸部 X 线检查；ECG，心电图；PE，肺栓塞。（From Zipes DP：Braunwald's heart disease，a textbook of cardiovascular medicine，ed 11，Philadelphia，2019，Elsevier.）

表 31-2 肺栓塞的 Wells 评分 *

特征	评分
危险因素	
有肺栓塞或深静脉血栓形成病史	1.5
近 4 周内制动或手术史	1.5
肿瘤	1
临床表现	
咯血	1
心率 > 100 次 / 分	1.5
深静脉血栓形成的临床体征	3
其他	
其他诊断的可能性小于肺栓塞	3

总分为 0 ～ 1 分，低度可能；2 ～ 6 分，中度可能；≥ 7 分，高度可能

* Wells PS et al：Derivation of a simple clinical model to categorize patients probability of pulmonary embolism；increasing the models utility with the SimpliRED d-dimer，Thromb Haemost 83：416-420，2000.

From McGee S：Evidence-based physical diagnosis，ed 4，Philadelphia，2018，Elsevier.

表 31-3　修订版 Geneva 评分 *

特征	评分
危险因素	
年龄＞ 65 岁	1
有肺栓塞或深静脉血栓形成病史	3
近 1 个月内手术（全身麻醉）或骨折（下肢）	2
癌症（活动期或临床治愈＜ 1 年）	2
临床表现	
单侧腿部疼痛	3
咯血	2
心率	
75 ～ 94 次 / 分	3
≥ 95 次 / 分	5
下肢深静脉触诊疼痛和单侧水肿	4

总分为 0 ～ 3 分，低度可能；4 ～ 10 分，中度可能；≥ 11 分，高度可能

* Le Gal G et al：Prediction of pulmonary embolism in the emergency department：the revised Geneva score，Ann Intern Med 144：165-171，2006.

From McGee S：Evidence-based physical diagnosis, ed 4, Philadelphia, 2018, Elsevier.

 4. 近 4 周内制动或手术史（得分 1.5）

 5. 既往深静脉血栓或 PE 病史（得分 1.5）

 6. 咯血（得分＝ 1.0）

 7. 近 6 个月内积极治疗的癌症（得分＝ 1.0）

- 如果总得分＞ 6 分，则 PE 高度可能；如果为 2 ～ 6 分，PE 中等可能；如果＜ 2 分，PE 低度可能

- 改良的 Wells 评分将 PE 分为可能（＞ 4 分）或不太可能（＜ 4 分）

- PE 低度可能的患者，如果血浆 D- 二聚体水平正常，基本上可以排除 PE，不需要进一步行影像学检查。PE 中度或高度可能伴或不伴 D- 二聚体水平升高，需进一步行影像学检查

- YEARS 算法是一种根据 D- 二聚体水平调整的风险评估工具，在没有深静脉血栓形成的征象和咯血且被认为不是最可能的诊断的患者，D- 二聚体小于 1000 ng/ml 可用于排除下肢深静脉血栓形成

- CTPA（图 31-2）是一种较好的诊断方法（敏感性 83%，特异性 96%）

- 当患者有临床显著的造影剂过敏或肾功能不全或不能行 CTPA 检查时，可行肺通气 / 灌注（ventilation/perfusion，V/Q）显像检查

- 肺动脉造影（金标准）可明确诊断，但较少应用

- 临床高度疑诊 PE 且肺部扫描提示"低度可能"的患者，可行连续加压下肢多普勒超声检查，如果结果呈阳性则有临床诊断意义，阴性不能除外 PE

实验室检查

- 血气分析可显示低氧血症和呼吸性碱中毒（PaO_2 和 $PaCO_2$ 降低，pH 值升高）；结果正常不能除外 PE

- 肺泡-动脉（A-a）血氧梯度可能会升高，但是肺泡-动脉血氧梯度正常不能排除 PE

- 高敏血浆 D-二聚体测定：通过 ELISA 检测全血或血浆中纤溶酶降解纤维蛋白产生的交联 D 片段。PE 低度可能的患者血浆 D-二聚体水平正常可排除 PE。然而，D-二聚体水平不能用于诊断，因为其他疾病也可导致 D-二聚体水平升高（如转移性癌症、创伤、脓毒症、术后状态），因此 D-二聚体升高不能直接诊断 PE。血浆 D-二聚体联合下肢血管超声检查可用于 V/Q 显像和螺旋 CT 扫描不能诊断的患者。如果 D-二聚体水平正常且没有下肢深静脉血栓形成，可基本排除 PE

- PE 患者由于右心室扩张和心肌损伤，心肌肌钙蛋白水平可能升高；因此，所有出现胸痛、呼吸困难和心肌肌钙蛋白水平

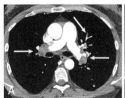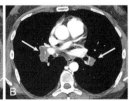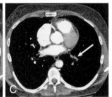

图 31-2 一位 46 岁女性患者表现为急性气短和缺氧。胸部 X 线检查正常。**A.** 胸部 CT 显示左、右主肺动脉（箭头）和左上叶节段动脉（箭头）低密度充盈缺损，代表高危肺栓塞。栓子延伸至左、右叶间动脉（箭头），以及左下叶节段动脉（箭头），分别见于 **B** 图和 **C** 图。（From Vincent JL et al: Textbook of critical care，ed 6，Philadelphia，2011，WB Saunders.）

升高的患者，需要鉴别 PE

- 急性 PE 患者血清脑钠肽（brain natriuretic peptide，BNP）水平升高可能反映右心室超负荷。图 31-3 显示了 PE 患者右心室功能不全的病理生理学特征
- 85% 的急性 PE 患者心电图异常。常见异常为窦性心动过速；非特异性 ST 段或 T 波改变；$S_I Q_{III} T_{III}$ 型（10% 的患者）；S_I、S_{II}、S_{III} 型；$V_1 \sim V_6$ 的 T 波倒置；急性右束支传导阻滞；新发心房颤动；II 导联 ST 段压低；右心室劳损。PE 患者心电图显示右心室劳损和血压正常与短期不良结局相关，并增加超声心动图显示右心室功能的预后价值

影像学检查

- 胸部 X 线检查可能正常，提示性表现包括膈肌抬高、胸腔积液、肺动脉扩张、肺部浸润或实变、血管突然截断、PE 远端

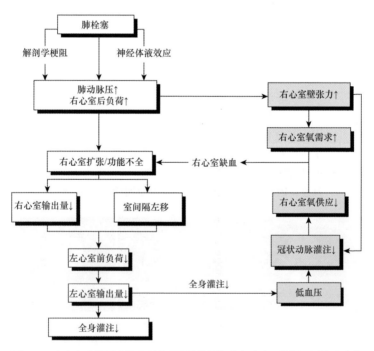

图 31-3　右心室功能不全的病理生理学及其引起全身动脉压降低、冠状动脉灌注减少和心室功能恶化的不良影响。（From Zipes DP：Braunwald's heart disease，a textbook of cardiovascular medicine，ed 11，Philadelphia，2019，Elsevier.）

血流减少（Westermark 征）或肺不张。中叶和下叶呈楔形实变提示肺梗死，即汉普顿驼峰

- CT 血管造影是一种准确、无创的诊断方法，可发现肺动脉主干、叶和段水平的 PE。与标准肺动脉造影相比，CT 血管造影的主要优点是可以鉴别诊断其他胸腔内疾病，有利于明确患者的临床情况。CT 血管造影的侵入性更小，成本更低，可以广泛应用。其主要缺点是对亚段栓塞的敏感性较差

- 肺 V/Q 显像（可用于胸部 X 线检查正常的患者）：该检查结果须结合 PE 的验前概率进行解释

1. 肺 V/Q 显像正常可排除 PE

2. 通气-灌注不匹配提示 PE，肺 V/Q 显像提示高度可能一般可以诊断 PE（图 31-4）

3. 如果临床高度疑诊 PE，肺 V/Q 显像显示低度或中度可能，可行肺动脉造影诊断；肺动脉造影阳性可以确定诊断：下肢加压超声检查阳性提示深静脉血栓形成，无需做动脉造影，因为这些患者需要静脉抗凝治疗，PE 患者进行下肢深静脉血栓形成的加压超声检查的总体敏感性为 29%，特异性为 97%；肺 V/Q 显像没有诊断的患者行下肢深静脉超声检查可减少 9% 的血管造影检查；缺点是约 26% 的患者超声检查可能呈假阳性，增加了不必要的抗凝治疗

- 血管造影：肺动脉造影是以前诊断 PE 的金标准；由于肺动脉

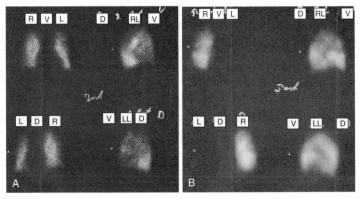

图 31-4 高危肺栓塞的肺通气-灌注扫描。A. 通气扫描结果正常。**B.** 灌注扫描显示整个左肺完全消失，表明左肺动脉近端闭塞。D，背侧；L，左；LL，左叶；R，右；RL，右叶；V，腹侧。[From Crawford MH et al（eds）: Cardiology，ed 2，St Louis，2004，Mosby.]

造影是有创性检查，检查费用也较昂贵，难以广泛应用。纵隔疾病（如放射纤维化和肿瘤）可导致肺血管造影假阳性

- 在有经验的中心，肺动脉钆增强磁共振血管造影（MRA/MRV）诊断 PE 具有中等敏感性和高特异性，但较难获得清晰的图像，只在其他影像学检查有禁忌的情况下进行

- 超声心动图：有助于鉴别预后不良的 PE 患者。中重度低动力、持续性肺动脉高压、卵圆孔未闭、右心漂浮血栓是死亡或血栓复发风险增加的标志。此类患者应考虑溶栓或取栓

Rx 治疗

非药物治疗

纠正危险因素（请参阅"病因学"）以防止再次发生 PE。

急性期治疗

急性 PE 患者应进行风险分层，以便对最可能获益的高危 PE 患者行较高风险的治疗（如溶栓、取栓）

- 低危和中危患者初始治疗推荐抗凝治疗

- 口服 Xa 因子抑制剂利伐沙班（15 mg 每日 2 次，3 周后改为 20 mg/d）已被研究用于下肢深静脉血栓形成和 PE 的治疗，不需要之前进行肠外抗凝治疗。在复发性静脉血栓栓塞方面，下肢深静脉血栓形成和 PE 患者单用利伐沙班治疗并不劣于低分子量肝素（low molecular weight heparin，LMWH）序贯维生素 K 拮抗剂的治疗。严重肾衰竭患者应避免使用利伐沙班

- 另一种 Xa 因子抑制剂阿哌沙班（10 mg 每日 2 次，7 d 后改为 5 mg 每日 2 次）也被批准用于治疗急性 PE，因为 AMPLIFY 和 AMPLIFY-EXT 研究数据显示阿哌沙班在疗效和安全性方面不劣于华法林

- 华法林或达比加群治疗前需应用普通肝素（unfractionated heparin，UFH）（静脉或皮下注射）、皮下注射 LMWH 或磺达肝葵钠作为初始治疗至少 5 d。如果应用静脉注射 UFH，给予静脉推注负荷剂量 80 U/kg，然后以 18 U/（kg·h）持续静脉输注，以达到治疗性抗 Xa 因子［或活化部分凝血活酶时间（activated partial thromboplastin time，APTT）］水平。严重肾衰竭患者应避免应用 LMWH 和磺达肝葵钠

- 溶栓药［尿激酶、组织型纤溶酶原激活物（tissue-type plasminogen activator，tPA）、链激酶］：能快速溶解血栓，但大出血风险也会增加（颅内出血发生率达 3%）；对于血流动力学不稳定且无溶栓禁忌证的高危 PE 患者，首选溶栓药物治疗，图 31-5 介绍了中危 PE 的治疗。图 31-6 介绍了伴有右心室受损的中高危 PE 的治疗。虽然有证据表明半量 tPA 治疗有效，但血流动力学稳定的急性中危 PE 患者行溶栓治疗仍存在争议。有些医生建议心电图诊断为中重度右心室功能不全但血压正常的 PE 患者应用阿替普酶溶栓（100 mg 静脉注射 2 h）。无出血且血流动力稳定的急性中危 PE 患者，阿替普酶序贯肝素治疗可以改善临床病程，主要是减少后续再次溶栓治疗的风险。还需要更多研究来证实这种治疗的合理性。肺栓塞溶栓（PEITHO）研究显示中危 PE 患者溶栓治疗可以改善血流动力学，但增加了大出血和脑卒中的风险
- 华法林或利伐沙班可用于非恶性肿瘤相关性 PE 的长期治疗
- 恶性肿瘤相关性 PE 的长期治疗建议使用 LMWH
- 存在可逆危险因素的 PE，应抗凝治疗 3 个月。无诱因的 PE 建议长期抗凝，复发性无诱因的 PE 应无限期抗凝。长期抗凝治疗应考虑抗凝治疗的获益和出血的风险
- 如果存在溶栓和抗凝治疗禁忌证（如胃肠道出血、近期中枢神经系统手术、近期创伤），或者患者进行抗凝治疗后仍出现复发性 PE，需要置入下腔静脉滤器来阻断血栓
- 在老年人中，下腔静脉滤器与 30 d 和 1 年死亡率增高相关（分别为 11.6% 和 20.5%，未置入下腔静脉滤器的患者为 9.3% 和 13.4%）。但是放置滤器的患者比未放置的患者病情更重
- 急性肺动脉栓子清除术或基于导管的血栓切除术可能适用于不能接受溶栓治疗的高危肺栓塞患者。对于没有足够时间进行有效溶栓治疗以及接受溶栓治疗后血流动力学仍不稳定的患者，也建议进行取栓术

长期管理

- 消除危险因素（请参阅"病因学"）
- 无诱因下肢深静脉血栓形成 /PE 患者的静脉血栓栓塞复发率高。长期抗凝治疗可以减少无诱因的下肢深静脉血栓形成 /PE 患者血栓复发的风险，一旦停止抗凝治疗，这种保护作用

急性肺栓塞收缩压>90 mmHg伴右心室功能障碍

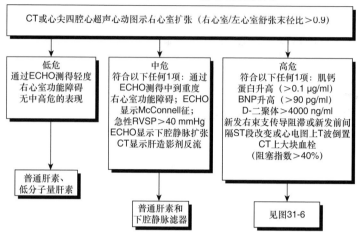

图 31-5　中危肺栓塞的治疗。（From Parrillo JE，Dellinger RP：Critical care medicine，principles of diagnosis and management in the adult，ed 5，Philadelphia，2019，Elsevier.）

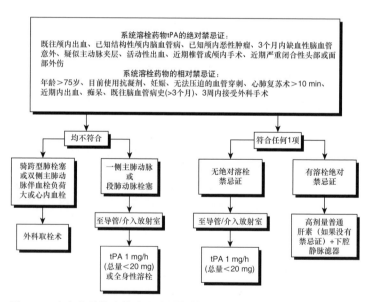

图 31-6　中高危肺栓塞伴右心室受损的治疗。（From Parrillo JE，Dellinger RP：Critical care medicine，principles of diagnosis and management in the adult，ed 5，Philadelphia，2019，Elsevier.）

也会消失。无明显诱因的下肢深静脉血栓形成 /PE 患者进行抗凝需要权衡出血风险和其他因素

- 对于已经口服抗凝药物 6 ～ 18 个月的初次无诱因的静脉血栓栓塞症患者，口服阿司匹林（100 mg/d）预防静脉血栓复发的效果优于安慰剂。这提示对于静脉血栓栓塞症复发风险较高的患者，如果拒绝或不能继续口服抗凝药物治疗，阿司匹林可能作为预防复发的一种治疗选择
- 新型口服抗凝剂（利伐沙班、达比加群和阿哌沙班）的长期治疗研究显示，与安慰剂相比，新型口服抗凝剂疗效更好，能降低死亡率而不增加大出血的发生风险（尽管会增加非大出血的风险）

预后

- 通过快速有效的治疗，死亡率可以降至 10% 以下。表 31-4 描述了 PE 死亡危险分层和病情严重程度调整的治疗。预后不良的指标包括血流动力学不稳定 / 低血压、右心室功能不全的征

表 31-4　肺栓塞相关死亡危险分层及严重程度调整的治疗 *

早期死亡风险	危险因素			推荐治疗
	休克或低血压（临床检查）	右心室功能不全（超声心动图或多源 CT）	心肌损伤（心肌肌钙蛋白检测）	
高	有	有 [†]	NA [‡]	普通肝素加溶栓或取栓术
中 [§]	无	有	有	低分子量肝素或磺达肝癸钠；一般情况下不进行早期溶栓；监测临床状态和右心室功能
低	无	无	无	低分子量肝素或磺达肝癸钠；考虑门诊治疗

* 引自 2008 年欧洲心脏病学会急性肺栓塞诊断和治疗指南，NA 表示不适用

[†] 血流动力学不稳定且临床疑诊肺栓塞的患者，如果超声心动图显示右心室功能正常，或 CT 扫描显示无右心室扩张，则应鉴别诊断其他疾病

[‡] 肌钙蛋白检测结果不影响血流动力学不稳定的急性肺栓塞患者的危险分层或治疗

[§] 尽管有研究表明伴有右心室功能不全和心肌损伤的血压正常的肺栓塞患者比仅有一种危险因素的患者有更高的死亡风险，但目前没有明确的证据表明前者需要接受更积极的治疗

From Konstantinides S：Acute pulmonary embolism，N Engl J Med 359：2804-2813，2008.

象、BNP 升高、肌钙蛋白升高、血栓负荷、合并下肢深静脉血栓形成和右心室血栓。肺栓塞严重程度指数（PESI）见表 31-5
- 复发性 PE 经有效治疗后的死亡率为 8%，未经治疗的 PE 患者死亡率＞30%

表 31-5　原版和简化的肺栓塞严重程度指数（PESI）

变量	原版 PESI	简化 PESI
年龄	年龄（岁）	1（如果年龄＞80 岁）
男性	＋10	—
癌症病史	＋30	1
心力衰竭病史	＋10	其中一项或两项均为 1
慢性肺病病史	＋10	
脉搏＞110 次 / 分	＋20	1
收缩压＜100 mmHg	＋30	1
呼吸频率＞30 次 / 分	＋20	—
体温＜36℃	＋20	—
精神状态改变	＋60	—
SaO_2＜90%	＋20	1

30 d 死亡率风险等级（基于总分）

低风险 PESI	低风险 sPESI
Ⅰ级＜65 分（事件发生率的 95% 置信区间为 0～1.6）	0 分（事件发生率的 95% 置信区间为 0～2.1）
Ⅱ级：66～85 分（事件发生率的 95% 置信区间为 1.7～3.5）	

高风险 PESI	高风险 sPESI
Ⅲ级：86～105 分（事件发生率的 95% 置信区间为 3.2～7.1）	≥1 分（事件发生率的 95% 置信区间为 8.5～13.2）
Ⅳ级：106～125 分（事件发生率的 95% 置信区间为 4.0～11.4）	
Ⅴ级：＞125 分（事件发生率的 95% 置信区间为 10.0～24.5）	

From Vincent JL et al: Textbook of critical care, ed 7, Philadelphia, 2017, Elsevier.

重点和注意事项

专家点评

- 使用临床预测模型结合 D- 二聚体检测可减少不必要的影像学检查。临床 PE 低度可能且 D- 二聚体＜ 1000 mg/ml 可以确定为 PE 低风险[①]

- 高危 PE（伴低血压、休克或心搏骤停的 PE）仍是溶栓治疗的指征。中危肺栓塞（有右心功能不全或心肌损伤但没有低血压的 PE）行溶栓治疗仍存在争议

- 最近一项前瞻性研究显示适用于妊娠患者的 YEARS 评估方法可用于排除疑诊 PE 的妊娠患者。YEARS 算法中的 3 个标准包括：①深静脉血栓形成的临床体征；②咯血；③诊断 PE 的可能性最大。也可以同时检查 D- 二聚体水平。如果 3 个标准均不满足且 D- 二聚体水平＜ 1000 mg/ml，或满足≥ 1 个标准但 D- 二聚体水平＜ 500 mg/ml，则可以排除 PE[②]

相关内容

深静脉血栓形成（相关重点专题）

高凝状态（相关重点专题）

推荐阅读

Agnelli G, Becattini C: Acute pulmonary embolism, *N Engl J Med* 363:266-274, 2010.

Aujesky D et al: Outpatient versus inpatient treatment for patients with acute pulmonary embolism: an international, open-label, randomized, non-inferiority trial, *Lancet* 378:41, 2011.

Bikdeli B et al: Association of inferior vena cava filter use with mortality rates in older adults with acute pulmonary embolism, *JAMA Intern Med* 179(2):263-265, 2019.

Meyer G et al: Fibrinolysis for patients with intermediate-risk pulmonary embolism, *N Engl J Med* 370:1402-1411, 2014.

---

① Kearon C et al：Diagnosis of pulmonary embolism with d-dimer adjusted to clinical probability，N Engl J Med 381（22）：2125-2134，2019.

② van der Pol LM et al：Pregnancy-adapted YEARS algorithm for diagnosis of suspected pulmonary embolism，N Engl J Med 380（12）：1139-1149，2019.

Raja AS et al: Evaluation of patients with suspected acute pulmonary embolism: best practice advice from the Clinical Guidelines Committee of the American College of Physicians, *Ann Intern Med* 163:701-774, 2015.

Righini M et al: Diagnosis of pulmonary embolism during pregnancy: a multicenter prospective management out come study, *Ann Intern Med* 169:766-773, 2018.

Sareyyupoglu B et al: A more aggressive approach to emergency embolectomy for acute pulmonary embolism, *Mayo Clin Proc* 85(9):785-790, 2010.

Sharifi M et al: Moderate pulmonary embolism treated with thrombolytics (MOPETT), *Am J Cardiol* 111(2):273, 2013.

Spurzem JR, Geraci SA: Outpatient management of patients following pulmonary embolism, *Am J Med* 123:987-990, 2010.

Van ES et al: Wells rule and D-dimer testing to rule out pulmonary embolism: a systematic review and individual patient data meta-analysis, *Ann Intern Med* 165:253-261, 2016.

Zoller B et al: Risk of pulmonary embolism in patients with autoimmune disorders: a nationwide follow-up study from Sweden, *Lancet* 379:244-249, 2012.

第 32 章　肺动脉高压
Pulmonary Hypertension

Caroline Zahm

陶新曹　译　张骅　审校

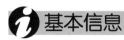 基本信息

定义

肺动脉高压（pulmonary hypertension，PH）是指静息时平均肺动脉压（pulmonary arterial pressure，PAP）升高≥ 20 mmHg（以往为≥ 25 mmHg）。PH 主要分为五大组：动脉性肺动脉高压（第 1 组）、左心疾病相关性肺动脉高压（第 2 组）、肺部疾病相关性肺动脉高压（第 3 组）、慢性血栓栓塞性肺动脉高压（第 4 组）和其他（第 5 组）。

动脉性肺动脉高压（pulmonary arterial hypertension，PAH）是一种综合征，定义为右心导管测得平均肺动脉压≥ 20 mmHg 而肺毛细血管楔压（pulmonary capillary wedge pressure，PCWP）< 15 mmHg，并且肺血管阻力≥ 3 Wood 单位。符合 PAH 但没有诱因时可诊断为特发性肺动脉高压（idiopathic pulmonary arterial hypertension，IPAH）。这是一种严重的疾病，其特点为进行性毛细血管前微动脉闭塞。本章主要讨论 PAH。

同义词

动脉性肺动脉高压

特发性肺动脉高压

疾病相关性肺动脉高压

PAHA，又称继发性肺动脉高压

遗传性肺动脉高压

第 1 组肺动脉高压

ICD-10CM 编码

I27.0　原发性肺动脉高压

I27.2　其他继发性肺动脉高压

流行病学和人口统计学

- IPAH 较罕见，年发病率为（1 ～ 2）/100 万，总患病率约为（15 ～ 50）/100 万
- IPAH 女性较男性多见，比例为 3∶1，通常在 30 ～ 50 岁发病
- 成人 PH 最常见的原因是左心疾病（第 2 组）
- 继发性 PAH 的患病率在硬皮病患者中为 8% ～ 12%，在 HIV 感染者中为 0.5%，在混合性结缔组织病患者中为 23% ～ 53%，在系统性红斑狼疮患者中为 1 ～ 4%

体格检查和临床表现

- 起病隐匿，可能数年无法被发现
- 劳力性呼吸困难是最常见的症状（60%）
- 疲劳和虚弱
- 厌食 / 腹痛
- 晕厥，常于劳累后或洗热水澡导致毛细血管扩张时出现
- 胸痛
- 扩张的肺动脉压迫喉返神经引起声音嘶哑（Ortner 综合征）
- 咯血
- 少数情况可因心房颤动或心房扑动而出现心悸
- 肺动脉瓣第二心音（P_2）亢进或第二心音反常分裂
- 右侧可闻及第四心音
- 颈静脉怒张
- 腹胀和腹水
- 胸骨旁（右心室）搏动
- 全收缩期三尖瓣反流杂音，左侧第 4 胸骨旁线最明显，随吸气强度增强
- 外周水肿
- 评估肺动脉高压的查体特点见表 32-1

病因学

- IPAH 的病因不明
- APAH（疾病相关性 PAH）有若干已知的危险因素：结缔组织病（如系统性硬化病）、门静脉高压和肝硬化、食欲抑制药物（如氯氟拉明）、感染（包括血吸虫病和 HIV 感染）。高海拔、血吸虫病和 HIV 感染是全球 PH 的常见原因。然而在发

表 32-1　与肺动脉高压相关的查体特点

体征	描述
反映肺动脉高压严重程度的体征	
肺动脉瓣第二心音亢进（90% 以上可于心尖部闻及）	肺动脉压升高增加肺动脉瓣关闭的力量
收缩早期喀喇音	动脉高压导致肺动脉瓣开瓣中断
收缩中期喷射性杂音	肺动脉流出道跨瓣膜湍流
左胸骨旁抬举性搏动	右心室压力高和肥厚
右心室可闻及第四心音（38%）	右心室压力高和肥厚
颈静脉 A 波增高	右心室顺应性减低
提示中重度肺动脉高压的体征	
中重度肺动脉高压	
吸气时全收缩期杂音	三尖瓣反流
颈静脉 V 波增高	
肝搏动征	
舒张期杂音	肺动脉反流
肝-颈静脉回流征	中心静脉高压
晚期肺动脉高压伴右心衰竭	
右心室可闻及第三心音（23%）	右心室功能不全
颈静脉怒张	右心室功能不全和（或）三尖瓣反流
肝大	右心室功能不全和（或）三尖瓣反流
外周水肿（32%）	
腹水	
低血压、脉压降低、四肢冰凉	心排血量降低、外周血管收缩
提示肺动脉高压的可能潜在病因或合并症的体征	
中心性发绀	通气-灌注比例失调、肺内分流、低氧血症、肺-体分流
杵状指	先天性心脏病、肺静脉病
心脏听诊（包括收缩期杂音、舒张期杂音、开瓣音和奔马律）	先天性或获得性心脏病或瓣膜疾病

续表

体征	描述
肺部听诊可闻及啰音、浊音、呼吸音减弱	肺充血和（或）积液
细湿啰音、辅助呼吸肌参与、哮鸣、呼气延长、咳痰	肺实质疾病
肥胖、脊柱后凸、扁桃体肥大	肺通气功能障碍可能的潜在病因
指端硬化、关节炎、毛细血管扩张、雷诺现象、皮疹	结缔组织病
外周静脉功能障碍或闭塞	静脉血栓可能
静脉淤滞性溃疡	镰状细胞病可能
肺血管杂音	慢性血栓栓塞性肺动脉高压
脾大、蜘蛛痣、肝掌、黄疸、脐周静脉曲张、腹水	门静脉高压

From McLaughlin VV et al: ACCF/AHA 2009 expert consensus document on pulmonary hypertension: a report of the American College of Cardiology Foundation Task Force on Expert Consensus Documents and the American Heart Association developed in collaboration with the American College of Chest Physicians; American Thoracic Society, Inc., and the Pulmonary Hypertension Association, J Am Coll Cardiol 53: 1573, 2009; In Mann DL et al: Braunwald's heart disease, ed 11, Philadelphia, 2019, Elsevier.

达国家，左心室衰竭导致的静脉型肺动脉高压和 COPD 相关的 PH 是更为常见的原因

- 多种基因异常与遗传性 PAH（heritable PAH，HPAH）相关，其中多数为 2q33 染色体上编码肿瘤生长因子 - β 家族受体（BMPR- Ⅱ、ALK-1、内皮联蛋白）的基因的突变
- 高达 25% 的 IPAH 患者存在 BMPR- Ⅱ 结构或功能异常，高达 80% 的 HPAH 患者是由于 BMPR- Ⅱ 基因突变
- *KCNK3*、*SMAD9* 和 *CAV1* 的基因突变也与家族性和特发性 PAH 有关
- HPAH 是一种常染色体显性遗传疾病，外显率可变，仅影响 10% ～ 20% 携带者
- 多种因素参与了 PAH 的发病，包括遗传易感性、内皮细胞功能障碍、血管活性调控异常、血栓阻塞血管腔、细胞增殖和基质产生引起血管重塑等

- 妊娠晚期使用选择性 5- 羟色胺再摄取抑制剂与新生儿持续性 PAH 增多有关
- 表 32-2 描述了更新后的 PH 临床分类

表 32-2　更新的肺动脉高压分类

1. PAH 1.1 特发性 PAH 1.2 遗传性 PAH 1.3 药物或毒物引起的 PAH 1.4 疾病相关性 PAH： 　1.4.1 结缔组织病 　1.4.2 HIV 感染 　1.4.3 门静脉高压 　1.4.4 先天性心脏病 　1.4.5 血吸虫病 1.5 对钙通道阻滞剂长期反应的 PAH 1.6 具有明显的静脉 / 毛细血管受累（PVOD/PCH）特征的 PAH 1.7 新生儿综合征中的持续性 PAH **2. 左心疾病相关性 PH** 2.1 LVEF 保留的心力衰竭导致的 PH 2.2 LVEF 降低的心力衰竭导致的 PH 2.3 心脏瓣膜疾病 2.4 先天性 / 获得性心血管疾病导致的毛细血管后 PH	**3. 肺部疾病和（或）低氧引起的 PH** 3.1 阻塞性肺疾病 3.2 限制性肺疾病 3.3 阻塞 / 限制混合性肺疾病 3.4 低氧血症不伴肺疾病 3.5 肺发育不良 **4. 肺动脉阻塞性 PH** 4.1 慢性血栓栓塞性 PH 4.2 其他肺动脉阻塞性疾病 **5. 不明原因和（或）多因素机制引起的 PH** 5.1 血液病 5.2 系统性或代谢疾病 5.3 其他 5.4 复杂性先天性心脏病

HIV，人类免疫缺陷病毒；LVEF，左心室射血分数；PAH，动脉性肺动脉高压；PCH，肺毛细血管瘤；PH，肺动脉高压；PVOD 肺静脉闭塞症

From Simonneau G et al：Haemodynamic definitions and updated clinical classification of pulmonary hypertension. Eur Respir J 53（1）：1801913，2019；DOI：10.1183/13993003.01913-2018.

Dx 诊断

- PAH 依据血流动力学诊断，包括检测肺血管床肺动脉压和肺血管阻力升高，但无明显的肺静脉压升高
- 疑诊 PAH 的患者均必须进行右心导管检查，以建立诊断和评估肺血流动力学（包括对血管扩张剂的反应性）
- IPAH 较难与射血分数保留的心力衰竭（heart failure with preserved EF，HFpEF）鉴别。在这些患者中，静息状态下 PCWP 可高于正常上限。右心导管检查可见运动或补液后 PCWP 不成比

例地升高有利于对左心疾病相关性肺动脉高压（第 2 组）的诊断

- IPAH 为排除性诊断，须除外第 2～5 组 PH 才能诊断 IPAH。在诊断和治疗 IPAH 前必须进行经胸超声心动图、HRCT、肺功能检查和 V/Q 显像等检查

鉴别诊断

鉴别诊断见"病因学"。表 32-3 归纳了 PAH 和 HFpEF 的鉴别。

表 32-3 动脉性肺动脉高压（PAH）与射血分数保留的心力衰竭（HFpEF）的鉴别

临床表现	倾向 PAH	倾向 HFpEF
年龄	较小	较大
合并症—DM、HTN、CAD、肥胖（代谢综合征）	常无	常多种并存
症状—PND、端坐呼吸	常无	常有
心脏查体	右心室抬举性搏动、P_2 亢进、三尖瓣杂音、肺野呼吸音清	持续左心室搏动、LS_4
CXR	肺野无异常	肺血管充血、胸腔积液、肺水肿
胸部 CT	肺野通常无异常	马赛克征象、磨玻璃影合并慢性间质水肿
ECG	RAD、RVE	LAE、LVE、心房颤动、没有 RAD
利尿钠肽	常升高	常升高
Echo—LAE、LVH	无	常有
Echo—舒张功能不全	1 级多见	2、3 级多见
Echo—右心室	常扩大，可能累及心尖部	常正常或轻度扩大
Echo—心包积液	偶有	罕见

CAD，冠状动脉疾病；CT，计算机断层扫描；CXR，胸部 X 线检查；DM，糖尿病；ECG，心电图；Echo，超声心动图；HTN，高血压；LEA，左心房扩大；LS_4，左心第四心音；LVE，左心室扩大；LVH，左心室肥厚；PND，夜间阵发性呼吸困难；RAD，电轴右偏；RVE，右心室扩大；TR，三尖瓣反流

From Mann DL et al：Braunwald's heart disease，ed 10，Philadelphia，2015，Elsevier.

评估

- 包括建立诊断和病因
- 多普勒超声心动图可以提供无创但局限的估测肺动脉收缩压。常见三尖瓣反流、右心扩大、室间隔异常移动，心包积液少见。然而，PH 不能单凭超声心动图确诊，因为超声心动图可能高估或低估肺动脉压
- 心电图示右心室扩大、劳损改变、电轴右偏
- 胸部 X 线检查（图 32-1）示肺动脉段突出、右心扩大。90% 的确诊患者胸部 X 线检查表现异常
- 胸部 X 线检查正常不能排除诊断。HRCT（图 32-2）可协助评估肺气肿和间质性肺疾病。V/Q 显像对慢性血栓栓塞症的敏感性高。CT 血管造影对于诊断慢性血栓栓塞性疾病的敏感性较低。肺动脉造影特异性较高，可用于慢性血栓栓塞性肺动脉高压的诊断，并评估可从肺血栓内膜切除术（pulmonary endarterectomy，PEA）中获益的患者
- 对于右心室大小、形态和功能，心脏磁共振（cardiac magnetic resonance imaging，CMR）可提供精确的无创评估
- 根据病因，肺功能检查可能显示阻塞性（气道疾病）和（或）限制性疾病（肺实质病变）。由于 PAH 患者的肺血管床被破坏，故 DL_{CO} 下降
- 对于无症状的 PAH 患者，应系统连续地评估病情严重程度，可联合世界卫生组织（World Health Organization，WHO）功

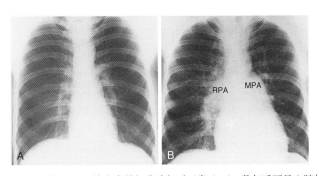

图 32-1　进展性 PAH。 该患者最初胸片相对正常（A），数年后可见心脏扩大（B）、肺动脉主干（MPA）和右动脉（RPA）明显扩张。肺动脉向外周快速变细提示肺动脉高压，有时称为截断征。[From Mettler FA（ed）: Primary care radiology, Philadelphia, 2000, WB Saunders.]

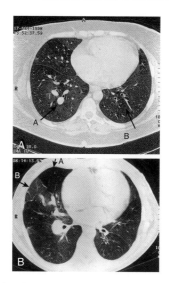

图 32-2 慢性血栓栓塞性肺动脉高压患者的胸部 CT。A. 螺旋扫描肺血管造影剂增强显示因血栓扩大的受累血管（*A*）与非受累血管（*B*）的血管直径有显著差异。**B.** 高分辨率 CT 平扫显示明显的马赛克图案，表现为肺实质灌注区（*B*）和非灌注区（*A*）密度的差异，这也与潜在的血栓栓塞相一致。[From Zipes DP et al（eds）：Braunwald's heart disease，ed 7，Philadelphia，2005，WB Saunders.]

　　能分级（functional class，FC）、活动耐力、超声心动图、实验室检查以及血流动力学来为治疗决策提供信息
- 应进行右心导管检查评估肺动脉血流动力学，排除分流和左心疾病，并进行急性血管反应性试验
- 如果没有禁忌证，有症状的 PAH 患者应在有操作经验的中心使用短效药物进行急性血管反应性试验
- 需要采用多普勒超声心动图筛查 PAH 的情况包括：携带已知的易感基因突变或一级亲属患 IPAH、结缔组织病（尤其是硬皮病）、先天性心脏病合并左向右分流、HIV 感染、镰状细胞病或正在接受原位肝移植评估的门静脉高压患者
- 通过 WHO 功能分级（Ⅰ～Ⅳ级）和 6 min 步行试验（6 MWT）评估功能损害的程度可以有效监测疾病进展及对治疗的反应
- 表 32-4 总结了对 PAH 患者的纵向评估

表 32-4　PAH 患者的纵向评估 *

	低风险	高风险
临床症状	稳定，无症状加重和（或）失代偿	不稳定，症状加重和（或）失代偿
体格检查	无右心衰竭证据	有右心衰竭体征
功能分级 [†]	Ⅰ / Ⅱ	Ⅳ
6 min 步行距离 [†]	> 400 m	< 300 m
超声心动图	右心室大小 / 功能正常	右心室扩大 / 功能障碍
血流动力学	RAP 正常 CI 正常	RAP 增高 CI 下降
BNP	接近正常 / 保持稳定或下降	升高 / 增加
治疗	口服药物治疗	静脉注射前列腺素类和（或）联合治疗
评估频度	每 3 ～ 6 个月 [‡]	每 1 ～ 3 个月
功能分级评估	每次门诊就诊	每次门诊就诊
6 min 步行距离	每次门诊就诊	每次门诊就诊
超声心动图 [§]	每年或根据中心意见	每 6 ～ 12 个月或根据中心意见
BNP [¶]	根据中心意见	根据中心意见
右心导管	临床恶化时和根据中心意见	每 6 ～ 12 个月或临床恶化时

BNP，脑钠肽；CI，心指数；RAP，右心房压

* 对于高危患者，应考虑转诊至 PAH 专业中心行进一步治疗、临床试验和（或）肺移植

[†] 功能分级Ⅲ级和（或）6 min 步行距离 300 ～ 400 m 的患者的随访评估频率应取决于对上表所列其他临床和客观特征的详细评估

[‡] 对于通过治疗保持病情稳定的患者，可经转诊医师或 PAH 专业中心随访评估

[§] 超声心动图只能估测肺动脉收缩压，不建议将其作为治疗决策的唯一参数

[¶] 连续监测 BNP 水平对指导个体患者的治疗有效性尚未确定

From McLaughlin VV et al：ACCF/AHA 2009 expert consensus document on pulmonary hypertension. A report of the American College of Cardiology Foundation Task Force on Expert Consensus Documents and the American Heart Association developed in collaboration with the American College of Chest Physicians；American Thoracic Society，Inc.，and the Pulmonary Hypertension Association，J Am Coll Cardiol 53：1573，2009.

From Mann DL et al：Braunwald's heart disease，ed 10，Philadelphia，2015，Elsevier.

实验室检查和诊断性检查

- PAH 患者的血常规通常正常，但可见继发性红细胞增多症
- 动脉血气分析可见氧分压和氧饱和度降低
- 持续夜间血氧监测和（或）睡眠监测以排除睡眠呼吸暂停或低通气
- 其他血液化验：抗核抗体（antinuclear antibody，ANA）、ANCA、抗 Scl-70、抗着丝粒抗体、抗拓扑异构酶抗体、抗 Ro 抗体、抗 La 抗体、抗 RNA 聚合酶 Ⅲ 抗体、核糖核蛋白抗体水平和类风湿因子，以筛查潜在的结缔组织病，以及 HIV 血清学、肝功能、抗磷脂抗体等
- BNP 水平可提供预后信息，BNP 水平升高与死亡率升高有关
- 对于慢性血栓栓塞性 PAH，V/Q 显像扫描有较高敏感性，而确诊需进行特异性较高的肺动脉造影检查

℞ 治疗（图 32-3）

- 关于 PAH 管理的证据大部分针对 IPAH/HPAH。也有一些关于治疗结缔组织病（尤其是硬皮病）和先天性心脏病相关性 APAH 的证据。关于治疗其他原因导致的 PAH 的推荐局限于个案报道和专家共识
- 对于结节病相关性 PH，有一些使用高级别治疗的证据。结节病相关性 PH 的异质性使解释更加复杂

一般措施和治疗

- 应鼓励患者在症状允许的范围内保持活动，并避免过度的体力活动
- 运动训练可能对 PH 患者有益。这和运动耐力、肌肉功能、生活质量的提高，甚至可能与右心室功能和肺循环血流动力学的改善有关
- 由于会增加 30%～50% 的死亡率，PAH 患者应避免妊娠
- PAH 患者感染后死亡风险高，应接种与年龄适应的疫苗，同时接种流行性感冒和肺炎球菌性肺炎疫苗
- 虽然没有随机试验证据表明长期氧疗能够获益，但给氧可降低肺血管阻力。可考虑移动性氧疗来治疗运动引起的氧饱和度下降，以维持氧饱和度在 90% 以上

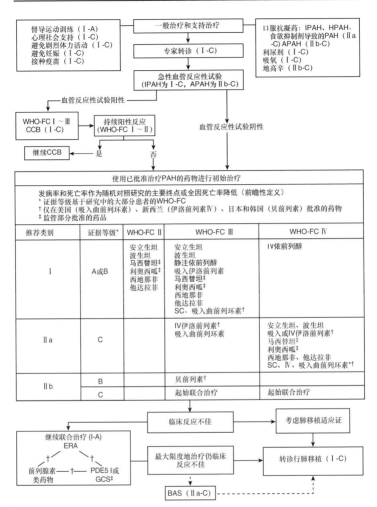

图 32-3　动脉性肺动脉高压（PAH）的治疗流程。推荐所有无禁忌证的 IPAH 患者行基础华法林抗凝治疗。利尿剂可用于治疗右心衰竭。建议氧疗以使氧饱和度维持在 90% 以上。对于所有可能长期接受钙通道阻滞剂（CCB）治疗的 IPAH 患者，都应进行急性血管反应性试验。其他 PAH 患者对口服 CCB 的长期反应非常低，急性血管反应性试验的价值需要个体化。不考虑 CCB 治疗的 IPAH 患者（如右心衰竭或血流动力学不稳定者）不应进行血管反应性试验。CCB 仅适用于急性血管反应性试验阳性的患者，并需要密切监测用药的安全性和有效性。对于急性血管反应性试验阴性且临床评估为低风险患者（表 32-5），口服内皮素受体拮抗剂（ERA）或磷酸二酯酶 -5 抑制剂（PDE5I）是首选治疗方法。如不能应用口服药物治疗，需要根据患者的情况、药物不良反应和每种治疗的风险来考虑其他治疗方法。临床评估为高风险的患者（表 32-5）首选

静脉注射前列环素（伊洛前列醇或曲前列环素）。如果不能持续静脉治疗，须根据患者的病情、治疗的不良反应和每种治疗的风险来考虑其他治疗方法。伊洛前列素可改善 IPAH 患者的运动能力、血流动力学和生存率，是大多数危重患者的首选治疗方案。当患者对最初单药治疗反应不佳时，应考虑联合治疗。APAH，疾病相关性 PAH；BAS，球囊房间隔造口术；GCS，鸟苷酸环化酶激动剂；IPAH，特发性肺动脉高压；IV，静脉注射；SC，皮下注射；WHO-FC，WHO 功能分级。［From Galiè N et al：Updated treatment algorithm of pulmonary arterial hypertension，J Am Coll Cardiol 62（25 Suppl）：D60，2013. From Mann DL et al：Braunwald's heart disease，ed 10，Philadelphia，2015，Elsevier.］

表 32-5　PAH：预后的决定因素 *

危险因素（推测 1 年死亡率）	低风险（< 5%）	中风险 （5 ~ 10%）	高风险 （> 10%）
右心衰竭的临床证据	无	无	有
症状加重	无	缓慢	迅速
WHO 功能分级 †	Ⅰ、Ⅱ	Ⅲ	Ⅳ
6 min 步行距离 ‡	> 440 m	165 ~ 440 m	< 165 m
CPET	Peak V_{O_2} > 15 ml/（kg·min）	Peak V_{O_2} 11 ~ 15 ml/（kg·min）	Peak V_{O_2} < 11 ml/（kg·min）
超声心动图	无外周水肿，无右心房扩大，最低程度的右心室功能障碍	无或轻度外周水肿，轻度右心房扩大	外周水肿，明显右心室扩大/功能障碍，右心房扩大
血流动力学	RAP < 8 mmHg, CI > 2.5 L/（min·m²）	RAP 8 ~ 14 mmHg, CI 2~2.4 L/（min·m²）	RAP > 14 mmHg, CI < 2.0 L/（min·m²）
BNP	正常	轻度升高	明显升高

BNP，脑钠肽；CI，心指数；CPET，运动心肺功能测试；Peak V_{O_2}，运动时平均峰值氧耗量；RA，右心房；RAP，右心房压；RV，右心室；WHO，世界卫生组织

* 目前可获得的大部分 IPAH 相关的数据，以及少数其他类型 PAH 的数据。不能仅凭单一因素做出风险预测

† WHO 分级是针对 PAH 的功能分级，是纽约心脏病协会（NYHA）心功能分级的修改版本

‡ 6 min 步行距离也受年龄、性别和身高的影响

§ 由于目前关于 BNP 对预后影响的资料有限，而且肾功能、体重、年龄、性别等因素都可能影响 BNP，因此没有给出绝对数值

From McLaughlin VV et al：ACCF/AHA 2009 expert consensus document on pulmonary hypertension. A report of the American College of Cardiology Foundation Task Force on Expert Consensus Documents and the American Heart Association developed in collaboration with the American College of Chest Physicians；American Thoracic Society，Inc.，and the Pulmonary Hypertension Association，J Am Coll Cardiol 53：1573，2009. In Mann DL et al：Braunwald's heart disease，ed 10，Philadelphia，2015，Elsevier.

- 利尿剂（如呋塞米 40 ～ 80 mg 每日 1 次）可通过降低前负荷和减轻外周水肿来改善呼吸困难症状。对于依赖于前负荷的患者，应避免过度使用利尿剂

- 地高辛用于 IPAH 患者尚无确切疗效。可用于房性心动过速的患者。β 受体阻滞剂、血管紧张素转化酶抑制剂或血管紧张素受体拮抗剂在 IPAH 中的应用尚无确凿证据，除非存在高血压或心肌病等合并症

- 口服华法林抗凝治疗 IPAH 的证据主要来自回顾性单中心的临床经验。随机对照试验和注册研究的数据仍无定论。一项大型多中心纵向观察性注册研究（REVEAL Registry）评估了华法林治疗对 PAH 患者生存率的影响，发现并无获益。该研究同时发现了系统性硬化相关性 PAH 患者的生存率更低。一般来说，如果没有抗凝禁忌证，正在接受静脉注射前列腺素治疗的 IPAH 患者应接受抗凝治疗，因为这些患者存在导管相关血栓形成的高风险。目前没有新型口服抗凝药治疗 IPAH 的数据

- 伴或不伴贫血的铁缺乏较常见，并且与活动耐量降低有关，因此应该严密监测并根据需要及时补充

长期管理

钙通道阻滞剂（calcium channel blocker，CCB）

- 在进行右心导管检查时所有患者都应该行急性血管反应性试验。通常使用依前列醇、腺苷或一氧化氮（NO）等药物评估反应性。阳性结果是指：平均肺动脉压降低 $\geq$ 10 mmHg 至 < 40 mmHg，心排血量增加或不变。IPAH 中仅有不足 10% 的患者为阳性，只有这一部分患者能够采取 CCB 治疗。第 2 ～ 5 组患者不推荐进行急性血管反应性试验

- 血管反应性试验阳性的患者使用 CCB（地尔硫草、氨氯地平或硝苯地平）可以获益。所有患者均应在治疗 6 ～ 8 周内重新评估，以证明 CCB 的持续获益

- 由于潜在的严重不良反应，CCB 不应经验性地用于未证实急性血管反应性试验阳性的患者

- 如果患者对治疗没有足够的反应，应开始增加其他 PAH 治疗

前列素类药物

- 合成前列环素类似物能有效扩张肺动脉和抑制血小板聚集，改善患者的症状、运动耐量、6 min 步行距离和血流动力学，是 WHO 功能分级 III、IV 级患者的理想选择
  1. 伊前列醇：静脉注射制剂半衰期短（3～5 min），是唯一显示能降低死亡率的药物。需要长期静脉输注，且有感染和血栓栓塞的风险。随剂量增加可出现快速耐受。常见不良反应包括潮红、头痛、下颌疼痛、腹部绞痛和腹泻。在继发性 PAH 患者中使用的证据有限
  2. 曲前列环素：静脉或皮下注射制剂的半衰期较长。主要不良反应是皮下泵入位置疼痛（静脉制剂缺少长期数据）。曲前列环素也有雾化吸入溶液
  3. 伊洛前列素：雾化制剂，半衰期短，需要每日给药 6～8 次。也有口服和静脉注射制剂，耐受性好，最常见的不良反应为面部潮红和下颌疼痛
  4. 贝前列素：口服制剂，在美国未被批准

利奥西呱：鸟苷酸环化酶激动剂

鸟苷酸环化酶激动剂可增加环鸟苷酸（cyclic guanosine monophosphate，cGMP）的生成，在动物模型中表现出抗增殖和抗重塑的特性。利奥西呱对 III、IV 级患者有效，对运动耐量、血流动力学（降低肺血管阻力）、WHO 功能分级、恶化时间方面显示出良好的效果，但不能改善死亡率对于不能手术的 IV 组慢性 PH 患者也有获益，包括改善 6 min 步行距离以及降低肺血管阻力。最严重的不良反应是晕厥。

内皮素受体拮抗剂（endothelin receptor antagonist，ERA）

激活内皮素系统可引起肺血管平滑肌收缩，使用大多数 ERA 需每月监测肝功能，并且治疗反应通常延迟数周，因此不作为 WHO IV 级患者的理想初始治疗。该药可改善 II、III 级患者的症状、运动耐量、血流动力学指标，但不能改善死亡率。

- 波生坦是口服非选择性内皮素 A 和 B 受体拮抗剂，而西他生坦和安立生坦是口服选择性内皮素 A 受体拮抗剂。安立生坦不需要监测肝功能
- 研究表明 ERA 可改善运动耐量、WHO 功能分级、血流动力学和超声心动图指标，而不影响死亡率

- 马西替坦是非选择性内皮素受体拮抗剂，其可显著降低 IPAH 患者死亡复合终点的发生率。上市后分析显示可能会引起肝毒性，较常引起贫血和咽炎

磷酸二酯酶 5（phosphodiesterase 5，PDE5）抑制剂

- 此类口服药可通过抑制 PDE5 引起 NO 浓度增加，进而通过 cGMP/NO 通路导致血管舒张。此外还具有抗增殖作用。对 WHO Ⅱ级患者、IPAH 和硬皮病相关性 PAH 均有效。可改善症状、运动耐量（包括 6 min 步行距离）、血流动力学和临床恶化的时间。大多数不良反应与血管扩张有关，包括头痛、潮红和鼻出血

- 西地那非给药剂量为 20 mg 每日 3 次。他达拉非剂量为 40 mg 每日 1 次。也可与依前列醇和内皮素受体拮抗剂联用

前列环素激动剂：

司来帕格是口服选择性非前列腺素类的前列环素受体激动剂，已批准用于治疗 PAH。前列环素受体发挥扩张血管和抗增殖作用。研究表明，司来帕格可减缓疾病进展和降低住院率，而不影响死亡率。不良反应为轻度持续性头痛、下颌疼痛、潮红和腹泻。

依据 WHO 功能分级的治疗考虑：

- 根据共识定义，急性血管反应性试验阳性的 PAH 患者，如果无明显右心衰竭或合并症，可选择口服 CCB 治疗

- 如果没有进行血管反应性试验，CCB 不应用于 PAH 的经验性治疗

- 对于未经治疗的 WHO 功能分级 Ⅱ 或 Ⅲ 级的 PAH 患者，如果没有应用 CCB 的指征，可单用 ERA、PDE5 抑制剂或可溶性鸟苷酸环化酶激动剂利奥西呱作为初始治疗

- 未经治疗的 WHO 功能分级Ⅳ级的 PAH 患者，可选择前列素类作为一线药物

- 未经治疗的 WHO 功能分级Ⅲ级且疾病进展迅速或有其他预后不良标志物的 PAH 患者，建议考虑肠外前列腺素进行初始治疗

- 未经治疗的 WHO 功能分级Ⅳ级的患者，如果不能或不愿使用肠外前列环素治疗，推荐吸入前列环素类药物联合 ERA 治疗

- 对于进行 PAH 特异性单药治疗后临床状态较差的 WHO 功能分级Ⅲ、Ⅳ级的 PAH 患者，推荐加用另一种 PAH 药物以改

善运动耐量。应在具有评估和治疗复杂 PAH 经验的专业中心进行评估

- 联合治疗：当单药治疗没有改善或临床恶化时可考虑联合治疗。FDA 已批准安立生坦和他达拉非联合治疗 PAH，与单用任何一种药物相比，联合治疗能显著降低临床治疗失败率（AMBITION 试验）。初始剂量为安立生坦 5 mg 联合他达拉非 20 mg 每日 1 次
- 波生坦联合吸入伊洛前列素（STEP 试验）的获益优于单药治疗
- 依前列醇静脉注射联合波生坦口服（BREATH-2 试验）的疗效与单药治疗无差异
- 依前列醇静脉注射联合西地那非口服（PEASE 试验）的疗效优于单药治疗

有创性治疗

- 肺移植和心肺联合移植是终末期 IV 级患者的另一个选择
- 房间隔造口术可作为移植前的桥接治疗，其包括建立心房间通道，导致右向左分流，从而降低右心压力，增加左心室前负荷和心排血量。对于呼吸室内空气时 $SaO_2 > 90\%$ 且采用最大限度的利尿剂治疗后仍有严重的右心衰竭（伴顽固性腹水），或左心充盈减少而出现全身血流减少（如晕厥）的患者，建议行房间隔造口术
- 体外膜氧合（extracorporeal membrane oxygenation，ECMO）也常用于移植的桥接治疗
- 患者出现以下情况应转诊进行肺移植：
  1. 在升级治疗期间出现 WHO 功能分级 III 或 IV 级的患者
  2. 病情迅速进展的患者
  3. 使用胃肠外药物治疗的患者
  4. 确诊或疑诊肺静脉闭塞症或肺毛细血管瘤的患者

IPAH 肺移植受者的 5 年生存率为 52% ～ 75%，10 年生存率为 45% ～ 66%。

继发性 PAH、APAH 的治疗：

- 对因治疗，需注意以下情况：
  1. PAH 伴未纠正的先天性心脏病（艾森门格综合征）。药物治疗通常无效，大部分患者需心肺联合移植，外科纠正先天性心脏病后可能持续存在 PH，可进一步选择肺血管扩张剂

治疗

2. PAH 伴硬皮病：选择性肺血管扩张剂是有效的

3. PAH 伴肺部疾病或低氧血症：低氧血症进行氧疗、阻塞性睡眠呼吸暂停进行持续气道正压通气（CPAP）、控制原发疾病病程

4. PAH 伴慢性血栓栓塞症：肺动脉内膜切除术可治愈；如果抗凝后（至少 3 个月且不能进行内膜剥脱术）症状持续、肺血管阻力和肺动脉压力梯度升高，可考虑肺血管扩张剂，尤其是利奥西呱

5. PAH 伴 HIV 感染：通过抗反转录治疗来控制病毒载量

预后

- 对于 IPAH 患者，6 min 步行距离可用于预测生存率，基线 6 min 步行距离＜ 250 m 与 2 年内死亡风险为 50% 相关。在一项中位时间为 26 个月的随访中，检查时氧饱和度下降＞ 10% 可使死亡风险增加 2.9 倍

- 运动心肺功能测试（cardiopulmonary exercise testing，CPET）是在持续增加的运动中监测换气和通气功能。峰值摄氧量（peak oxygen uptake，pVO_2）＜ 10 ml/（kg·min）是预后较差的独立危险因素

- 基线 BNP 水平≥ 350 pg/ml 与 2 年内死亡风险为 25% 有关

- WHO 功能分级Ⅱ、Ⅲ级的 PAH 患者平均生存时间为 3.5 年

- WHO 功能分级Ⅳ级的患者平均生存时间为 6 个月

- 根据 REVEAL（评估早期和长期肺动脉高压治疗的注册研究）风险评分，不良预后的征象包括：

1. 右心室衰竭的体征

2. WHO 功能分级Ⅲ、Ⅳ级

3. 6 min 步行距离＜ 165 m

4. CPET 中 pVO_2 ＜ 10 ml/（kg·min）

5. BNP ＞ 180 pg/ml

6. 外周水肿

7. 右心室超声心动图显示收缩期三尖瓣环平面位移距离（tricuspid annular plane systolic excursion，TAPSE）＜ 2 cm

8. 右心导管检查右心房压＞ 20 mmHg 或肺血管阻力＞ 32 Wood

9. 心率＞ 92 次 / 分或血压＜ 109 mmHg

10. 男性＞ 60 岁

11. 伴肾功能不全且估算的肾小球滤过率≤ 30ml/（min·1.73m²）

12. DL$_{CO}$ ＜ 33%

转诊

如果疑诊 IPAH/HPAH，建议咨询呼吸科相关领域专家。PAH 可能需要相关科室会诊。晚期病例需要转诊到移植中心。

 # 重点和注意事项

- PAH 患者常描述为持续进展数月至 1 年的劳力性呼吸困难，呼吸困难与基础心肺疾病不成比例或无基础心肺疾病
- REVEAL 研究中超过 20% 的患者确诊超过 2 年。不明原因的呼吸困难与 PAH 鉴别诊断至关重要，尤其是年轻患者
- 继发性 PH 患者胸部 X 检查可显示肺水肿或肺纤维化。IPAH 无浸润影

专家点评

- 由于右心室收缩压（RV systolic pressure，RVSP）会随着年龄及体重指数增加，另外运动员也有较高的静息 RVSP，因此超声心动图估测的 RVSP 不是 PAH 诊断的良好依据，可能导致误诊
- 急性血管反应性试验时迅速出现肺水肿提示肺静脉闭塞症或肺毛细血管瘤，是长期应用血管扩张剂治疗的禁忌证
- 晚期 PAH 患者心率增加是主要的代偿机制，反映交感神经张力增高。静息时心率较高是预后不良的一个重要标志，需要经常在治疗过程中评估

推荐阅读

Frost A et al: Diagnosis of pulmonary hypertension, *Eur Respir J* 53(1), 2019. Epub 2019 Jan 24.

Archer S, Michelakis E: Phosphodiesterase type 5 inhibitors for pulmonary arterial hypertension, *N Engl J Med* 361:1864-1871, 2009.

Barnett CF et al: Pulmonary hypertension, an increasingly recognized complication of hereditary hemolytic anemias and HIV infection, *J Am Med Assoc* 299(3):324-331, 2008.

Brown LM et al: Delay in recognition of pulmonary arterial hypertension: factors identified from the REVEAL Registry, *Chest* 140(1):19, 2011.

Dunlap B, Weyer G: Pulmonary hypertension: diagnosis and treatment, *Am Fam Physician* 94(6):463-469, 2016.

Fritz JS et al: Baseline and follow-up six minute walk distance and BNP predict 2-year mortality in pulmonary arterial hypertension, *Chest* 143(2): 315-323, 2013.

Galie N et al: Guidelines for the diagnosis and treatment of pulmonary hypertension: the task force for the diagnosis and treatment of pulmonary hypertension of the European Societies of Cardiology and the European Respiratory Society, endorsed by the International Society of Heart and Lung Transplantation, *Eur J Heart* 30:2493-2537, 2009.

Galie N et al: Initial use of ambrisentan plus tadalafil in pulmonary arterial hypertension, *N Engl J Med* 373:834-844, 2015.

Galie N et al: 2015 ESC/ERS guidelines for the diagnosis and treatment of pulmonary hypertension, the joint task force for the diagnosis and treatment of pulmonary hypertension of the European Society of Cardiology (ESC) and the European Respiratory Society (ERS), *Eur Heart J*, August 29, 2015.

Ghofrani HA et al: Future perspectives for the treatment of pulmonary arterial hypertension, *J Am Coll Cardiol* 54(Suppl 1):S108, 2009.

Henkins IR et al: Relation of heart rate to prognosis in patients with idiopathic pulmonary arterial hypertension, *Am J Cardiol* 103:1451-1456, 2009.

Hoeper MM et al: Diagnosis, assessment, and treatment of non-pulmonary arterial hypertension pulmonary hypertension, *J Am Coll Cardiol* 54(Suppl 1): S85, 2009.

Kieler H et al: SSRI during pregnancy and risk of persistent pulmonary hypertension in the newborn: population based cohort study from the five Nordic countries, *BMJ* 344:d8012, 2012.

Lee SH, Rubin LJ: Current treatment strategies for pulmonary arterial hypertension, *J Intern Med* 258(3):199, 2005.

McLaughlin VV et al: The present and future: state-of-the-art review management of pulmonary arterial hypertension, *J Am Coll Cardiol* 65(18):1976-1997, 2015.

McLaughlin VV et al: Prognosis of pulmonary arterial hypertension: ACCP evidence-based clinical practice guidelines, *Chest* 126(Suppl 1):S78, 2004.

Poms AD: The REVEAL registry risk score calculator in patients newly diagnosed with pulmonary arterial hypertension, *Chest* 141(2):354-362, 2012.

Preston IR et al: Effect of warfarin treatment on survival of patients with pulmonary arterial hypertension (PAH) in the Registry to Evaluate Early and Long-Term PAH Disease Management (REVEAL), *Circulation* 132:2403-2411, 2015.

Pulido T et al: Macitentan and morbidity and mortality in pulmonary arterial hypertension, *N Engl J Med* 369:809-818, 2013.

Rubin LJ, Badesch DB: Evaluation and management of the patient with pulmonary arterial hypertension, *Ann Intern Med* 143:282, 2005.

Sifbon O et al: Selexipag for the treatment of pulmonary arterial hypertension, *N Engl J Med* 373:2522-2533, 2015.

Simonneau G et al: Addition of sildenafil to long-term intravenous epoprostenol therapy in patients with pulmonary arterial hypertension, *Ann Intern Med* 149: 521-530, 2008.

Simonneau G et al: Updated clinical classification of pulmonary hypertension, *J Am Coll Cardiol* 54(Suppl 1):543-554, 2009.

Sitbon O et al: Selexipag for the treatment of pulmonary arterial hypertension, *N Engl J Med* 373:2522-2533, 2015.

Stringham R, Shah NR: Pulmonary arterial hypertension: an update on diagnosis and treatment, *Am Fam Physician* 82(4):370-377, 2010.

Taichman DB et al: Pharmacologic therapy for pulmonary arterial in adults: CHEST guidelines and Expert Panel Report, *Chest* 146(2):449-475, 2014.

第33章 间质性肺疾病
Interstitial Lung Disease

Peter LaCamera

方章兰 译 方年新 张骅 审校

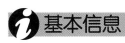 基本信息

定义

间质性肺疾病（interstitial lung disease，ILD）包括 150 多种非恶性疾病，其特征为由炎症及纤维化对肺实质或间质造成不同程度的损害。术语"ILD"可能引起混淆，因为影响肺泡腔的过程（如肺泡蛋白沉着症）也归入其中。表 33-1 总结了 ILD 的临床分类。该病通常可分为 3 类：由可识别或可疑诱因引起的 ILD、系统性疾病相关性 ILD 和特发性 ILD。

同义词

弥漫性实质性肺疾病（diffuse parenchymal lung diseas，DPLD）

间质性肺炎

ICD-10CM 编码

J84.17 其他伴肺纤维化的间质性肺疾病

J84.89 其他特定的间质性肺疾病

J84.9 未指明的间质性肺疾病

J84.115 呼吸性细支气管炎伴间质性肺疾病

J84.848 儿童期其他间质性肺疾病

流行病学和人口统计学

发病率和患病率：不同类型 ILD 的发病率各不相同，最常见的 ILD 是结节病、隐源性机化性肺炎和特发性肺纤维化。根据年龄、性别和种族的不同，这些疾病的患病率在不同人群中差异很大。

好发性别和年龄：某些 ILD 在女性中更为常见，如由结缔组织病引起的 ILD。淋巴管肌瘤病仅发生于绝经前女性。职业暴露引起的 ILD 在男性中更为常见。大多数 ILD 发生于 50 岁以上的人群，而结

表 33-1 ILD 的临床分类

结缔组织病

硬皮病

多发性肌炎-皮肌炎

系统性红斑狼疮

类风湿关节炎

混合性结缔组织病

强直性脊柱炎

与治疗有关或由药物引起的疾病

抗生素（呋喃妥因、柳氮磺吡啶）

抗心律失常药（胺碘酮、妥卡尼、普萘洛尔）

抗炎药（金、青霉素）

抗惊厥药（苯妥英钠）

化疗药物（丝裂霉素 C、博来霉素、白消安、环磷酰胺、苯丁酸氮芥、甲氨蝶呤、硫唑嘌呤、卡莫司汀、甲基苄肼）

放射治疗

氧中毒

麻醉药品

原发性和特发性疾病

结节病

原发性肺朗格汉斯细胞组织细胞增生症（嗜酸细胞肉芽肿）

淀粉样变性

肺血管炎

戈谢病

尼曼-皮克病

赫曼斯基-普德拉克综合征

神经纤维瘤病

淋巴管平滑肌瘤病

结节性硬化

特发性肺纤维化

非特异性间质性肺炎

隐源性机化性肺炎

呼吸性细支气管炎伴 ILD 或脱屑性间质肺炎

急性间质性肺炎

淋巴细胞性间质性肺炎

胸膜肺实质弹力纤维增生症

骨髓移植

嗜酸性粒细胞性肺炎

肺泡蛋白沉着症

肺泡微结石病

转移性钙化

职业与环境相关的疾病

无机物导致的疾病

硅肺病

石棉沉着病

硬金属尘肺病

煤矿工人的尘肺病

铍中毒

滑石粉尘肺病

肺铁末沉着病（弧焊机）

锡尘肺（锡）

器质性疾病（超敏性肺炎）

饲鸟者肺

农民肺

ILD，间质性肺疾病

Modified from Mason RJ：Murray & Nadel's textbook of respiratory medicine，ed 5，Philadelphia，2010，WB Saunders.

节病好发于年轻人群。

危险因素：尽管许多 ILD 被归类为特发性疾病，但目前最常见的可识别危险因素包括环境暴露（如硅酮、石棉或禽粪）、药物反应（如化疗药物）、放射治疗、心脏药物、结缔组织病史（如类风湿关节炎或硬皮病），吸烟和吸毒也会引起 ILD。

体格检查和临床表现

- 气短（尤其是劳累后）
- 咳嗽（干咳）
- 呼吸过速
- 双肺底吸气末干裂音
- 肺动脉高压
- 发绀、杵状指

ILD 的特征为肺功能检查提示的限制性通气障碍和 DL_{CO} 降低。限制性通气过程可能是多种因素共同作用的结果，主要取决于 ILD 的类型。不同类型 ILD 的分类主要是根据急性炎症变化程度的特点，这些变化可能是可逆的，而纤维化则在很大程度上是不可逆的。

- 可观察到以下特异性改变：
  1. 肉芽肿：肺实质中 T 淋巴细胞、巨噬细胞和上皮样细胞积聚形成肉芽肿
  2. 炎症和纤维化：上皮损伤可引起炎症；如为慢性，炎症会扩散到间质和血管区域

病因学

很多环境和工作场所暴露可直接导致 ILD。潜在的自身免疫可能导致相关的 ILD，其机制尚不清楚。

 诊断

鉴别诊断

- 充血性心力衰竭
- 肺炎：病毒、细菌、分枝杆菌、真菌等
- 肺栓塞
- COPD
- 肺动脉高压
- 血管炎
- 表现为淋巴管癌的转移性恶性肿瘤

评估

- 由于炎症和纤维化引起肺泡壁增厚，导致肺顺应性下降，故肺功能检查结果通常与限制性通气功能障碍相符 [FVC、功能残气量（functional residual capacity，FRC）、残气量（residual volume，RV）和肺总量（total lung capacity，TLC）均降低]。弥散功能通常也因炎症和肺泡壁增厚而降低，但为非特异性。尽管某些情况（如结节病、超敏性肺炎）可能会导致空气滞留，但由于肺顺应性下降导致小气道扩张，故 FEV_1/FVC 通常正常或增加
- 支气管镜检查和 BAL 可能有助于识别 ILD 的类型。但是，二

者在判断疾病阶段和评估治疗效果方面具有争议。表 33-2 总结了 ILD 的组织学类型及其相关疾病

- 如果实验室检查和影像学检查（包括 HRCT）无法诊断，则

表 33-2　ILD 的组织学类型及其相关疾病

组织学类型	临床相关疾病
普通型间质性肺炎	特发性肺纤维化；结缔组织病（不常见）；石棉沉着病；慢性过敏性肺炎；慢性吸入性肺炎；慢性放射性肺炎；赫曼斯基-普德拉克综合征
非特异性间质性肺炎	特发性；结缔组织疾病；药物；艾滋病
弥漫性肺泡损伤	急性间质性肺炎（阿曼-里奇综合征）；急性呼吸窘迫综合征；药物（细胞毒性药物、海洛因、百草枯、乙氯维诺、阿司匹林）；吸入有毒气体；放射治疗；氧中毒；结缔组织病；感染
机化性肺炎	隐源性机化性肺炎；弥漫性肺泡损伤的机化阶段；药物（胺碘酮、可卡因）；感染；结缔组织病
DIP/呼吸性细支气管炎	吸烟；儿童特发性 DIP
淋巴细胞性间质性肺炎	特发性；低丙球蛋白血症；自身免疫性疾病，包括桥本甲状腺炎、红斑狼疮、原发性胆汁性肝硬化、干燥综合征、重症肌无力、慢性活动性肝炎；艾滋病；同种异位骨髓移植
嗜酸性粒细胞性肺炎	特发性急性和慢性；热带嗜酸性粒细胞增多症；寄生虫感染；变应性支气管肺曲霉病；肺变应性肉芽肿性血管炎；嗜酸细胞增多综合征；艾滋病
肺泡蛋白沉着症	肺泡蛋白沉着症；急性硅沉着病；铝粉；艾滋病；骨髓增生性疾病
弥漫性肺泡出血伴毛细血管炎	韦氏肉芽肿病；镜下多血管炎；系统性红斑狼疮；多发性肌炎；硬皮病；类风湿关节炎；混合性结缔组织病；肺移植；药物（维甲酸、丙硫氧嘧啶、苯妥英）；贝赫切特病；冷球蛋白血症；过敏性紫癜；寡免疫肾小球肾炎；免疫复合物肾小球肾炎
弥漫性肺泡出血不伴毛细血管炎	特发性肺含铁血黄素沉着症；系统性红斑狼疮；肺出血肾炎综合征；弥漫性肺泡损伤；肺静脉闭塞病；二尖瓣狭窄；淋巴管平滑肌瘤病

续表

组织学类型	临床相关疾病
淀粉样沉积	原发性淀粉样变；多发性骨髓瘤；淋巴细胞性间质性肺炎
肉芽肿	结节病；过敏性肺炎；肺朗格汉斯细胞组织细胞增多症；硅肺病；滑石肺；铍中毒；淋巴细胞性间质性肺炎；感染

DIP，脱屑性间质性肺炎

Modified from Mason RJ: Murray & Nadel's textbook of respiratory medicine, ed 5, Philadelphia, 2010, WB Saunders.

可能需要进行活检。活检的目的是评估特发性肺纤维化的可能性，这是一种独特的治疗方法

- 图 33-1 列举了 ILD 的诊治流程

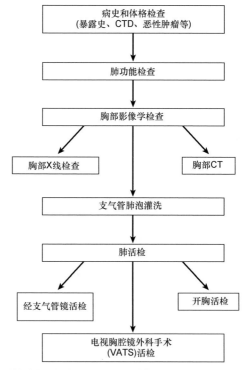

图 33-1 间质性肺疾病的诊治流程。CT，计算机断层扫描；CTD，结缔组织病。（From Sellke FW et al: Sabiston & Spencer surgery of the chest, ed 9, Philadelphia, 2016, Elsevier.）

实验室检查

- 动脉血气分析可能正常或出现呼吸性碱中毒和肺泡-动脉氧分压差增加
- 结缔组织病相关的血液检查，如抗核抗体、抗免疫球蛋白抗体（类风湿因子）、LDH。表 33-3 总结了 ILD 的实验室检查
- 如果怀疑过敏性肺炎，则血清沉淀素可呈阳性
- 如果怀疑血管炎，可检测抗中性粒细胞胞质抗体或抗基底膜抗体
- 血管紧张素转化酶检测在结节病中的诊断价值尚不清楚

表 33-3　肺间质性疾病的影像学表现

特征	疾病
以上肺病变为主的疾病	放射性肺炎；神经纤维瘤病；慢性结节病；肺朗格汉斯细胞组织细胞增多症；硅肺病；慢性过敏性肺炎；慢性嗜酸性粒细胞性肺炎；强直性脊柱炎；结节性类风湿关节炎；铍中毒；药物诱导（胺碘酮、金、卡莫司汀）；辐射
肺容积增加	淋巴管平滑肌瘤病；慢性结节病；慢性肺朗格汉斯细胞组织细胞增多症；结节性硬化症；神经纤维瘤病
蜂窝肺	特发性肺纤维化；结缔组织病；石棉沉着病；药物诱导；淋巴细胞性间质性肺炎；慢性吸入性肺炎；含铁血黄素沉着症；赫曼斯基-普德拉克综合征；肺泡蛋白沉着症
气胸	肺朗格汉斯细胞组织细胞增多症；淋巴管平滑肌瘤病；结节性硬化症；神经纤维瘤病、IPF
Kerley B 线	淋巴管癌；淋巴管平滑肌瘤病；左心房高压（二尖瓣病、静脉阻塞病）；淋巴瘤；淀粉样变
淋巴结病	结节病；淋巴瘤；淋巴管癌；淋巴细胞性间质性肺炎；铍中毒；淀粉样变；戈谢病
胸膜疾病	淋巴管癌；结缔组织病；石棉沉着病（胸膜钙化）；淋巴管平滑肌瘤病（乳糜性积液）；药物诱导（呋喃妥因、辐射）；结节病
淋巴结蛋壳样钙化	硅肺病；结节病；辐射

IPF，特发性肺纤维化

From Mason RJ: Murray & Nadel's textbook of respiratory medicine, ed 5, Philadelphia, 2010, WB Saunders.

影像学检查

- 胸部 X 线检查可能正常，但通常显示双基底网状结构改变。表 33-4 总结了 ILD 的影像学特征
- HRCT（图 33-2）是评估胸部 X 线检查中发现的肺实质磨玻璃影的金标准；它对于确定活检的潜在部位也很有用
- 超声心动图可能有助于评估心脏功能 / 扩张或评估肺动脉高压，这些情况会使晚期 ILD 更复杂

表 33-4　间质性肺疾病的实验室检查结果

结果	疾病
白细胞减少	结节病；结缔组织病；淋巴瘤；药物诱导
白细胞增多	系统性血管炎；过敏性肺炎；淋巴瘤
嗜酸性粒细胞增多	嗜酸性粒细胞性肺炎；结节病；系统性血管炎；药物诱导（磺胺类、甲氨蝶呤）
血小板减少	结节病；结缔组织病；药物诱导；戈谢病；特发性肺纤维化
溶血性贫血	结缔组织病；结节病；淋巴瘤；药物诱导；特发性肺纤维化
正色素性贫血	弥漫性肺泡出血综合征；结缔组织病；淋巴管癌
尿沉渣异常	结缔组织病；系统性血管炎；药物诱导
低丙球蛋白血症	淋巴细胞性间质性肺炎
高丙球蛋白血症	结缔组织病；结节病；系统性血管炎；特发性肺纤维化；石棉沉着病；硅肺病；淋巴细胞性间质性肺炎；淋巴瘤
血清自身免疫抗体	结缔组织病；系统性血管炎；结节病；特发性肺纤维化；硅肺病；石棉沉着病；淋巴细胞性间质性肺炎
血清免疫复合物	特发性肺纤维化；淋巴细胞性间质性肺炎；系统性血管炎；结缔组织病；肺朗格汉斯细胞组织细胞增多症
血清血管紧张素转化酶	结节病；过敏性肺炎；硅肺病；急性呼吸窘迫综合征；戈谢病
抗基底膜抗体	肺出血肾炎综合征
抗中性粒细胞胞质抗体	系统性血管炎

From Mason RJ: Murray & Nadel's textbook of respiratory medicine, ed 5, Philadelphia, 2010, WB Saunders.

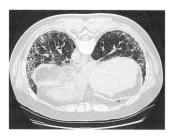

图 33-2　胸部 HRCT 显示，胸膜下分布为主的纤维化改变，呈蜂窝状，与普通的间质性肺炎一致。（From Hochberg MC et al：Rheumatology，ed 5，St Louis，2011，Mosby.）

℞ 治疗

非药物治疗

避免吸烟和职业暴露。

常规治疗

- 低氧血症患者接受短期及长期氧疗是有益的
- 糖皮质激素是许多 ILD 的主要治疗手段。启动治疗后应持续重新评估患者的病情，以评估疗效。如果患者病情得到改善或稳定，则类固醇类药物可逐渐减量；反之，相同剂量治疗可能需要继续维持 4 周以上。如果患者对类固醇无反应或因类固醇逐渐减量而恶化，则考虑联合第二种药物治疗（环磷酰胺、硫唑嘌呤、麦考酚酸酯等）
- ILD 是系统性硬化病的常见表现，也是系统性硬化病相关死亡的主要原因。尼达尼布是一种酪氨酸激酶抑制剂，在早期试验中已显示具有抗纤维化和抗炎作用。与安慰剂组相比，使用尼达尼布的患者的年 FVC 下降率更低

长期管理

- 门诊肺康复治疗可能有效
- 在疾病的重症阶段，合适的患者可以考虑肺移植

预后

预后差异大，取决于病因、疾病严重程度和对治疗的初始反应。

转诊

- 推荐至呼吸科相关领域专家处随诊进行检查和管理
- 外科进行活检

 重点和注意事项

专家点评

在评估 ILD 时，重要的是要全面了解吸烟史、用药史、既往用药史、工作场所和环境暴露、宠物接触史以及系统回顾病史，包括潜在的结缔组织病的体征和症状。

预防

从呼吸系统的角度来看，适当的工业卫生和严密监测患者服用具有肺毒性药物都很重要。在合并自身免疫疾病的情况下，需要对 ILD 的症状进行全面评估。

推荐阅读

Diestler O et al: Nintedanib for systemic sclerosis –associated interstitial lung disease, *N Engl J Med* 380:2518-2528, 2019.

Raghu G et al: An official ATS/ERS/JRS/ALAT statement: idiopathic pulmonary fibrosis: evidence-based guidelines for diagnosis and management, *Am J Respir Crit Care Med* 183:788-824, 2011.

Raghu G: Idiopathic pulmonary fibrosis: new evidence and an improved standard of care in 2012, *Lancet* 380(9842):699-701, 2012.

Travis WD et al: An official American Thoracic Society/European Respiratory Society statement: Update of the international multidisciplinary classification of the idiopathic interstitial pneumonias, *Am J Respir Crit Care Med* 188(6):733-748, 2013.

第34章　特发性肺纤维化
Idiopathic Pulmonary Fibrosis

Peter LaCamera

黄勇　杨俊　译　刘凯雄　审校

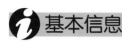 基本信息

定义

特发性肺纤维化（idiopathic pulmonary fibrosis，IPF）是慢性纤维化间质性肺炎的一种特殊形式，具有普通型间质性肺炎（usual interstitial pneumonia，UIP）的组织病理学特征，但无明确的肺部损伤原因。临床表现为进行性肺实质瘢痕形成和肺功能丧失。

同义词

隐源性纤维化肺泡炎

肺纤维化

普通型间质性肺炎

ICD-10CM 编码

J84.112　特发性肺纤维化

流行病学和人口统计学

- 发病率：全球为（7 ～ 16）/100 000。在美国，症状性 IPF 患者超过 5 万人，占 ILD 患者的 20% ～ 30%，是最常见的特发性间质性肺炎
- 高发年龄是 50 ～ 60 岁
- 男性较女性更常见
- 吸烟者和戒烟者多见
- 家族性病例占 3% ～ 25%。遗传变异包括表面活性蛋白 C 和端粒酶突变以及 MUC5B 基因多态性
- 无明显地理分布特征；无明显种族倾向

体格检查和临床表现

- 大多数表现为起病缓慢（＞6个月）的劳力性呼吸困难和干咳。进行性呼吸困难通常是最突出的症状。高达80%的IPF患者有咳嗽，致残率高，缺乏有效治疗

- 超过80%的患者有双下肺基底部吸气性细湿啰音，即吸气相velcro音，并随病情进展增多

- 25%～50%的患者有杵状指

- 病程后期可出现发绀和右心衰竭（肺源性心脏病）

- 除了杵状指和右心衰竭的并发症外，很少有肺外表现。罕见发热和喘息，常提示有其他诊断

- 图34-1是一例IPF患者的胸部X线片，可见以网状影为主的弥漫性双下肺阴影

病因学

- 尚不明确。图34-2列出了目前认为的IPF的发病机制

- 吸烟、环境暴露、胃食管反流和微误吸与IPF有关

- 在发病机制中，组织异常修复和纤维化比广泛炎症更为重要。免疫系统激活和血管通透性增加也参与发病

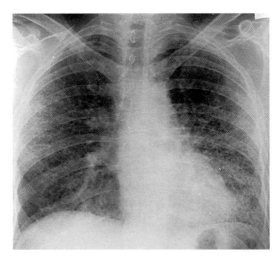

图34-1 特发性肺纤维化（IPF）患者胸部X线片显示出以网状影为主的弥漫性双下肺阴影。（From Mason RJ: Murray & Nadel's textbook of respiratory medicine, ed 5, Philadelphia, 2010, Saunders.）

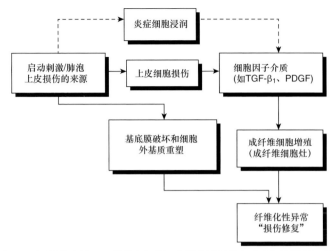

图 34-2　目前提出的 IPF 的发病机制。虚线表示虽然有炎症细胞浸润，但不认为其是主要的发病机制。PDGF，血小板源性生长因子；TGF-β_1，转化生长因子 β_1。（From Weinberger SE：Principles of pulmonary medicine，ed 7，Philadelphia，2019，Elsevier.）

Dx 诊断

鉴别诊断

- 结节病
- 药物引起的 ILD
- 胶原血管疾病的肺部表现［如类风湿关节炎（rheumatoid arthritis，RA）、系统性硬化病］；ILD 可能是该病的最初表现
- 过敏性肺炎
- 职业暴露（如石棉、二氧化硅）可能导致类似 IPF 的尘肺病
- 其他特发性间质性肺炎：
  1. 脱屑性间质性肺炎（desquamative interstitial pneumonia，DIP）
  2. 呼吸性细支气管炎伴间质性肺病（respiratory bronchitis-interstitial lung disease，RB-ILD）
  3. 急性间质性肺炎（acute interstitial pneumonia，AIP）
  4. 非特异性间质性肺炎（nonspecific interstitial pneumonia，NSIP）
  5. 隐源性机化性肺炎（cryptogenic organizing pneumonia，COP）
- IPF 的诊断为排除性诊断

评估

- 几乎所有患者均有胸部 X 线检查异常，表现为以肺外周和下肺为主的双侧网状影，可见肺外周蜂窝影
- HRCT（图 34-3）是最佳的诊断方法，表现为肺外周斑片状网状影伴小叶内线状影和不规则小叶间隔增厚，以及胸膜下蜂窝影和轻微磨玻璃影
- 肺功能显示限制性通气障碍和 DL_{CO} 下降
- 6 min 步行试验显示运动耐量降低和（或）运动性低氧血症
- 实验室检查异常（非诊断性）包括：轻度贫血；红细胞沉降率、乳酸脱氢酶、C 反应蛋白升高；接近 30% 的患者抗核抗体滴度低
- 自身抗体谱检查必要性尚不确定，但存在提示潜在自身免疫异常的任何征象或症状都应充分评估
- 支气管肺泡灌洗在诊断或随访 IPF 方面的作用有限
- 诊断金标准是肺活检（开胸或电视胸腔镜手术）。典型病理特征是轻度炎症背景下非均匀分布的肺实质纤维化（即 UIP）。若胸部 CT 表现典型，则无需肺活检
- 诊断不明确时，肺活检是鉴别 IPF 与其他相对预后好和治疗方案不同的疾病的重要手段
- 表 34-1 总结了免疫性肺部疾病的组织学表现
- 呼吸科、放射科和病理科多学科协作是确诊的标准方法

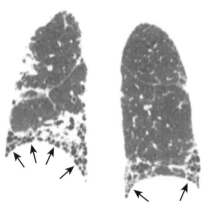

图 34-3　特发性肺纤维化（IPF）中的肺纤维化、蜂窝肺和普通型间质性肺炎（UIP）。 冠状位 HRCT 显示以肺基底和胸膜下为主的蜂窝影（箭头），即典型的 UIP。（Webb WR，Brant WE，Major NM：Fundamentals of body CT，ed 4，Philadelphia，2015，Saunders.）

表 30-1　免疫性肺部疾病的组织学改变

疾病	组织学改变
肉芽肿性	
异物、无机粉尘	单纯性肉芽肿
过敏性肺炎	$CD4^+/CD8^+$ T 细胞性肉芽肿；间质水肿；后期有纤维化
感染	
结核	干酪样肉芽肿
结节病	非干酪样肉芽肿
肉芽肿性血管炎	
韦氏肉芽肿病	累及血管的坏死性肉芽肿
变应性肉芽肿性血管炎	累及血管的坏死性肉芽肿
嗜酸性粒细胞性肺炎	以嗜酸性粒细胞为主的肉芽肿；间质水肿
组织细胞增多症 X	朗格汉斯细胞肉芽肿
肺泡性	
药物相关性损伤	间质水肿伴炎症细胞浸润
肺出血肾炎综合征	肾活检常可见基底膜典型的抗 IgG 抗体线样染色；间质水肿伴炎症细胞浸润
特发性间质性肺炎	
特发性肺纤维化	间质水肿和（或）纤维化伴炎症细胞浸润；斑片状纤维化改变
脱屑性间质性肺炎	间质水肿伴少量炎症细胞浸润；轻度弥漫性纤维化改变
特发性非特异性间质性肺炎	小叶间隔增厚伴炎症细胞浸润；部分斑片状纤维化
急性间质性肺炎	弥漫性肺泡损伤伴纤维化性小叶间隔增厚；成纤维细胞增生
呼吸性细支气管炎伴间质性肺疾病	远端细支气管巨噬细胞浸润
隐源性机化性肺炎	慢性肺泡炎伴细支气管肉芽肿和肺泡巨噬细胞浸润
淋巴细胞性间质性肺炎	弥漫性淋巴细胞和浆细胞浸润；肺泡损伤小
特发性胸膜肺实质弹力纤维增生症	弥漫性肺泡损伤伴纤维化

From Sellke FW et al：Sabiston & Spencer surgery of the chest，ed 9，2016，Elsevier.

Rx 治疗

- FDA 批准的两种口服治疗药物在减缓疾病进展方面有类似效果，但都不能提高患者生活质量，且存在大量不良反应。两种药物联用尚未见研究报道。吡非尼酮是一种作用机制不明确的抗纤维化药物。随餐口服每日 3 次。吡非尼酮的主要不良反应是恶心、腹部不适和光敏感。需要定期监测肝功能
- 尼达尼布是酪氨酸激酶抑制剂，口服每日 2 次。主要不良反应是腹泻，常规处理即可，需要定期监测肝功能
- 其他新治疗尚处于 I 期、II 期或 III 期临床研究中。最近研究表明，尼达尼布联合西地那非并不能改善生活质量或降低 24 周死亡率[①]
- 晚期 IPF 治疗方案包括支持治疗（肺康复治疗、吸氧、流行性感冒和肺炎球菌疫苗接种）和肺移植
- 由于肺纤维化与胃食管反流/微误吸相关，故治疗无症状性胃食管反流是合理的
- 肺移植是延长 IPF 患者生存时间的唯一方法。肺部疾病的移植指南见框 34-1，框 34-2 则总结了肺移植的绝对禁忌证。IPF 患者肺移植后的 5 年生存率为 50%～60%。双侧肺移植的中位生存时间比单肺移植更长，但第一年并发症更多
- IPF 急性加重的定义为呼吸困难加重（＜1 个月）、影像学出现新发阴影且无感染证据，急性加重的年发生率为 10%～20%。进行性呼吸衰竭可能需要机械通气，但通常选择姑息治疗。治疗通常包括大剂量皮质类固醇和广谱抗生素，尽管其有效性未经证实且受到质疑

预后

- 尽管 IPF 可以长时间稳定，但不会自发性缓解
- 自然病程包括肺功能进行性丧失。预后不良的预测因素包括老年、男性、中重度肺功能异常、肺动脉高压
- 肺癌风险增加

---

① Peljto AL et al: Association between the MUC5B promoter polymorphism and survival in patients with idiopathic pulmonary fibrosis，JAMA 309（21）：2232-2239，2013.

框 34-1 肺部疾病的移植指南

慢性阻塞性肺疾病

BODE 指数 * 为 7 ～ 10 分或至少满足以下 1 项：

- 有急性加重住院伴急性高碳酸血症（$PCO_2 > 50$ mmHg）的病史
- 即使进行氧疗，仍有肺动脉高压和（或）肺源性心脏病
- $FEV_1 < 20\%$ 预计值且 $DL_{CO} < 20\%$ 预计值或均质性肺气肿

肺囊性纤维化和其他原因所致的支气管扩张

氧气依赖性呼吸衰竭

高碳酸血症

肺动脉高压

特发性肺纤维化和非特异性间质性肺炎

有普通型间质性肺炎的组织学或者影像学证据且满足以下 1 项：

- $DL_{CO} < 39\%$ 预计值
- 随访 6 个月内 FVC 降低 $\geqslant 10\%$
- 6 MWT 期间脉搏血氧饱和度下降至 < 88%
- HRCT 可见蜂窝肺（纤维化评分 > 2）

有非特异性间质性肺炎的组织学证据且满足以下 1 项：

- $DL_{CO} < 35\%$ 预计值
- 随访 6 个月内 FVC 降低 $\geqslant 10\%$，DL_{CO} 降低 $\geqslant 15\%$

肺动脉高压

最佳药物治疗下心功能仍为 Ⅲ 级或 Ⅳ 级（纽约心脏协会心功能分级）

6 MWT 距离短（< 350 m）或者持续下降

静脉使用依前列素或同等药物治疗失败

心指数 < 2 L/（min·m²）

右心房压 > 15 mmHg

---

* BODE 指数包括体重指数、气流阻塞程度（FEV_1 占预计值百分比）、呼吸困难程度 ［按改良英国医学研究学会呼吸困难量表（mMRC）评分］和运动能力（6 MWT 距离）。BODE 指数可随体重指数、FEV_1 和步行距离减少和 mMRC 评分增加而相应增加。6 MWT，6 min 步行试验；DL_{CO}，一氧化碳弥散量；FVC，用力肺活量

From Sellke FW，del Nido PJ，Swanson SJ：Sabiston & Spencer surgery of the chest，ed 9，Philadelphia，2016，Elsevier.

- IPF 患者经活检确诊后的平均生存时间为 3 ～ 5 年。尽管有新治疗方法，但生存期并未延长
- 呼吸衰竭是最常见的死亡原因

转诊

- 可由呼吸科相关领域专家通过胸部影像学异常征象来诊断
- 优先鼓励参与临床试验
- 必要时尽早转诊行肺移植
- 后期管理应包括姑息治疗、临终关怀

框 34-2　肺移植的绝对禁忌证

- 近 2 年内诊断恶性肿瘤（皮肤鳞癌和基底细胞癌除外）；原位局灶性肺腺癌（既往称细支气管肺泡癌）
- 难治性其他器官系统的晚期功能障碍（心、肝、肾）；冠状动脉疾病不适合经皮介入或旁路移植术或伴左心室功能明显受损是肺移植绝对禁忌证，但在某些情况下可以考虑心肺联合移植
- 无法治愈的慢性肺外感染，包括慢性活动性乙型肝炎、丙型肝炎及 HIV 感染
- 严重胸壁或脊柱畸形
- 不依从或无法进行药物治疗或门诊随访
- 难治性精神或心理障碍且不能配合或遵从药物治疗
- 缺乏固定或可靠的社会支持系统
- 目前或近 6 个月内物质成瘾（酒精、烟草或麻醉药品）

From Sellke FW，del Nido PJ，Swanson SJ：Sabiston & Spencer surgery of the chest，ed 9，Philadelphia，2016，Elsevier.

 # 重点和注意事项

- IPF 的病程呈进行性，死亡率高，最常见的死亡原因是呼吸衰竭
- IPF 与其他 ILD 的鉴别诊断很关键，因其预后和治疗方法有所差异
- 口服两种药物治疗可以减缓疾病进展，但尚无联合治疗的相关研究。其他新治疗方法尚在研究[①]

推荐阅读

Dempsey TM et al: Clinical effectiveness of antifibrotic medications for idiopathic pulmonary fibrosis, *Am J Resp Crit Care Med* 200:168, 2019.

Horton MR: Thalidomide for the treatment of cough in idiopathic pulmonary fibrosis, *Ann Intern Med* 157:398-406, 2012.

Raghu G: An official ATS/ERS/JRS/ALAT statement: idiopathic pulmonary fibrosis: evidence-based guidelines for diagnosis and management, *Am J Respir Crit Care Med* 183:788-824, 2011.

Richeldi L: Efficacy of a tyrosine kinase inhibitor in idiopathic pulmonary fibrosis, *N Engl J Med* 365:1179-1187, 2011.

Richeldi L: Efficacy and safety of nintedanib in idiopathic pulmonary fibrosis, *N Engl J Med* 370:2071-2082, 2014.

---

① Kolb M et al：Nintedanib plus sildenafil in patients with idiopathic pulmonary fibrosis，N Engl J Med 379：1722-31，2018.

第35章 囊性纤维化
Cystic Fibrosis

Harinder P. Singh，Samaan Rafeq

张小芳 译 张骅 审校

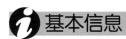 基本信息

定义

囊性纤维化（cystic fibrosis，CF）是一种常染色体隐性遗传病，其特征是外分泌腺的氯离子通道功能障碍。

ICD-10CM 编码

E84.0 囊性纤维化伴肺部改变

E84.11 囊性纤维化导致的胎粪性肠梗阻

E84.19 囊性纤维化伴其他肠道表现

E84.8 囊性纤维化伴其他表现

E84.9 未指明的囊性纤维化

流行病学和人口统计学

- CF 是美国北欧血统高加索人群最常见的致命性遗传性疾病（发病率 1/3000）。在美国，CF 是仅次于镰状细胞病的第二常见的会缩短儿童寿命的遗传性疾病
- 在全球范围内，有 80 000 名儿童和成人 CF 患者
- 诊断的中位年龄为 5.3 个月。随着治疗方法的进步，中位存活时间已经超过 40 年
- 基因筛选与降低 CF 发病率相关

体格检查和临床表现

- 胎粪性肠梗阻
- 儿童发育不良
- 胸部前后径增大
- 基底部爆裂音和叩击过清音
- 杵状指

- 慢性咳嗽
- 腹胀
- 油腻难闻的粪便
- 框 35-1 总结了 CF 的临床表现
- 表 35-1 总结了 CF 患者中部分胃肠道症状的发生频率

框 35-1　CF 的临床表现

上呼吸道	钙化
鼻窦炎	消化不良伴脂肪泻和氮溢
黏膜肥厚、鼻息肉病	维生素缺乏
下呼吸道	**肝胆管**
肺不张	黏液高分泌
肺气肿	胆结石、萎缩性胆囊
感染	局灶性胆汁性肝硬化
支气管炎、支气管肺炎、支气管	门静脉高压 ± 食管静脉曲张
扩张、肺脓肿	脾功能亢进
呼吸衰竭、右心衰竭	**生殖系统**
消化系统	女性：阴道黏液的黏度增加、生育
胆盐缺乏	力下降
胰腺功能不全	男性：不育；输精管、附睾和精囊
GERD	缺失
PUD	**骨骼系统**
胎粪性肠梗阻	骨龄迟缓
肠扭转	脱盐
腹膜炎	肥大性肺性骨关节病
回肠闭锁	**眼科**
远端肠梗阻综合征	静脉充血
粪块	视网膜出血
肠套叠	**其他**
直肠脱垂	皮肤过度丢失盐导致盐缺乏
胰腺	热射病
胰腺炎	大汗腺肥大
营养不良	
糖尿病	

GERD，胃食管反流病；PUD，消化性溃疡病

From Feldman M, Friedman LS, Brandt LJ: Sleisenger and Fortran's gastrointestinal and liver disease, ed 10, Philadelphia, 2016, Elsevier.

表 35-1　在 CF 中胃肠道症状出现的频率 *

器官	表现	所有患者的发生频率（%）	成人患者的发生频率（%）
胰腺	总体胃液缺乏	85～90	85～90*
	糖耐量异常	20～30	20～30
	部分异常或功能正常	10～15	10～15
	胰腺炎	1～2（所有 CF） 22（PS-CF）	2～3
	糖尿病	4～7	4～7
肠道	胎粪性肠梗阻	10～25	
	直肠脱垂	1～2	
	远端肠梗阻综合征	3	18
	肠套叠	1	1～2
肝	脂肪肝	7	20～60
	局灶性胆汁性肝硬化	2～3	11～70
	门静脉高压	2～3	28
胆道	胆囊异常、无功能或小	25	5～20
	胆结石	8	10～25
	胆管狭窄	1～20	1～20
食管	GERD	未知	80

CF，囊性纤维化；GERD，胃食管反流病；PS-CF，胰腺功能正常的 CF
* 频率可能取决于基因型

From Feldman M，Friedman LS，Brandt LJ：Sleisenger and Fortran's gastrointestinal and liver disease，ed 10，Philadelphia，2016，Elsevier.

病因学

　　CF 是一种由 7 号染色体上编码囊性纤维化穿膜传导调节蛋白（cystic fibrosis transmembrane conductance regulator，CFTR）基因突变引起的常染色体隐性遗传病；与 CF 相关的基因突变共分为 6 类（表 35-2）。在美国，约 1/2 的 CF 患者是 CFTR 中 Phe508del 突变的纯合子，超过 90% 的患者至少有 1 个 Phe508del 等位基因。这些突变导致氯化物转运异常，从而导致上皮细胞表面的水通量异常（图 35-1）；由此产生的异常黏稠分泌物阻塞各种器官的腺体和

表 35-2　CFTR 突变的分类

对 CFTR 的影响	功能性 CFTR	细胞膜上的 CFTR
I　由于 CFTR 信使 RNA 提前终止，造成蛋白质生成缺陷	无	无
II　由于错折叠（如 ΔF508 缺失）造成蛋白质加工受损	无	无，CFTR 在细胞质中被降解
III　调节缺陷造成通道开放时间减少（如 G551D 突变）	无	有
IV　功能受损引起氯化物转运减少	有，但是功能降低	有
V　正常功能的 CFTR 合成减少	有，但是数量减少	数量减少
VI　膜插入或稳定性受损	有，但是数量减少	数量减少

CFTR，囊性纤维化穿膜传导调节蛋白；RNA，核糖核酸

From Weinberger SE：Principles of pulmonary medicine，ed 7，Philadelphia，2019，Elsevier.

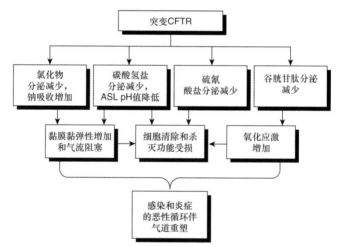

图 35-1　慢性呼吸道疾病中 CFTR 突变的作用机制示意图。CFTR 传导多种阴离子，包括氯化物、碳酸氢盐、硫氰酸盐和谷胱甘肽。CFTR 功能的丧失会影响关键的气道上皮功能：①随着氯化物外流的丧失和钠通道活性增加，ASL 脱水的风险增加。② ASL 分泌的碳酸氢盐丢失和（或）酸性 pH 值增加了黏液黏弹性，导致黏液纤毛运输障碍。③ ASL 中的酸性 pH 值损害细菌正常的天然免疫清除功能。④硫氰酸盐的丢失削弱了乳过氧化物酶的杀菌作用。⑤谷胱甘肽分泌的丧失会耗尽气道的抗氧化能力，导致炎症增加，黏液分泌增加，黏液黏弹性增加。这些因素导致感染和炎症的恶性循环，且呈渐进性进展。ASL，呼吸道表面液体；CFTR，囊性纤维化穿膜传导调节蛋白。（From Kliegman，RM：Nelson textbook of pediatrics，ed 21，Philadelphia，2020，Elsevier.）

导管，并对外分泌组织造成损害（复发性肺炎、肺不张、支气管扩张、糖尿病、胆汁性肝硬化、胆石症、肠梗阻、胃肠道恶性肿瘤风险增加）。

 诊断

鉴别诊断

- 免疫缺陷状态
- 乳糜泻
- 哮喘
- 复发性肺炎
- 原发性纤毛运动不良症

评估

CF 的诊断需要证明 CFTR 功能障碍（即两次测量汗液氯化物升高 ≥ 60 mmol/L，CFTR 中的两个致病突变来自同一母体等位基因或异常鼻电位差）和符合 1 个或多个 CF 的表型特征（如慢性化脓性阻塞性肺疾病、胰腺功能不全）。表 35-3 描述了 CF 的诊断标准。表 35-4 描述了提示诊断成人 CF 的情况和推荐的诊断性检查

表 35-3　囊性纤维化的诊断标准

有典型的临床特征（呼吸、胃肠道或泌尿生殖系统）
　或
　同胞兄弟姐妹有 CF 病史
　或
　新生儿筛查试验阳性
加
CFTR 功能障碍的实验室检查证据
　隔天 2 次测得的汗液氯离子浓度升高
　或
　鉴定出两种 CF 突变
　或
异常鼻电位差

CFTR，囊性纤维化穿膜传导调节蛋白
From Kliegman，RM：Nelson textbook of pediatrics，ed 21，Philadelphia，2020，Elsevier.

表 35-4　成人囊性纤维化的诊断方法

提示诊断成人囊性纤维化的情况

复发性胰腺炎

男性不育

慢性鼻窦炎

鼻息肉病

非结核分枝杆菌感染

过敏性支气管肺真菌病

支气管扩张

推荐的诊断性检查

汗液电解质测定

扩展 CFTR 突变分析

鼻电位差

高分辨率 CT 识别支气管扩张

CT 识别鼻窦息肉病

诱导痰或支气管肺泡灌洗以鉴别细菌和真菌病原体

CFTR，囊性纤维化穿膜传导调节蛋白；CT，计算机断层扫描

From Goldman L，Schafer AI：Goldman's Cecil medicine，ed 24，Philadelphia，2012，Saunders.

实验室检查

- 毛果芸香碱离子导入（汗液氯化物测试）：连续两天进行的 2 次汗液氯化物＞60 mmol/L 可诊断儿童 CF（成人＞80 mmol/L）。可能需要重复测试，因为并不是所有的婴儿都有足够的汗水来进行可靠的测试。汗液测试的适应证和与高电解质水平相关的情况见表 35-5。表 35-6 介绍了汗液测试结果中与假阳性和假阴性相关的情况

- DNA 检测可能有助于确认诊断和为家庭成员提供遗传信息

- 痰培养、药物敏感性试验及革兰氏染色｛常见的细菌感染：金黄色葡萄球菌［甲氧西林敏感的金黄色葡萄球菌（methicillin sensitive staphylococcus aureus，MSSA）和 MRSA］、铜绿假单胞菌（最常见的呼吸道致病菌）、嗜麦芽窄食单胞菌、洋葱伯克霍尔德菌｝

- 支气管肺泡灌洗有助于非咳痰患者肺部感染的早期诊断，但缺乏临床获益的证据。试验表明，在患有 CF 的婴儿中，支气管肺泡灌洗指导的治疗与 5 岁行标准治疗相比，并没有降低铜绿假单胞菌感染的患病率或总 CF-CT 评分

表 35-5 汗液测试（毛果芸香碱离子导入定量）：适应证和高电解质水平的情况

适应证	汗液电解质水平高的情况
同胞兄弟姐妹患有 CF	CF
慢性肺部症状	外胚层发育不良
持续咳嗽	1 型糖原贮积症
反复呼吸道感染	肾上腺功能不全
支气管炎	家族性甲状旁腺功能减退症
支气管扩张	岩藻糖苷贮积症
肺不张	升压素抵抗的尿崩症
发育不良（发育迟缓）	黏多糖贮积症
直肠脱垂	家族性胆汁淤积综合征
鼻息肉病	环境剥夺综合征
新生儿肠梗阻	急性呼吸系统疾病（哮吼、会厌炎、病毒性肺炎）
胎粪性肠梗阻	
婴儿早期黄疸	慢性呼吸系统疾病（支气管肺发育不良）
儿童或青少年肝硬化	
门静脉高压	α_1- 抗胰蛋白酶缺乏症
无精液症或无精子症的成年男性	
热射病	
低蛋白血症	
低凝血酶原血症	

CF，囊性肺纤维化

From Feldman M et al：Sleisenger and Fordtran's gastrointestinal and liver disease，ed 10，Philadelphia，2016，Elsevier.

表 35-6 与汗液试验假阳性和假阴性结果有关的情况

假阳性结果

湿疹（特应性皮炎）

外胚层发育不良

营养不良 / 发育不良 / 剥夺

神经性厌食

先天性肾上腺增生

肾上腺功能不全

葡萄糖 -6- 磷酸酶缺乏症

Mauriac 综合征

岩藻糖苷贮积症

家族性甲状旁腺功能减退症

甲状腺功能减退

肾源性尿崩症

假性醛固酮减少症

Klinefelter 综合征
家族性胆汁淤积综合征
自主神经功能障碍
输注前列腺素 E
代理型做作性障碍

假阴性结果

稀释
营养不良
水肿
出汗量不足
低钠血症
汗管功能正常的 CFTR 突变

From Kliegman，RM：Nelson Textbook of Pediatrics，ed 21，Philadelphia，2020，Elsevier.

- 低白蛋白水平，72 h 粪便脂肪排泄增加
- 脉搏血氧饱和度或动脉血气分析提示低氧血症
- 肺功能测试：肺活量、用力肺活量、肺弥散量均下降

影像学检查

- 胸部 X 线检查（图 35-2）：可显示局灶性肺不张、支气管周围袖套征、支气管扩张、间质纹理增多、肺气肿

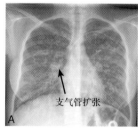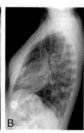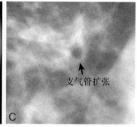

图 35-2　囊性纤维化。囊性纤维化的命名很贴切。胸部 X 线表现包括间质纤维化密度增加和类似慢性阻塞性肺疾病的肺实质囊性变。支气管扩张（支气管扩张可能侵蚀支气管动脉，并伴有咯血），胸部 X 线片上可见大而增粗的细支气管，特别是在短轴方向上（细支气管垂直于额面）。这位 15 岁的囊性纤维化患者以咳嗽和呼吸困难为主诉。她有肺炎吗？与之前的 X 线片相比没有变化。**A.** 后前位胸部 X 线片。**B.** 侧位胸部 X 线片。**C.** 显示支气管扩张的特写镜头。（From Broder JS：Diagnostic imaging for the emergency physician，Philadelphia，2011，Saunders.）

- 胸部 HRCT（图 35-3）：支气管管壁增厚，囊性病变，印戒征（支气管扩张）

Rx 治疗

非药物治疗

- 黏液清除（如使用体位引流、胸部叩击、气动排痰背心、acapella 呼吸训练器张力背心）
- 鼓励定期锻炼和适当的营养（每日摄入的卡路里为健康人群

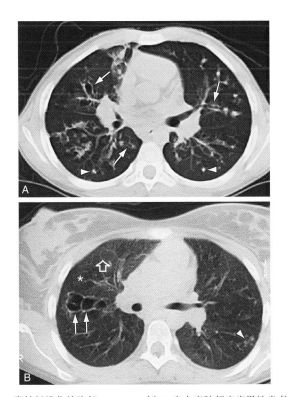

图 35-3　囊性纤维化的胸部 CT。A. 1 例 12 岁中度肺部疾病男性患者。气道及双肺都有实质性改变。可见多发性支气管扩张（箭头）和黏液堵塞（短箭头）。**B.** 19 岁女性患者肺部基本正常，右上叶有 1 个囊状支气管扩张（箭头），周围黏液局部区域阻塞右下叶（短箭头）。肺密度不均匀，有正常肺区（开放箭头）和低衰减反射节段和亚段空气滞留（星号）。（From Kliegman，RM：Nelson textbook of pediatrics，ed 21，Philadelphia，2020，Elsevier.）

的 120% ～ 200%）

- 患者和家庭成员的社会心理评估和咨询

常规治疗

- CF 治疗的主要目的是通过控制呼吸道感染和清除气道黏液使肺功能尽可能接近正常

- 抗生素治疗基于痰革兰氏染色培养及药物敏感性试验结果。金黄色葡萄球菌感染使用头孢唑林 1.5 g 每 6 h 1 次或萘夫西林 2 g 每 4 ～ 6 h 1 次。MRSA 感染应使用万古霉素 45 ～ 60 mg/（kg·d），分 3 次服用或联用利奈唑胺 600 mg 每 12 h 1 次。铜绿假单胞菌感染可使用哌拉西林 / 他唑巴坦 4.5 g 每 6 h 1 次加环丙沙星 750 mg 口服每 12 h 1 次。CF 恶化的治疗应至少针对黏液性铜绿假单胞菌和金黄色葡萄球菌（即哌拉西林 / 他唑巴坦和环丙沙星）。近期的一项研究发现 CF 患儿应用阿奇霉素维持治疗 6 个月能减少抗生素的额外使用和改善肺功能。进一步的研究需确定阿奇霉素是否应该被用作主要治疗或抢救治疗。吸入抗生素（氨曲南或妥布霉素）可在实现高气道浓度的同时降低全身不良反应。间断吸入妥布霉素已被报道有益于 CF 患者

- 支气管扩张剂可缓解气流阻塞

- 长期胰酶替代治疗

- 隔日服用泼尼松（2 mg/kg）可能对 CF 患儿有益（降低住院率、肺功能改善）。糖皮质激素适用于病情恶化期间具有急性哮喘发作特征（如胸闷、哮鸣、吸入 β 受体激动剂症状有改善）的患者。不推荐成人常规使用皮质类固醇激素。接受泼尼松隔日治疗的 CF 男孩在停止治疗后可表现出持续的生长障碍

- 适当的营养和补充维生素（包括脂溶性维生素 A、D、E 和 K）

- 黏溶性重组人脱氧核糖核酸内切酶（*DNase*）2.5 mg 每日 1 次或对≥ 6 岁且痰液黏稠的患者给予气雾剂每日 2 次能降低痰的黏度，改善纤毛运动，促进排痰。但其价格非常昂贵。它对于用力肺活量＞ 40% 预计值的患者最有益。采用隔日 1 次 rhDNase 治疗可降低成本

- 新的治疗方式通过改善缺陷 CFTR 蛋白的生成、细胞内加工和（或）功能来发挥作用。依伐卡托（CFTR 增效剂）是

FDA 批准用于治疗年龄 ≥ 2 岁且有 G551D 突变（5% 的 CF 患者）的 CF 患者的口服药物。它可降低肺部症状急性加重的频率，改善肺功能。成本高是其应用的重要的限制因素。据报道，新的组合药物替扎卡托-依伐卡托治疗大多数与依伐卡托针对的相同突变的疗效等同于或优于依伐卡托。替扎卡托-依伐卡托仅适用于 12 岁及以上的患者。另一种联合治疗，鲁玛卡托-依伐卡托已被 FDA 批准用于 12 岁及以上携带 CFTR 基因 F508del 纯合子突变的患者。大多数建议替扎卡托-依伐卡托适用于 > 12 岁有残留功能突变和 F508del 纯合子突变的患者。如果患者的基因型未知，应使用 FDA 批准的 CF 突变试验来检测 CFTR 基因 2 个等位基因的 F508del 突变。最近关于下一代 CFTR 校正器 VX-659 与替扎卡托和依伐卡托三联治疗的 III 期试验显示其可显著改善 Phe508del MF 或 Phe508del-Phe508del 基因型患者的症状。基于这些结果，VX-659 三重组合方案有可能治疗上述潜在病因中约 90% 的 CF 患者

- 使用限制：除 F508del 纯合子突变的 CF 患者外，在其他 CF 患者中的疗效和安全性还没有确定
- 糖耐量受损和糖尿病的治疗

长期管理

- 肺炎球菌性肺炎和流行性感冒疫苗接种
- 除两种情况外，不建议长期使用口服抗生素作为控制感染的治疗（见下文）
- 阿奇霉素因其抗炎和（或）抗菌特性而被推荐用于年龄 ≥ 6 岁且持续气道铜绿假单胞菌定植的患者，它可以抑制中性粒细胞迁移和弹性蛋白酶产生
- 长期雾化抗生素（氨曲南或妥布霉素）可用于铜绿假单胞菌定植的患者

预后

- 在 CF 早期即可出现支气管扩张，已在 10 周龄的婴儿中观察到，并且呈持续和渐进性进展。近期的数据[1]显示：早期支气

---

① Sly PD et al：Risk factors for bronchiectasis in children with cystic fibrosis, N Engl J Med 368：1963-1970，2013.

管肺泡灌洗液中中性粒细胞弹性蛋白酶活性与 CF 患儿早期支气管扩张有关

- 超过 50% 的 CF 儿童可生存至 20 岁以上。在过去的 20 年里，晚期 CF 患者的生存时间显著延长。在过去的 10 年中，生存率每年提高 1.8%。这被认为归功于 NBH DNase 使用的增加
- 肺移植是唯一确定的治疗方法；移植后 3 年生存率超过 50%
- 梗阻性无精子症见于 > 98% 的青春期后男性患者
- SERPINA Z 等位基因是 CF 肝病的危险因素。携带 Z 等位基因的患者患严重肝病伴门静脉高压的风险更大

转诊

- 建议在选定的患者中进行肺移植。肺移植的适应证包括 FEV_1 < 30% 的预计值、呼吸系统症状迅速进展、住院次数增加、大咯血、复发性气胸、动脉血氧分压 < 55 mmHg、动脉 CO_2 分压 > 50 mmHg、多重耐药菌感染（尽管大多数移植中心拒绝给伯克霍尔德菌定植的患者移植）和消耗性疾病。年轻女性患者应尽早转诊，因其整体预后较差。选定的患者必须进行双肺移植
- 行 DNA 分析来筛查家庭成员

 重点和注意事项

专家点评

- 支气管扩张合并以下任何 1 种情况的患者应该考虑 CF 诊断：男性不育、复发性特发性胰腺炎、复发性鼻息肉病
- 对于有 CF 家族史的成人计划妊娠的夫妇，以及寻求产前护理的夫妇，应行 CF 基因检测
- 据报道，吸入高渗盐水（5 ml 7% 氯化钠溶液每日 4 次）可产生持续加速黏液清除和改善肺功能的作用
- 在过去的 10 年里，CF 患者呼吸道感染 MRSA 的患病率显著增加，同时使生存率下降

相关内容

支气管扩张（相关重点专题）

推荐阅读

Accurso FJ et al: Effect of VX-770 in persons with cystic fibrosis and the G551D-CFTR mutation, *N Engl J Med* 363:1991-2003, 2010.

Dasenbrook EC et al: Association between respiratory tract MRSA and survival in cystic fibrosis, *JAMA* 303(23):2386-2392, 2010.

Davies JC et al: VX-659–tezacaftor–ivacaftor in patients with cystic fibrosis and one or two Phe508del alleles, *N Engl J Med* 379:1599-1611, 2010.

George PM et al: Improved survival at low lung function in cystic fibrosis: cohort study from 1990 to 2007, *BMJ* 342(d1008), 2011.

Ramsey B et al: A CFTR potentiator in patients with cystic fibrosis and the G551D mutation, *N Engl J Med* 365:1663-1672, 2011.

Stoltz DA et al: Origins of cystic fibrosis lung disease, *N Engl J Med* 372:351-362, 2015.

Wainwright CE et al: Effect of bronchoalveolar lavage-directed therapy on Pseudomonas aeruginosa infection and structural lung injury in children with cystic fibrosis, *JAMA* 306(2):163-171, 2011.

Wainwright CE et al: Lumacaftor-ivacaftor in patients with cystic fibrosis homozygous for Phe508del CFTR, *N Engl J Med* 373:220-231, 2015.

第36章 胸腔积液
Pleural Effusion

Vivek Murthy

朱芷若 译 肖奎 审校

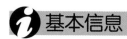 **基本信息**

定义

胸腔积液是指由各种病因所导致的胸膜腔内液体的病理性积聚。

同义词

血胸

乳糜胸

脓胸

ICD-10CM 编码

J90 胸腔积液

J91.8 其他情况导致的胸腔积液

体格检查和临床表现

- 临床症状包括呼吸困难、咳嗽、疲劳、发热、胸痛。框 36-1

框 36-1 胸腔积液的症状和体征

呼吸困难

咳嗽（干咳）

胸痛（胸膜炎性或非胸膜炎性）

胸壁不适

呼吸音减弱

叩诊浊音

羊鸣音、触觉语颤减弱

胸膜摩擦音

疾病特异性症状和体征可能包括：

端坐呼吸

夜间阵发性呼吸困难

发热

盗汗

From Adams JG et al: Emergency medicine, clinical essentials, ed 2, Philadelphia, 2013, Elsevier.

　　总结了胸腔积液的症状和体征

- 体格检查结果包括叩诊浊音，触觉语颤减弱，呼吸音减弱
- 床旁经胸超声有助于确定胸腔积液的特征，包括：
  1. 单侧（左侧或右侧）或双侧、位置、积液量
  2. 有无胸膜腔分隔、胸膜粘连或肿物
  3. 可安全进行胸腔穿刺术的部位
  4. 基础肺实质病变（如肺水肿、肺实变、气胸）

病因学

　　胸腔积液可由多种因素引起，包括毛细血管通透性增加、血管静水压升高、血管胶体渗透压降低、胸膜炎症、创伤 / 医源性原因和（或）正常胸腔积液引流受阻。框 36-2 总结了引起胸腔积液的原因。

框 36-2　胸腔积液的病因

漏出液	**结缔组织病**
肺不张（早期）	类风湿关节炎
充血性心力衰竭	系统性红斑狼疮
肝硬化	**腹部 / 胃肠道疾病**
肾小球肾炎	食管破裂
低白蛋白血症	胰腺疾病
黏液性水肿	膈下脓肿
肾病综合征	**其他**
腹膜透析	肺不张（慢性）
肺栓塞	乳糜胸
上腔静脉综合征	药物反应（胺碘酮）
渗出液	产后状态
感染性	肺梗死或栓塞
细菌感染	尿毒症
支气管扩张	
真菌感染	
肺脓肿	
寄生虫感染	
创伤性血胸	
结核	
病毒性疾病	
恶性肿瘤	
淋巴瘤	
间皮瘤	
原发性肺癌	
肺转移瘤	

From Adams JG et al: Emergency medicine, clinical essentials, ed 2, Philadelphia, 2013, Elsevier.

Ⓓ 诊断

鉴别诊断

漏出液（胸腔积液 / 血清乳酸脱氢酶 < 0.6 或胸腔积液 / 血清总蛋白 < 0.5）

- 充血性心力衰竭
- 肝硬化（肝性胸腔积液）
- 慢性肾功能不全
- 低白蛋白血症
- 缩窄性心包炎
- 上腔静脉阻塞
- 尿胸

渗出液（胸腔积液 / 血清乳酸脱氢酶 ≥ 0.6 或胸腔积液 / 血清总蛋白 ≥ 0.5）

- 恶性肿瘤（继发于转移瘤或原发性恶性肿瘤，如恶性间皮瘤）
- 感染
  1. 单纯性肺炎旁胸腔积液（pH 值 > 7.2）
  2. 复杂性肺炎旁胸腔积液（pH 值 ≤ 7.2）
  3. 结核性胸膜炎
  4. 病毒性胸膜炎
- 肺栓塞
- 血胸
- 乳糜胸
- 食管穿孔
- 胸膜胰腺瘘
- 结缔组织病

评估

框 36-3 总结了针对胸腔积液分类的 Light 标准。图 36-1 为胸腔积液的诊断流程。图 36-2 为恶性胸腔积液的诊断方法。

实验室检查

见表 36-1。

框 36-3　胸腔积液分类的 Light 标准

1972 年，Light 等发表了目前公认的胸腔积液分类标准，具体如下：
胸腔积液蛋白 / 血清蛋白＞ 0.5∶1
胸腔积液乳酸脱氢酶 / 血清 LDH ＞ 0.6∶1
胸腔积液乳酸脱氢酶大于血清正常值上限的 2/3（曾用临界值为 200 IU/L）
如果胸腔积液符合上述任何 1 项标准，则归类为渗出液。相反，如果均不符合，则分类为漏出液。该标准诊断渗出液的敏感性为 99%，特异性为 98%

From Adams JG et al：Emergency medicine，clinical essentials，ed 2，Philadelphia，2013，Elsevier.

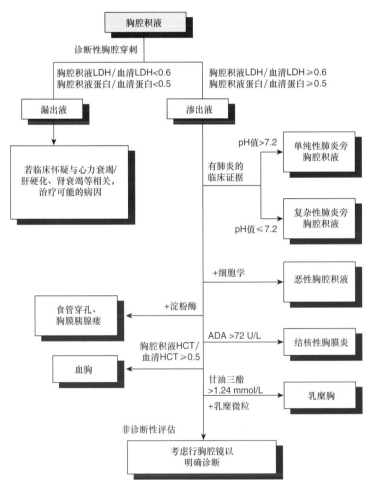

图 36-1　胸腔积液的诊断流程。ADA，腺苷脱氨酶；HCT，血细胞比容；LDH，乳酸脱氢酶

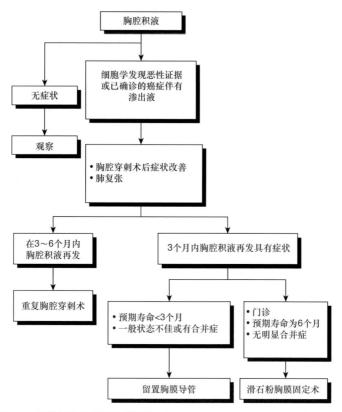

图 36-2 可疑恶性胸腔积液的评估。（From Niederhuber JE：Abeloff's clinical oncology，ed 6，Philadelphia，2020，Elsevier.）

表 36-1 用于诊断胸腔积液的实验室检查

检查项目	诊断效用	注释
腺苷脱氨酶（ADA）	＞ 40 IU/L 提示结核性胸膜炎	＞ 72 IU/L 对结核具有高度特异性，可通过胸膜活检和 PCR 提高诊断率
白蛋白	胸腔积液 / 血清＜ 0.83 更符合漏出液	可用于验证乳酸脱氢酶比值和蛋白质比值不一致的情况
淀粉酶	食管穿孔，胰腺炎	
细胞计数	以淋巴细胞为主提示结核病、淋巴瘤、其他胸膜恶性肿瘤、肺栓塞；以中性粒细胞为主见于细菌感染，偶见于恶性肿瘤（20%）	有助于区分渗出液的原因

检查项目	诊断效用	注释
乳糜微粒	阳性可增加甘油三酯对乳糜胸的特异性	考虑胸导管缺损（由于恶性肿瘤、创伤或医源性原因）
肌酐	胸腔积液 / 血清＞1 提示尿胸	
培养	阳性结果用于缩小治疗范围	疑似肺炎旁胸腔积液的患者均应抽液送检，以指导抗菌药物的选择
细胞学	对恶性胸腔积液的敏感性约为 65%	连续采集 3 份样本送检可在一定程度上增加诊断率
葡萄糖	＜60 mg/dl 提示复杂性肺炎旁胸腔积液、恶性肿瘤、结核性胸膜炎或类风湿性胸腔积液	
血细胞比容	胸腔积液血细胞比容＞50% 的外周血细胞比容提示血胸	血细胞比容较低的胸腔积液在常规检查中可能会呈血性，不一定代表血胸
乳酸脱氢酶（LDH）	胸腔积液 / 血清＞0.6 或胸腔积液 LDH＞2/3 正常血清 LDH 上限值提示渗出液	
NT-proBNP	＞1500 pg/ml 提示心力衰竭，即使胸腔积液符合渗出液标准	与心力衰竭相关的慢性胸腔积液患者接受利尿剂治疗后可呈渗出液改变
pH 值	≤7.2，临床高度提示复杂性肺炎旁胸腔积液	pH 值降低也可见于恶性胸腔积液和食管穿孔
甘油三酯	甘油三酯＞110 mg/dl 提示乳糜胸	胸腔积液乳糜微粒的存在可以帮助证实无甘油三酯且高度可疑的乳糜胸

NT-proBNP，N- 末端脑钠肽前体；PCR，聚合酶链反应

影像学检查

胸部 X 线检查（图 36-3）：肋膈角变钝，同侧肺不张，大量积液时纵隔向对侧移位，肺底积液时可有膈肌升高，胸部 X 线侧位片可出现"脊柱征"。因病因不同，胸腔积液在侧卧位时可表现为自由流动或固定。

超声检查（图 36-4）：可以显示积液量及其相对于胸壁、肺和膈肌的位置。可用于评估积液位置，确定有无分隔 / 粘连以及壁 / 脏胸膜上有无肿物。

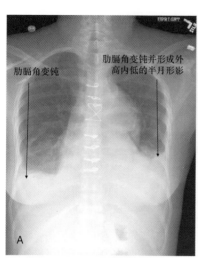
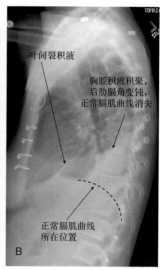

图 36-3　胸腔积液。A. 后前位胸片，该患者的左侧存在明显的胸腔积液。双侧肋膈角均变钝。胸腔积液沿左侧胸壁形成半月形影。**B.** 侧位胸片显示两个半月形致密影，提示双侧胸腔积液。后肋膈角内充满胸腔积液，胸腔积液与后胸壁形成半月形影。（From Broder JS：Diagnostic imaging for the emergency physician，Philadelphia，2011，Saunders.）

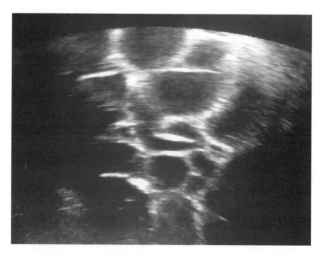

图 36-4　超声检查示多房性胸腔积液。 对于胸腔积液 pH 值小于 7.20 的多房性胸腔积液患者，应早期进行胸腔引流治疗。（From Parrillo JE，Dellinger RP：Critical care medicine，principles of diagnosis and management in the adult，ed 5，Philadelphia，2019，Elsevier.）

CT（图 36-5）：可用于确定积液的位置，评估潜在的肺实质病变以帮助确定诊断。脓胸可表现为密度不均匀和空泡。

治疗

- 表 36-2 总结了胸腔积液的治疗方法
- 图 36-6 描述了恶性胸腔积液的治疗方法

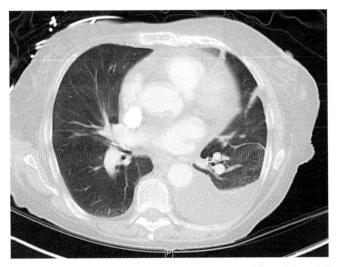

图 36-5　胸部 CT 显示左侧胸腔积液。 患者仰卧位时，胸腔积液向后聚集在左侧胸腔的部分胸壁范围内。（From Weinberger SE：Principles of pulmonary medicine，ed 7，Philadelphia，2019，Elsevier.）

表 36-2　胸腔积液的治疗方法

胸腔穿刺术	尽可能在超声引导下定位穿刺部位。当肺不能完全复张（包括中央气道阻塞、慢性肺不张以及广泛胸膜粘连）时，胸腔积液的引流可能受限。在这些情况下抽液可能导致代偿性气胸
胸腔闭式引流术	需考虑进行持续引流的时机，尤其是脓胸或血胸
留置隧道式胸膜导管	带套管的胸腔引流管通过皮下组织，可在门诊进行定期引流，其最常用于治疗恶性胸腔积液
胸膜固定术	在胸腔镜直视下或者通过胸腔闭式引流管注入刺激性化学物质（如滑石粉干粉）以黏附脏胸膜和壁胸膜
药物治疗	针对病因治疗（如利尿剂、抗菌药物、化疗）

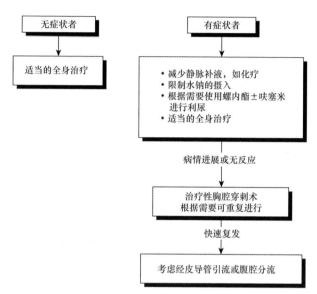

图 36-6　恶性胸腔积液的治疗流程。(From Niederhuber JE: Abeloff's clinical oncology, ed 6, Philadelphia, 2020, Elsevier.)

转诊

初次胸腔积液标本检查未能明确诊断时，应转诊至呼吸科相关领域专家处行进一步评估（包括考虑进行胸腔镜下胸膜活检）。

 ## 重点和注意事项

- 仅进行 1 次胸腔积液引流很难达到根治的目的。应尽早查明新发胸腔积液的病因
- 恶性胸腔积液的治疗可能比较棘手。一项研究表明，在恶性胸腔积液患者中，在门诊通过留置隧道式胸膜导管注入滑石粉，其胸膜固定的成功率高于单独放置隧道式导管[①]
- 对于接近终末期的恶性胸腔积液患者，根据病情需要重复做单纯胸腔穿刺术是合理的治疗方法

---

① Bhatnagar R et al: Outpatient talc administration by indwelling pleural catheter for malignant effusion, NEJM 378: 1313-1322, 2018.

相关内容

脓胸（相关重点专题）

心力衰竭（相关重点专题）

原发性肺肿瘤（相关重点专题）

推荐阅读

Agrawal V, Doelken P, Sahn S: Pleural fluid analysis in chylous pleural effusion, *Chest* 133(6):1436-1441, 2008.

Porcel J, Light R: Diagnostic approach to pleural effusion in adults, *Am Fam Physician* 73(7):1211-1220, 2006.

Tay T, Tee A: Factors affecting pleural fluid adenosine deaminase level and the implication on the diagnosis of tuberculous pleural effusion: a retrospective cohort study, *BMC Infect Dis* 13:546, 2013.

Wahla AS: Managing malignant pleural effusion, *Cleve Clin J Med* 86:95-99, 2019.

第37章 胸膜炎
Pleurisy

Chakravarthy Reddy

童德 译 肖奎 审校

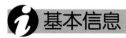 基本信息

定义

胸膜炎是指壁胸膜的炎症。这种炎症会导致胸膜炎性胸痛，其特征是随呼吸或运动而加重。

ICD-10CM 编码
R09.1 胸膜炎

流行病学和人口统计学

发病率：病毒性胸膜炎是引起胸膜炎性胸痛的最常见原因之一。然而，多种疾病可能导致胸膜炎。感染性疾病、风湿性疾病、血栓栓塞事件和创伤都可能导致胸膜炎症。因此，胸膜炎的发病率根据潜在的病因而有所不同。

体格检查和临床表现

- 胸膜炎的典型特征是胸痛，并随呼吸、咳嗽或打喷嚏而加重
- 胸膜炎性胸痛的典型表现为锐痛或刺痛。然而，胸膜炎性疼痛也可为钝痛、灼痛或呼吸时的"突然疼痛（catch）"
- 躯干或胸壁的运动可能会加剧疼痛。胸膜炎患者可能会找到最舒适的体位并保持不动
- 胸膜炎可能伴有呼吸困难
- 体格检查可能有显著的胸膜摩擦音
- 如果胸膜炎的潜在病因为肺炎，则可能会出现呼吸音减低、啰音或羊鸣音

病因学

- 胸膜炎由壁胸膜炎症引起。脏胸膜上无伤害性感受器的神经

分布。然而，肺实质周围损伤或炎症常导致覆于其上的壁胸膜发生炎症。壁胸膜分布于胸腔和双侧膈肌表面，受肋间神经支配；因此，胸膜疼痛局限于肋间神经分布的相应皮肤处（胸壁表面）。膈肌中央的壁胸膜由与膈神经伴行的纤维支配；因此，与此区域炎症相关的疼痛可波及同侧肩或颈部

- 胸膜炎的潜在病因包括：
  1. 血栓栓塞症（肺栓塞）
  2. 病毒感染［柯萨奇病毒、RSV、巨细胞病毒（cytomegalovirus，CMV）、腺病毒、EB 病毒、副流感病毒、流行性感冒病毒］
  3. 细菌感染（肺炎或结核性胸膜炎）
  4. 真菌感染（球孢子菌病、组织胞浆菌病）
  5. 风湿病（类风湿关节炎、系统性红斑狼疮）
  6. 药物
  7. 肺或胸膜恶性肿瘤
  8. 创伤（肋骨骨折）
  9. 遗传性疾病（家族性地中海热、镰状细胞病）

 诊断

鉴别诊断

- 心脏：心肌梗死、心肌缺血、心包炎
- 腹部：胰腺炎、胆囊炎
- 血栓栓塞：肺栓塞、肺实质梗死
- 创伤 / 机械性：肋骨骨折或气胸
- 病毒感染：可能导致流行性胸痛（又称博恩霍尔姆病）。涉及的病毒包括柯萨奇病毒、RSV、CMV、腺病毒、EB 病毒、副流感病毒、流行性感冒病毒。值得注意的是，病毒性胸膜炎是排除性诊断
- 细菌感染：肺炎或结核性胸膜炎
- 真菌感染：球孢子菌病、组织胞浆菌病
- 风湿病：类风湿关节炎、系统性红斑狼疮
- 药物：药物性狼疮
- 遗传性疾病：家族性地中海热、镰状细胞病
- 恶性肿瘤：累及肺或胸膜的恶性肿瘤

- 尿毒症

评估

- 应对所有出现胸膜炎性胸痛的患者进行详尽的病史采集和体格检查。患者症状的时程可以提供有价值的诊断线索。症状呈急性发作提示外伤、自发性气胸、肺栓塞或心肌梗死。亚急性发作提示由传染性疾病、风湿性疾病或药物所致。病毒性胸膜炎通常有上呼吸道感染的前驱症状。慢性或复发性症状提示存在恶性、结核性或遗传性病因的可能
- 行胸部 X 线检查以评估有无肺炎、气胸或胸腔积液
- 行心电图检查以评估有无心肌梗死、心肌缺血或心包炎
- 如果临床疑诊肺栓塞，应针对肺栓塞进行检查

实验室检查

- 实验室检查项目根据怀疑的潜在病因的不同而有所不同。根据临床表现可行血常规、血生化和 D- 二聚体检测
- 如果有胸腔积液，诊断性胸腔穿刺术可能为潜在病因提供有价值的诊断线索

影像学检查

- 胸部 X 线检
- 心电图
- 部分患者可行胸部 CT

Rx 治疗

- 胸膜炎的治疗包括控制疼痛以及治疗原发疾病
- 非甾体抗炎药是缓解胸膜炎相关性疼痛的首选一线药物。尽管仅有针对吲哚美辛治疗疼痛的临床研究，但可以预计非甾体抗炎药的效果与其类似
- 吲哚美辛 50 mg 每日 3 次口服对缓解疼痛有效，并能改善肺功能

第38章 自发性气胸
Pneumothorax, Spontaneous

Hisashi Tsukada

柳威　吴怀球　译　徐国纲　审校

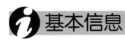 **基本信息**

定义

自发性气胸（spontaneous pneumothorax，SP）为无明显（创伤或医源性因素等）诱因下气体进入胸膜腔内使肺组织塌陷。分为原发性（没有基础肺病的健康人）或继发性（有基础肺病的患者）。

同义词

原发性自发性气胸（primary spontaneous pneumothorax，PSP）

继发性自发性气胸（secondary spontaneous pneumothorax，SSP）

ICD-10CM 编码

J93.0　自发性张力性气胸

J93.11　原发性自发性气胸

J93.12　继发性自发性气胸

J93.81　慢性气胸

J93.83　其他气胸

J93.9　未指明的气胸

J95.811　术后气胸

P25.1　围产期气胸

S27.0XXA　创伤性气胸，初发

S27.0XXD　创伤性气胸，复发

S27.0XXS　创伤性气胸，后遗症

流行病学和人口统计学

- 在美国，每年约有 20 000 例新发 SP
- SP 患者中男性较女性常见（6∶1）
- 男性原发性 SP 的发病率为 7.4/100 000，女性为 1.2/100 000

- 男性继发性 SP 的发病率为 6.3/100 000，女性为 2.0/100 000
- SP 常见于 20 ~ 40 岁的瘦高体型男性
- 危险因素包括吸烟、家族史、马方综合征、同型胱氨酸尿症和胸部子宫内膜异位症
- 神经性厌食症被认为是危险因素之一，因其可导致肺实质营养不良

体格检查和临床表现

- 突发胸痛（90%），通常在休息时发生，气胸的发生与活动无关，胸痛在数小时后缓解
- 疼痛通常为单侧，可为锐痛且痛苦，可伴有焦虑
- 呼吸困难（80%），即使气胸持续存在，呼吸困难也通常在 24 h 内缓解
- 咳嗽（10%）
- 无症状（5%）；最长可能在 7 d 后才因出现症状而就诊
- 心动过速
- 低氧血症
- 高碳酸血症罕见，因为对侧肺可维持肺泡通气
- 患侧胸廓活动度减小（图 38-1）
- 呼吸音减弱
- 可能存在皮下气肿
- 叩诊呈过清音

病因学

- 在原发性 SP 中，位于上叶顶部附近的肺小疱和大疱破裂是常见的原因
- 在继发性 SP 中，COPD 是最常见的原因，但也可能与肺炎、支气管肺癌、间皮瘤、结节病、结核、囊性纤维化和许多其他肺部疾病有关。框 38-1 总结了继发性 SP 的原因

Dx 诊断

经胸部 X 线检查确诊（图 38-2）。

鉴别诊断

- 胸膜炎

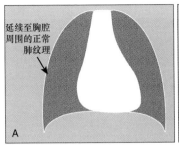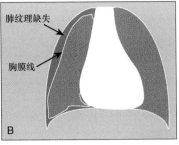

延续至胸腔
周围的正常
肺纹理

肺纹理缺失

胸膜线

A

B

图 38-1 （扫本章二维码看彩图）气胸。**A**. 正常肺的示意图。**B**. 气
胸示意图。气胸量可以从微量到大量不等。由于其量和位置的可
变性，气胸有时很难在胸部 X 线片上显示。例如，前面或后面
而非侧面的气胸可能不能在正位胸部 X 线片上显示，尤其是仰
卧位摄片。如有可能，应尽量站立位摄片。呼气相摄片诊断气胸
更敏感，因为在呼气过程中肺和胸腔体积缩小，但是滞留在胸

扫本章二维
码看彩图

膜腔中的空气量不变，因此显得相对较大。胸部 X 线检查可能看不到微量气
胸。在某些情况下，发现皮下气肿可能是肺部损伤的唯一线索。尽管适当治
疗仅在 CT 上能观察到的气胸仍有争议，但不可否认 CT 对气胸极为敏感。同
样地，由于超声是一种相对较新的气胸检测方法，仅在超声检查下发现的气
胸的治疗方法仍不确定，超声也被认为比胸部 X 线对气胸的检测更加敏感。
气胸的胸部 X 线表现为胸壁周围缺乏正常可见的肺纹理。有时可见肺和脏胸
膜的分界线，但该线可与肋骨和肩胛骨的内侧缘相混淆。根据气胸和肺萎陷
的程度，肺实质密度可能比对侧更高。在极端情况下，张力性气胸患者胸膜
腔内气体产生的压力可能影响包括膈肌和纵隔在内的其他结构。张力性气胸
患者过度膨胀的胸腔还可能导致肋骨位置异常，使其走行更加水平。（From
Broder JS：Diagnostic imaging for the emergency physician，Philadelphia，
2011，WB Saunders.）

框 38-1　继发性自发性气胸的原因

气道疾病
　　慢性阻塞性肺疾病
　　哮喘
　　囊性纤维化

感染
　　坏死性细菌性肺炎、肺脓肿
　　耶氏肺孢子菌肺炎
　　结核

间质性肺疾病
　　结节病
　　特发性肺纤维化

淋巴管肌瘤病

结节性硬化症

肺尘埃沉着病

肿瘤

原发性肺癌

肺或胸膜转移瘤

其他

结缔组织病

肺梗死

子宫内膜异位症、月经性气胸

From Marx JA et al：Rosen's emergency medicine，ed 8，Philadelphia，2014，Elsevier.

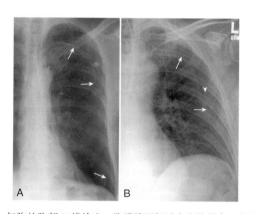

图 38-2 **A**. 气胸的胸部 X 线检查。胸膜线两侧透亮度均增高，表示胸膜线一侧为胸膜腔内的气体，另一侧为肺内的气体。胸膜线边界清晰，并且可以显示其走行（下箭头）。在线的上方（上箭头）和侧面（中箭头）范围内无血管纹理。**B**. 胸部 X 线片显示皮肤皱褶（箭头），可能被误认为是气胸。皮肤皱褶边界不规则，仅有一侧透亮，且其边界显示不清，无法连续显示其走行（下箭头）。血管纹理可以超出皱褶的边界（短箭头）。（Courtesy Michael B. Gotway，MD，Scottsdale Medical Imaging，and the Department of Radiology，University of California，San Francisco. From Mason RJ et al：Murray & Nadel's textbook of respiratory medicine，ed 5，Philadelphia，2010，WB Saunders.）

- 肺栓塞
- 心肌梗死
- 心包炎

- 哮喘
- 肺炎

评估

胸部 X 线检查。

实验室检查

动脉血气分析可能显示低氧血症和通气过度导致的低碳酸血症。

影像学检查

- 站立位胸部 X 线检查通常可确定诊断 SP：
  1. 白色脏胸膜线。该线周围没有血管纹理有助于区分其他类似表现，如皮肤皱褶。横向宽度为 1 cm 对应 27% 的气胸压缩范围，2 cm 对应 49% 的气胸压缩范围
  2. 左侧卧位诊断气胸最敏感，仰卧位最不敏感。吸气相和呼气相摄片具有相同的敏感性
  3. 气体容积 ≥ 50 ml 才能在立位胸片上显示
- 张力性气胸（图 38-3）是需要紧急处理的状况，当患者血流动力学不稳定或气管和纵隔向对侧移位以及胸部 X 线检查示患侧膈肌受压变扁平或反向（图 38-4）时，应怀疑张力性气胸可能
- 对于复发性气胸、持续性漏气或计划手术者，可考虑行 CT
- 肺部超声已成为一种快速、准确的气胸筛查工具。肺点征是

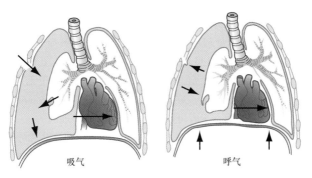

图 38-3 （扫本章二维码看彩图）张力性气胸伴右肺完全塌陷，纵隔结构向左移位。吸气时，气体进入胸膜腔，呼气时不能逸出。（From Marx JA et al：Rosen's emergency medicine，ed 8，Philadelphia，2014，Elsevier.）

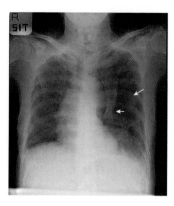

图 38-4 胸部 X 线检查显示左侧气胸伴纵隔和气管向右侧移位（白色箭头）。左肺未完全塌陷，提示局部张力性气胸。[From Chan SSW: Tension pneumothorax managed without immediate needle decompression, Am J Emerg Med 36（3）: 242-245，2009.]

胸膜重新贴附于胸壁位置的超声表现，对于确定诊断具有 100% 的特异性

Rx 治疗

初始治疗

- 给予 100% 的氧气可降低胸膜毛细血管中的氮气分压，从而使气胸吸收速率增加 3 倍，应用于所有气胸患者
- 进一步的治疗取决于气胸量
  1. 如果气胸量较小（胸部 X 线片上肺与胸壁之间的距离 < 2 cm）并且患者无症状，则可以观察。应复查影像学以确定气胸是否稳定 / 吸收。一些研究表明，对于无并发症的创伤性气胸患者，在咨询创伤专家后，使用 35 mm 的临界值来决定哪些患者可以进行观察治疗是合理的
  2. 如果气胸量较大（> 2 cm）或者患者出现胸痛和呼吸困难的症状，则最初的治疗应着重于从胸膜腔清除空气。针刺抽吸是临床稳定患者的首选治疗方法
- 可以使用大口径留置针或市售的导管抽吸套件在床旁进行穿刺抽气。穿刺点选择锁骨中线第 2 肋间隙。将导管留在原处，

并连接至三通旋钮和大号注射器。抽吸空气直到遇到阻力或患者出现咳嗽症状。抽气后立即复查胸部 X 线，并在 4 ～ 24 h 内再次复查，以记录肺复张情况。如果单次抽气无法解决气胸问题，则原发性 SP 患者可重复抽吸

- 如果抽气后气胸得到改善，但仍未完全解决，可以将导管连接到海姆利克（单向）阀上，以进一步促进肺复张。如果可以进行密切随访监测，则部分病情稳定的患者可以带套管出院。通过简单的穿刺抽气或导管抽气仍无法有效控制症状的原发性 SP 患者，则建议胸腔置管。大多数患者可以使用较小的胸腔导管（＜ 12 Fr）进行治疗。可以将胸腔导管连接至带水密封装置（带或不带吸引），并放置在合适位置，直到气胸愈合

- 图 38-5 是原发性 SP 的治疗流程图

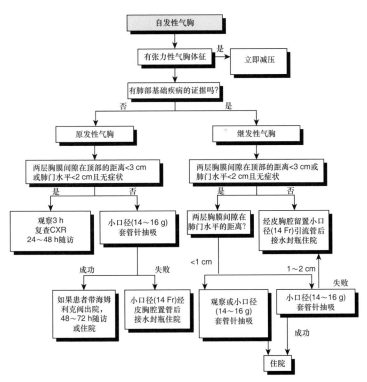

图 38-5　原发性自发性气胸的治疗流程图。CXR，胸部 X 线检查。（From Adams JG et al：Emergency medicine：clinical essentials，ed 2，Philadelphia，2013，Elsevier.）

预防

- 25% ～ 50% 的原发性 SP 患者会在 5 年内复发。继发性 SP 患者的复发率较高
- 可通过外科手术干预或胸腔导管注入硬化剂以预防 SP 复发
- 手术干预的指征是同侧 SP 再发、对侧 SP、同时双侧 SP、持续漏气（＞ 5 ～ 7 d）、胸腔置管后肺组织无复张以及有职业危险（如飞行员、潜水员）
- 当前推荐的手术方法是在电视胸腔镜外科手术（video-assisted thoracic surgery，VATS）下行肺大疱切除术和胸膜固定术。无菌滑石粉可作为外科化学胸膜固定术的首选药物。估计 VATS 后总复发率＜ 5%
- 通过胸腔导管注入硬化剂首选多西环素和滑石粉悬液；米诺环素是可供选择的药物之一。注入硬化剂（米诺环素 5 mg/kg 加入 50 ml 生理盐水中或多西环素 500 mg 加入 50 ml 生理盐水中）的复发率高于 VATS 引导下的治疗（＜ 25%）。因此，这种治疗方式仅适用于不适合手术的患者

预后

- 建议戒烟
- 原发性 SP 很少导致死亡。在继发性 SP 合并 COPD 的患者中，病死率为 1% ～ 16%

转诊

建议胸外科会诊。

 重点和注意事项

- 胸膜腔内气体每天的吸收速率约为单侧胸腔容积的 1.25%。因此可以估计气胸患者保守治疗的愈合时间
- 月经性气胸是一种罕见的疾病，其特征是反复发作的 SP 与月经周期吻合。通常累及右肺，目前认为与子宫内膜异位症累及膈肌和（或）胸膜有关。一般认为月经性气胸与激素有关，治疗旨在抑制子宫内膜增生
- 在气胸完全愈合之前，应避免乘飞机旅行
- 禁止潜水。在接受胸膜部分切除术的患者中，可以酌情考虑潜水

专家点评

- 近期一项研究表明，SP 的保守治疗安全有效，并且不劣于介入治疗，发生严重不良事件的风险也较低[①]

- 艾滋病和耶氏肺孢子菌感染的患者 SP 发病率较高。治疗通常需要胸腔置管、胸腔镜或开胸手术

推荐阅读

Bou Zein Eddine S et al: Observing pneumothoraces: the 35 mm rule is safe for blunt and penetrating chest trauma, *J Trauma Acute Care Surg* 86(4):557-564, 2019.

Morse JL, Sadafer B: Acute tension pneumothorax and tension pneumoperitoneum in a patient with anorexia nervosa, *J Emerg Med* 38:e13, 2010.

Biffl WL et al : The management of pneumothorax in patients with anorexia nervosa: a case report and review of the literature, *Patient Saf Surg* 4(1):1, 2010.

[①]　Brown SGA et al：Conservative versus interventional treatment for spontaneous pneumothorax，N Engl J Med 382（5）：405-415，2020.

第 39 章　原发性胸壁肿瘤
Primary Chest Wall Tumors

Soontharee Congrete，Patan Gultawatvichai

高艳锋　译　杨礼腾　审校

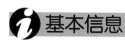 基本信息

定义

原发性胸壁肿瘤是一组罕见的来源于胸壁软组织、骨或软骨的异质性肿瘤。50% ～ 80% 的胸壁肿瘤为恶性；约 55% 来自骨软骨，45% 来自软组织。软骨肉瘤是最常见的原发性胸壁肉瘤。最常见的软组织原发性恶性肿瘤是纤维肉瘤和恶性纤维组织细胞瘤。最常见的良性胸壁肿瘤是骨软骨瘤、软骨瘤和纤维性结构不良。

ICD-10CM 编码
R22　皮肤和皮下组织局部肿胀、肿物和肿块
R22.2　躯干局部肿胀、肿物和肿块
C41　其他未指明位置的骨和关节软骨恶性肿瘤
C49.9　未指明的结缔组织和软组织恶性肿瘤

流行病学和人口统计学

发病率：

- 占所有新诊断癌症的 1% ～ 2%，占所有胸部肿瘤的 5%
- 多见于老年人
- 儿童最常见的肿瘤为尤因肉瘤和横纹肌肉瘤
- 软骨肉瘤、淋巴瘤或孤立性浆细胞瘤多见于成人

体格检查和临床表现

- 胸壁肿块或疼痛
- 软组织肿块通常无疼痛，但侵犯骨膜的病变可导致疼痛
- 臂丛神经被肿瘤压迫可导致上肢无力和肌肉萎缩
- 患恶性肿瘤的患者年龄大于患良性肿瘤的患者（60 岁 *vs.* 42 岁），且肿瘤直径也较大（9 cm *vs.* 7 cm）

病因学

- 原发性胸壁肿瘤多数为偶发
- 危险因素：放射治疗、慢性淋巴水肿、化学物质暴露
- 遗传易感性：神经纤维瘤病 1 型或家族性视网膜母细胞瘤

Dx 诊断

鉴别诊断

- 骨肿瘤：
  1. 良性：纤维性结构不良、骨软骨瘤、软骨瘤、朗格汉斯细胞 / 组织细胞增多症 / 嗜酸细胞性芽肿、动脉瘤性骨囊肿、骨样骨瘤、成骨细胞瘤和巨细胞瘤
  2. 恶性：软骨肉瘤、尤因肉瘤、骨肉瘤、孤立性浆细胞瘤
- 软组织肿瘤：
  1. 良性：脂肪瘤、脂肪母细胞瘤、纤维瘤、纤维瘤病、血管瘤、良性周围神经鞘瘤、间质错构瘤
  2. 恶性：恶性纤维组织细胞瘤、滑膜肉瘤、横纹肌肉瘤、纤维肉瘤、转移瘤

影像检查：

- 胸部 X 线检查：可显示硬化性或溶解性骨病变
- 胸部 CT：评估病变大小、位置和结构受累的程度，如软组织、骨、胸膜、血管、纵隔区或肺转移，有助于估计术后缺损以及规划重建
- MRI：是目前评估原发性胸壁肿瘤的首选成像方式。它提供了关于软组织、血管和神经受累以及延伸到脊柱或胸腔入口的更详细的信息。恶性肿瘤通常在 T1 加权像上较暗，而在 T2 加权像上较亮

活组织检查

- 对于小于 2 cm 的病变，首选切除活检，若为良性，有可能一期闭合
- 对于大于 2 cm 的病变，应考虑切口活检。建议标本至少 1 cm^3
- 细针针吸活检结合免疫组织化学染色或细胞遗传学分析等辅助技术可提供更高的诊断准确率
- 在影像学引导下针穿活检可用于深部病变的检查

实验室检查

细胞遗传学分析被广泛应用于提高诊断准确率，有助于治疗决策。

Rx 治疗

- 主要治疗原则是手术切除和胸壁重建
- 术前应常规检查肺功能决定是否手术切除，胸壁切除范围过大会损害肺功能
- 全身治疗和放疗通常与手术结合作为恶性肿瘤的辅助或新辅助治疗
- 孤立性浆细胞瘤可给予化疗或放疗
- 转移性或局部晚期软组织肉瘤：全身应用细胞毒性药物或酪氨酸激酶抑制剂（培唑帕尼）

随访

- 康复评估。持续评估直至恢复到最大功能
- 每 3 ～ 6 个月进行 1 次随访，持续 2 ～ 3 年；之后每隔 6 个月随访 1 次，持续 2 年；后每年 1 次
- 胸部和转移部位影像学检查
- 根据局部复发情况的估计风险，应考虑行术后原发部位的基线及定期影像学检查

相关内容

肉瘤（相关重点专题）

推荐阅读

Cipriano A, Burfeind Jr W: Management of primary soft tissue tumors of the chest wall, *Thorac Surg Clin* 27(2):139-147, 2017.

Shah AA, D'Amico TA: Primary chest wall tumors, *J Am Coll Surg* 210(3):360-366, 2010.

Smith SE, Keshavjee S: Primary chest wall tumors, *Thorac Surg Clin* 20(4):495-507, 2010.

Thomas M, Shen KR: Primary tumors of the osseous chest wall and their management, *Thorac Surg Clin* 27(2):181-193, 2017.

第40章　原发性肺部肿瘤
Lung Neoplasms，Primary

Ritesh Rathore

战云飞　仇美华　译　柳威　张骅　审校

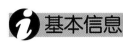

基本信息

定义

原发性肺部肿瘤是一种起源于肺组织的恶性肿瘤。包括非小细胞肺癌 [（non-small cell lung cancer，NSCLC），占所有肺癌的85%；鳞状细胞癌、腺癌和大细胞癌] 和小细胞肺癌（small cell lung cancer，SCLC，占所有肺癌的15%）。

腺癌： 占肺癌的35% ～ 40%；常发生于肺中、外侧，首先转移到淋巴管；常伴有外周瘢痕；腺癌分为浸润前、微浸润或浸润性。

鳞状细胞癌： 占肺癌的20% ～ 30%；位于中央；通过局部侵袭转移；常形成空洞和阻塞性肺炎。

小细胞癌： 占肺癌的15%；位于中央；通过淋巴管转移；与3号染色体短臂功能障碍有关；空洞发生率高。

大细胞癌： 占肺癌的10% ～ 15%；常发生于外周；易转移到中枢神经系统和纵隔；生长快，早期转移。

以贴壁生长模式为主（支气管肺泡）的肺癌： 占肺癌的5%；常位于外周；可以是双侧；首先通过淋巴管、血液转移和局部浸润；与吸烟无关，很少有空洞形成。

同义词

肺癌

ICD-10CM 编码
CD34.10　上叶恶性肿瘤，未指明支气管或肺
CD34.11　上叶恶性肿瘤，右侧支气管或肺
CD34.12　上叶恶性肿瘤，左侧支气管或肺
CD34.2　中叶恶性肿瘤，支气管或肺
CD34.30　下叶恶性肿瘤，未指明支气管或肺

CD34.31	下叶恶性肿瘤，右侧支气管或肺
CD34.32	下叶恶性肿瘤，左侧支气管或肺
CD34.80	重叠部位恶性肿瘤，未指明支气管或肺
CD34.81	右侧支气管和肺重叠部位恶性肿瘤
CD34.82	左侧支气管和肺重叠部位恶性肿瘤
CD34.90	未指明部位的恶性肿瘤，未指明支气管或肺
CD34.91	未指明部位的恶性肿瘤，右侧支气管或肺
CD34.92	未指明部位的恶性肿瘤，左侧支气管或肺

流行病学和人口统计学

- 肺癌占男性癌症死亡的 30% 以上，女性癌症死亡的 25% 以上。自 1985 年以来，肺癌已成为全球最常见的癌症，是男女性癌症相关死亡最主要的原因
- 90% 的病例与吸烟有关；其中，二手烟约占 20%
- 在美国，估计 2019 年新发肺癌 228 150 例，死亡人数为 142 670 例。全球每年有 160 万人因肺癌死亡
- 1990—2013 年，不吸烟的 NSCLC 患者比例从 8% 增长到 16%，这些增长可能与环境致癌物相关
- 随着吸烟比例的下降，美国肺癌发病率和病死率也逐年下降。然而非洲裔美国人的肺癌病死率却逐年升高

体格检查和临床表现

- 体重减轻、疲劳、发热、厌食、吞咽困难
- 咳嗽、咯血、呼吸困难、哮鸣
- 胸部、肩部和骨骼疼痛
- 副癌综合征（表 40-1）：
  1. 兰伯特-伊顿肌无力综合征：累及近端肌群的肌病
  2. 内分泌表现：高钙血症、异位促肾上腺皮质激素分泌、抗利尿激素分泌失调综合征
  3. 神经系统表现：亚急性小脑变性、周围神经病变、皮质变性
  4. 肌肉骨骼表现：多发性肌炎、杵状指、肥大性肺性骨关节病
  5. 血液或血管表现：游走性血栓性静脉炎、衰弱性血栓形成、贫血、血小板增多症或血小板减少症
  6. 皮肤表现：黑棘皮病、皮肌炎

表 40-1　与支气管肺癌相关的副癌综合征

综合征	细胞类型	机制
肥大性肺性骨关节病和杵状指	所有类型	未知
低钠血症	SCLC 最常见，也可见于其他类型	SIADH，肿瘤分泌的异位抗利尿激素
高钙血症	鳞状细胞癌常见	骨转移、破骨细胞活化因子、类甲状旁腺激素、前列腺素类
库欣综合征	SCLC 常见	异位 ACTH 生成
兰伯特-伊顿肌无力综合征	SCLC 常见	> 75% 的患者存在电压敏感钙通道抗体；影响突触前神经元钙通道活性
其他神经肌病	SCLC 最常见，也可见于其他类型	抗神经元核抗体，又称 Hu 抗体；其他未知
血栓性静脉炎	所有类型	未知

ACTH，促肾上腺皮质激素；SCLC，小细胞肺癌；SIADH，抗利尿激素分泌失调综合征
Adapted from Andreoli TE et al：Andreoli and Carpenter's Cecil essentials of medicine, ed 8, Philadelphia, 2010, Saunders.

- 胸腔积液（10% 的患者）、反复发作性肺炎（由于阻塞）、局限性哮鸣音
- 上腔静脉综合征：
  1. 上腔静脉回流受阻最常见的原因是支气管肺癌或气管旁淋巴结转移
  2. 患者通常诉头痛、恶心、头晕、视觉变化、晕厥和呼吸窘迫
  3. 体格检查可见胸部和颈静脉扩张、颜面部和上肢水肿、面部充血和发绀
- Horner 综合征：由上沟瘤（肺尖部支气管肺癌）引起 C8 ～ T1 的脊髓损伤，导致瞳孔缩小、眼睑下垂、面部无汗
- 肺上沟瘤：上沟瘤（图 40-1）伴同侧 Horner 综合征和肩痛

病因学

- 烟草滥用：吸烟相关肺癌的分子病理学见图 40-2。连续吸烟 40 包 / 年者发生肺癌的风险是从不吸烟者的 20 倍
- 环境因素（如氡）和工业因素（如电离辐射、石棉、镍、铀、

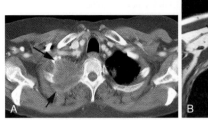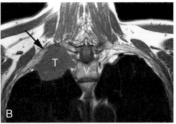

图 40-1　伴有胸壁浸润的肺上沟瘤。A. CT 见右肺尖肿块致胸壁浸润和肋骨破坏（箭头）。尽管肿瘤似乎紧贴椎体，但椎体完整。**B.** 冠状位 MRI 显示肿瘤（T）与椎体（V）和臂丛（箭头）的关系。（From Webb WR et al: Fundamentals of body CT，ed 4，Philadelphia，2015，Elsevier.）

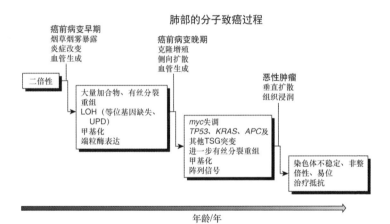

图 40-2　吸烟相关肺癌的分子病理学始于香烟烟雾中致癌的多环芳烃代谢物与宿主 **DNA** 的直接相互作用。这将产生大量加合物从而影响 DNA 修复和发生转录错误。其结果是广泛的基因组损失、增益、易位和点突变，导致肺部肿瘤分子异质性高且生理效应多样。LOH，杂合性丢失；UPD，单亲二倍体；TSG，抑癌基因。（From Niederhuber JE: Abeloff's clinical oncology，ed 6，Philadelphia，2020，Elsevier.）

　　氯乙烯、铬、砷、煤尘）
- p53、视网膜母细胞瘤和表皮生长因子受体（epidermal growth factor receptor，EGFR）基因的种系突变导致的遗传性癌症综合征增加了肺癌的易感性和风险
- 图 40-3 阐述了肺癌的细胞致癌过程

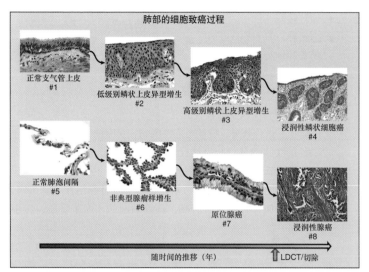

肺部的细胞致癌过程

正常支气管上皮
#1

低级别鳞状上皮异型增生
#2

高级别鳞状上皮异型增生
#3

浸润性鳞状细胞癌
#4

正常肺泡间隔
#5

非典型腺瘤样增生
#6

原位腺癌
#7

浸润性腺癌
#8

随时间的推移（年） ⬆LDCT/切除

图 40-3 （扫本章二维码看彩图）肺癌的多阶段癌变过程因呼吸道位置不同而肿瘤类型的异质性而变得复杂。鳞状细胞肿瘤通常在中央气道中形成，一般起源于 1，即呼吸道黏膜。2 是最早的癌前病变，即低级别鳞状上皮异型增生，呈极性，沿表面可见深色基底样细胞成熟为大细胞，如宫颈中所见。3 是高级别鳞状上皮异型增生，表现为较低的细胞成熟度和较高水平的细胞多样性。肿瘤细胞在下层基质中扩散，可表现为浸润性鳞状细胞癌（即 4），有时通过低剂量计算体层摄影（LDCT）可见肿块。腺癌通常发生在外周（如 5）、肺泡和终末细支气管中。非典型腺瘤样增生〔（AHH，如 6〕是确定的腺癌前期病变。这些病变较小（< 5 mm），且肺泡结构完整。7，原位腺癌（AIS）是周围气道上皮细胞向恶性肿瘤的进一步发展。这种分类方法是对低级别腺癌的重新定义，以前称细支气管肺泡癌。这些病变一般是孤立的小病变（≤ 3 cm），由单个细胞层组成，沿着被称为胚层的肺泡间隔扩散而不破坏其结构，LDCT 表现为磨玻璃结节。8，浸润性腺癌扩散到肺泡表面以外，形成肿块，在 LDCT 表现为实性。LDCT 可见肿块多提示肿瘤。然而，此时的肿瘤通常为浸润性，必须积极治疗。（From Niederhuber JE：Abeloff's clinical oncology，ed 6，Philadelphia，2020，Elsevier.）

扫本章二维码看彩图

Dx 诊断

鉴别诊断

- 肺炎
- 肺结核

- 肺转移瘤
- 肺脓肿
- 肉芽肿病
- 类癌
- 结节病
- 类似胸部恶性病变的良性病变
  1. 肺叶不张：肺炎、慢性炎症性疾病、变应性支气管肺曲霉病
  2. 多发性肺结节：脓毒性栓子、韦氏肉芽肿病、结节病、类风湿结节、真菌病、多发性肺动静脉瘘
  3. 纵隔淋巴结病：结节病、淋巴瘤、原发性肺结核、真菌病、硅沉着病、肺尘埃沉着病、药物引起的（如苯妥英、三甲双酮）
  4. 胸腔积液：充血性心力衰竭、肺炎伴肺炎旁胸腔积液、结核、病毒性肺炎、腹水、胰腺炎、胶原血管疾病

评估

- 评估通常包括胸部 CT、正电子发射断层显像（positron-emission tomographic，PET）和组织活检。应对可治疗的癌性病变进行分子检测，以进一步分类 NSCLC。分子检测包括检测编码 eGFR 和 BRAF v600e 的基因的突变，寻找编码间变性淋巴瘤激酶（ALK）和大鼠骨肉瘤（ROS1）的基因中的易位，以及评估程序性死亡配体 1（programmed death-ligand-1，PD-L1）的表达[①]。常见的肺癌免疫组织化学标志物见表 40-2。表 40-3 描述了肺癌常见的分子学改变

表 40-2　常用于诊断肺部肿瘤的免疫组织化学标志物

诊断	阳性免疫组织化学标志物
鳞状细胞癌	细胞角蛋白（Cytokeratin，CK）抗体鸡尾酒法（如 AE1/AE3） p63 p40 CK5/6 CK7 高达 30%

① Silvestri GA et al：A bronchial genomic classifier for the diagnostic evaluation of lung cancer，N Engl J Med 373：243-251，2015.

续表

诊断	阳性免疫组织化学标志物
腺癌包括原位腺癌或非黏液性微浸润腺癌	CK 抗体鸡尾酒法 CK7 TTF-1 Napsin A
原位腺癌和浸润性黏液腺癌	CK 抗体鸡尾酒法 CK7 CK20 cdx-2 TTF-1 少见
大细胞神经内分泌癌	CK 抗体鸡尾酒法 TTF-1 CD56 嗜铬粒蛋白 A 突触生长蛋白
类癌	CK 抗体鸡尾酒法 TTF-1（弱于高级别神经内分泌肿瘤） CD56 嗜铬粒蛋白 A 突触生长蛋白
非典型类癌	CK 抗体鸡尾酒法（常呈散在阳性） TTF-1（弱于高级别神经内分泌肿瘤） CD56 嗜铬粒蛋白 A 突触生长蛋白
常见的鉴别诊断	
• 结肠腺癌	CK20 ＋ /CK7 －
• 肺、乳腺、胰胆管、上消化道腺癌	CK7 ＋ /CK20 －
• 尿路上皮癌	CK7 ＋ /CK20 ＋
• 前列腺腺癌	CK7 － /CK20 －
• 间皮瘤	钙网膜蛋白、WT1、CK5/6
• 恶性黑色素瘤	S-100、HMB-45、Melan-A

From Niederhuber JE：Abeloff's clinical oncology，ed 6，Philadelphia，2020，Elsevier.

- 其他实验室检查包括血常规、血生化检查
- 肺癌的诊断和分期应同时进行，以尽量减少有创性检查

表 40-3　肺部肿瘤常见的分子学改变

诊断	常见的分子学改变
鳞状细胞癌癌前病变	LOH—3p、9p21、8p21～23、非整倍性、甲基化
非典型腺瘤样增生	LOH—3p、9p、非整倍性、K-ras 密码子 12 突变
腺癌	P53 突变 P16 突变 / 失活 K-Ras（42%），吸烟者常见 EGFR 过表达（40%） EGFR 突变 Her2/neu、COX-2 过表达
鳞状细胞癌	P53 突变 P16 失活 3p 等位基因缺失 EGFR 过表达（80%）
大细胞癌	K-RAS、p53、p16 缺失
大细胞神经内分泌癌	P53 bcl-2 过表达 Rb 突变 3p21、FHIT、3p22～24、5q21、9p21
小细胞癌	Rb 突变（80＋%） P53 突变 50%～80% BCL-2 表达 3p21、FHIT、3p22～24、5q21、9p21

COX-2，环氧合酶 2；EGFR，表皮生长因子受体；LOH，杂合性丢失
From Niederhuber JE：Abeloff's clinical oncology, ed 6, Philadelphia, 2020, Elsevier.

实验室检查

多种方式可获得组织学诊断：

- 活检可疑淋巴结（如锁骨上或纵隔淋巴结）
- 可弯曲纤维支气管镜检查：可从任何可见的支气管病变中获得刷检和活检标本。基因表达分类器对肺癌的不同病灶大小、位置、分期和细胞类型具有很高的敏感性。分类器与支气管镜相结合对肺癌诊断的敏感性＞85%。在非诊断性支气管镜检查提示中危患者中，分类器评分阴性支持选择更保守的诊断方法[1]

---

[1]　Silvestri GA et al：A bronchial genomic classifier for the diagnostic evaluation of lung cancer，N Engl J Med 373：243-251，2015.

- 经支气管针吸活检：用特殊的穿刺针经支气管镜完成；该技术有助于纵隔肿块或气管旁淋巴结取材
- 透视或 CT 扫描引导下经胸壁细针抽吸活检可评估周围型肺结节
- 支气管内超声（endobronchial ultrasound，EBUS）引导下的活检和分期现已常规用于评估可疑的纵隔和肺门结节
- 怀疑肿瘤累及纵隔者可行纵隔镜和前内侧胸骨切开术进行活检
- 胸腔积液患者进行胸膜活检
- 胸腔积液患者行胸腔穿刺术所获得液体行细胞学评估可确定诊断

影像学检查

- 胸部 X 线检查（图 40-4）：影像学表现与肿瘤细胞类型有关。胸腔积液、肺叶不张和纵隔淋巴结肿大可见于各种细胞类型
- 胸部 CT（图 40-5）可用于评估纵隔和胸膜病变。胸部 CT 检查应包括肝和肾上腺（常见的转移部位）。患者出现神经系统症状（如头痛、视力障碍）应考虑进行脑部 CT 或 MRI 检查
- ^{18}F- 氟代脱氧葡萄糖 PET（图 40-6）在发现 NSCLC 的纵隔和

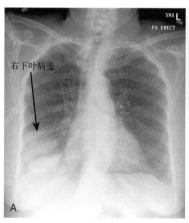
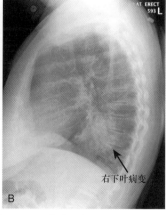

图 40-4 原发性肺部肿瘤。肺部肿块伴咯血。**A.** 后前位胸部 X 线检查。**B.** 侧位胸部 X 线检查。该 83 岁女性出现咯血，血块大小约占每口咳出物的 1/4。后前位胸部 X 线检查显示右下叶圆形病变。侧位片病变位于心后间隙。该病变直径为 7.6 cm。肺炎、肿瘤或脓肿可有这种表现。进行 CT 以进一步观察病变（图 40-5）。（From Broder JS：Diagnostic imaging for the emergency physician，Philadelphia，2011，Saunders.）

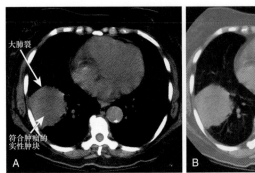
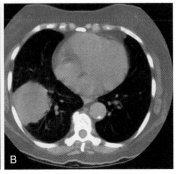

图 40-5 原发性肺部肿瘤。肺部肿块伴咯血。与图 40-4 为同一患者。完善了非增强 CT 扫描（由于患者的肾功能不全而未行增强扫描），毗邻斜裂（也称为主裂）和侧胸壁可见一 6 cm×6 cm 圆形病变。**A.** 软组织窗。**B.** 肺窗。软组织窗可见病变中心稍暗，提示密度较低，可能为中心坏死。如果经静脉行增强扫描，则坏死区域无强化。从技术上分析，该病变可能是感染或梗死，但最可能的原因是肺部肿瘤。活检显示为中分化鳞状细胞癌。（From Broder JS：Diagnostic imaging for the emergency physician，Philadelphia，2011，Saunders.）

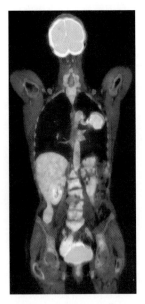

图 40-6 （扫本章二维码看彩图）全身冠状位 ^{18}F-2- 脱氧 -d- 葡萄糖正电子发射计算机体层显像（^{18}**FDG-PET-CT**）显示一支气管肺癌患者左上叶示踪剂大量聚集。可见脑中正常的高示踪活性。（From Mason RJ：Murray & Nadel's textbook of respiratory medicine，ed 5，Philadelphia，2010，Saunders.）

远处转移方面优于 CT。PET 有助于 NSCLC 的术前分期

- PET-CT（图 40-7）用于 NSCLC 的术前分期可减少开胸手术
的总次数和无效开胸手术的次数

分期

确诊后，应对患者进行分期：

- 使用 TNM 分期系统对 NSCLC 进行分期。表 40-4 总结了各
组 TNM 分期。Ⅰ 期（无淋巴结受累）和 Ⅱ 期（同侧支气管 /
肺门淋巴结或 T_3 肿瘤）包括局部肿瘤，首选手术切除。Ⅲ 期
分为 Ⅲ $_A$（有可能切除）和 Ⅲ $_B$/ Ⅲ $_C$（不可切除）。Ⅳ 期提示
疾病转移，Ⅳ $_A$ 期是指胸腔内转移或胸膜受累或单个胸腔外
转移。Ⅳ $_B$ 期是指肿瘤发生多处胸腔外转移

- SCLC 使用由退伍军人管理局肺癌研究小组开发的分期系统。
包含两期：

1. 局限期：局限于局部淋巴结和同侧半胸（不包括胸膜表
面），可纳入单个放射野

2. 广泛期：超出局限期范围

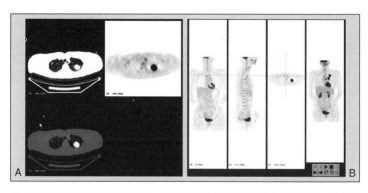

图 40-7 （扫本章二维码看彩图）A. PET 和 CT 图像。左上图是 CT，右上图
是 PET，左下图是 PET 和 CT 数据的融合。CT 显示较小的右肺尖部结节和较
大的左上肺结节。PET 显示左肺尖部结节中 ^{18}F-FDG 摄取增加，与癌症相一
致，而在右肺尖部病变中仅观察到少量摄取，与良性疾病或极低度恶性肿瘤
相一致。PET 和 CT 融合图像确定了顶端 FDG 摄取增加的位置，如左肺结节。
B. A 图患者的 PET 全身图像。图像包括冠状位、矢状位、轴位和从左到右
的"投影"全身视图。图片显示左上肺结节、纵隔受累和右气管旁肿瘤灶。在
心脏、脑和排泄系统（膀胱）中可以看到正常的摄取。（From Niederhuber JE：
Abeloff's clinical oncology，ed 6，Philadelphia，2020，Elsevier.）

表 40-4　NSCLC 的 TNM 分期

分期	T	N	M
0 期	T_{is}	N_0	M_0
I$_{A1}$ 期	T_{mi} 或 T_{1a}	N_0	M_0
I$_{A2}$ 期	T_{1b}	N_0	M_0
I$_{A3}$ 期	T_{1c}	N_0	M_0
I$_B$ 期	T_{2a}	N_0	M_0
II$_A$ 期	T_{2b}	N_0	M_0
II$_B$ 期	T_{1a-c}	N_1	M_0
	T_{2a-b}	N_1	M_0
	T_3	N_0	M_0
III$_A$ 期	T_{1a-c}	N_2	M_0
	T_{2a-b}	N_2	M_0
	T_3	N_1	M_0
	T_4	N_{0-1}	M_0
III$_B$ 期	T_{1a-c}	N_3	M_0
	T_{2a-b}	N_3	M_0
	$T_{3\sim4}$	N_2	M_0
III$_C$ 期	$T_{3\sim4}$	N_3	M_0
IV$_A$ 期	任何 T	任何 N	M_{1a-1b}
IV$_B$ 期	任何 T	任何 N	M_{1c}

TNM，肿瘤、淋巴结、转移

- 除完整的病史和体格检查外，肺癌患者的治疗前分期流程通常还包括以下检查：

1. 胸部 X 线检查（后前位和侧位）、心电图
2. 实验室评估：血常规、血生化；部分患者行动脉血气分析和脉搏血氧饱和度测定
3. 肺功能检测
4. 胸部 CT 和 PET 扫描：研究显示，除常规检查外，接受 PET 术前评估有助于减少疑诊 NSCLC 患者行不必要的胸腔镜手术

5. 考虑行根治性肺切除的患者可行纵隔镜或前纵隔切开术

6. 对任何可及的可疑病变进行活检

7. CT 扫描肝和脑

8. 仅在 SCLC 患者中有选择地进行骨髓穿刺和活检。若无乳酸脱氢酶升高或白细胞减少，不建议常规进行骨髓检查

9. 术前分期的新技术包括支气管内超声和食管超声内镜引导下活检；然而，经颈纵隔镜检查是术前淋巴结分期的金标准（敏感性＞93%，特异性＞95%）

Rx 治疗

非药物治疗

- 营养支持
- 避免烟草和其他对肺部有害的物质
- 吸氧

常规治疗

非小细胞肺癌

- 手术切除是可手术治疗的 NSCLC 患者（Ⅰ或Ⅱ期）的标准治疗方法。首选肺叶切除术。肺储备功能不足者可缩小切除范围。VATS 可降低病死率并缩短住院时间

1. 病变局限的患者（不累及纵隔淋巴结、肋骨、胸膜或远处部位）应选择手术切除。此类患者占诊断病例的 15% ～ 30%。立体定向消融放疗是无手术适应证的局部 NSCLC 患者的合理选择。表 40-5 总结了肺癌多种治疗指南

2. 术前评估包括心脏功能状态和肺功能评估。如果患者术前 $FEV_1 = 2$ L 或最大自主通气量＞50% 预计值，则可行肺切除术。$FEV_1 > 1.5$ L 者可行肺叶切除术，除非有证据显示存在间质性肺疾病或劳累性呼吸困难，否则无需进一步评估。此时，应测量 DL_{CO}。如果 $DL_{CO} < 80\%$ 预计值，则该患者可能无法手术

3. 常规放射治疗无法持久控制近 70% 患者的原发性肺部肿瘤，2 年生存率不足 40%。立体定向放射使用多个高度聚焦的放射束来提供高放射治疗剂量（高剂量经 3 ～ 5 次分割），较常规放射治疗更有效，其局部控制率与能手术的早期肺

癌的局部控制率相当

4. 对于较晚期（Ⅲa 期）患者应考虑术前化疗，与单独手术相比，术前化疗可延长 NSCLC 患者的中位生存时间

5. 完全切除的 Ⅱ～Ⅲa 期 NSCLC 患者术后采用双药方案进行辅助化疗可显著提高 5 年生存率（69% *vs.* 54%）。对于 Ⅰ期 NSCLC，部分患者可从辅助化疗中获益。图 40-8 为 Ⅰ 期 NSCLC 患者行术后辅助化疗的流程图

表 40-5　肺癌的治疗指南

分期	手术	辅助治疗	放疗	化疗	证据等级
Ⅰ	是	否	否	否	1B—外科切除 1B—反对术后化疗 1A—反对术后放疗
Ⅱ	是	是	否	是	1B—外科切除 1A—术后化疗 2A—反对术后放疗
Ⅲ$_A$					
隐匿性 N$_2$	是	是	可以考虑	是	1A—辅助化疗 2C—辅助放疗
离散型 N2	是	否	是（建议根治性或诱导性放疗）	是	1A—根治性或诱导性治疗后手术 1C—反对术后辅助治疗
Ⅲ$_B$（N$_2$，N$_3$）	否	否	是（根治性同步放化疗）	是	1A—根治性同步放化疗 1A—反对诱导性治疗后手术

From Sellke FW, et al.: Sabiston & Spencer surgery of the chest, ed 9, 2016, Elsevier.

- 无法切除的 NSCLC 的治疗：

  1. 单纯放疗主要用于中枢神经系统和骨转移，以及上腔静脉综合征。胸腔放疗联合化疗是无法切除的 Ⅲ 期肺癌的标准治疗方法

  2. 化疗、靶向治疗和免疫检查点治疗是 Ⅳ 期或转移性 NSCLC 的主要治疗手段。根据病理学（鳞状细胞癌 *vs.* 非鳞状细胞癌）、驱动突变（如腺癌中的 *EGFR*、*ALK*、*ROS1* 和 *BRAF* 突变）以及程序性死亡受体配体 1 的表达进行初始分层治疗。表 40-6 总结了部分 NSCLC 癌基因和靶向治疗选择

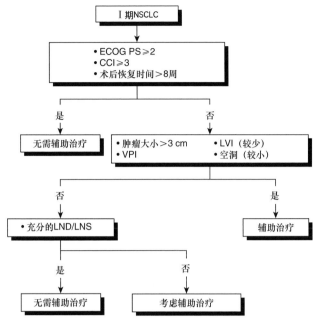

图 40-8　Ⅰ期 NSCLC 患者行术后辅助化疗的流程图。CCI，查尔森合并症指数；ECOG PS，美国东部肿瘤协作组体能状态；LND，纵隔淋巴结清扫；LNS，系统性纵隔淋巴结取样；LVI，淋巴管浸润；VPI，脏胸膜侵犯。（From Niederhuber JE：Abeloff's clinical oncology, ed 6, Philadelphia, 2020, Elsevier. ）

表 40-6　NSCLC 的癌基因和靶向治疗选择

癌基因改变	发生率（%）	临床相关	治疗
BRAF 突变	1～3	V600E 突变：最常见，吸烟者和非吸烟者突变的概率类似可能是获得性 EGFR TKI 耐药的机制	达拉非尼加曲美替尼
EGFR（*ErbB1*、*HER1*）突变	13～50	最常见 19 外显子缺失和 21 外显子点突变在非吸烟者和腺癌患者中常见；亚洲人突变频率高达 50%	TKI：吉非替尼、厄洛替尼、阿法替尼、奥西替尼
EML4-ALK 融合	3～7	腺癌、非吸烟者、男性和年轻患者常见	非特异性 TKI：克唑替尼、色瑞替尼、阿来替尼、布加替尼

续表

癌基因改变	发生率（%）	临床相关	治疗
Her2/neu（ErbB2）			无获批药物
突变	2～6	腺癌和非吸烟者多见	
扩增	23	EGFR TKI 的耐药机制	
KRAS 突变	5～30	腺癌和吸烟者多见可能与 ALK、BRAF 和 PI3K 抑制剂耐药有关	无获批药物
MET			无获批药物
突变	＜5		
扩增	21	EGFR TKI 的耐药机制	
PIK3CA			无获批药物
突变	＜10	常与其他突变同时发生；鳞状细胞癌更为常见	
扩增	5～43	EGFR TKI 的耐药机制	
PTEN			
突变	1.7～10	与 PI3K 活化、EGFR TKI 耐药和对 PI3K 抑制剂的敏感性有关 常见于鳞状细胞癌	
功能缺失	4～21	与 PI3K 活化、EGFR TKI 耐药和对 PI3K 抑制剂的敏感性有关 常见于鳞状细胞癌	
RET 融合基因	1～2	腺癌和非吸烟者常见	无获批药物
ROS1 融合基因	2	腺癌、非吸烟者和年轻患者常见	TKI：克唑替尼
VEGF			单克隆抗体：贝伐珠单抗、VEGFTKI

BRAF, v-raf 鼠类肉瘤病毒致癌基因同源物 B1；EGFR, 表皮生长因子受体；EML4-ALK, 棘皮动物微管相关蛋白样 4 间变性淋巴瘤激酶；ERBB, 禽成红细胞增多癌基因 B；Her2, 人类表皮生长因子受体 2；KRAS, Kirsten 鼠肉瘤病毒癌基因同源物；MET, 间质-表皮转化；PIK3CA, 磷酸肌醇 -3- 激酶催化亚基 α 多肽；PTEN, 磷酸酶和张力蛋白同源物；RET, 转染重排基因；ROS1, 活性氧 1；TKI, 酪氨酸激酶抑制剂；VEGF, 血管内皮生长因子；VEGFR, 血管内皮生长因子受体

From Sellke FW et al：Sabiston & Spencer surgery of the chest，ed 9，2016，Elsevier.

3. 对于适合的患者，建议使用以铂类为基础的双药化疗方案，老年患者和状态不佳的患者可使用单药化疗。有多种联合治疗方案可供选择，铂类联合培美曲塞可用于非鳞状细胞癌，而鳞状细胞癌可选用其他双药治疗，如紫杉醇联合卡铂、顺铂联合长春瑞滨、吉西他滨联合顺铂和顺铂联合多西他赛，但没有哪一组明显优于其他组合。贝伐珠单抗联合紫杉醇和卡铂可显著提高非鳞状细胞癌患者的生存率

4. PD-L1 表达 > 50% 的患者前期治疗应用帕博利珠单抗（一种 PD-1 免疫检查点抑制剂抗体，可破坏 PD-1 介导的信号传导并重建抗肿瘤免疫力）优于化疗。当 PD-L1 表达在 1% ~ 50% 的患者应用帕博利珠单抗联合化疗时，总生存时间可得到改善。此外，在既往接受过化疗的晚期 NSCLC 患者中，阿替利珠单抗和纳武利尤单抗（其他检查点抑制剂）显示生存获益优于多西他赛

5. 针对基因活化突变的酪氨酸激酶抑制剂可用于具有 EGFR 突变的腺癌患者，这种突变在从未吸烟或少量吸烟的患者以及亚洲患者中较为常见。吉非替尼、厄洛替尼、阿法替尼、奥西替尼和达克替尼是口服 EGFR 抑制剂，疗效显著，可将患者中位总生存时间提高至 30 个月。目前，由于最新研究数据表明患者使用奥西替尼的中位总生存时间为 36 个月，故一线口服抑制剂治疗首选奥西替尼

6. 由 EML4 和间变性淋巴瘤激酶（anaplastic lymphoma kinase，ALK）组成的癌融合基因存在于 4% ~ 5% 的腺癌患者中，可用抑制剂克唑替尼、色瑞替尼、阿来替尼、布加替尼或劳拉替尼治疗。约 2% 的腺癌具有涉及 ROS1 促癌基因受体酪氨酸激酶的基因重排，这些患者可口服抑制剂克唑替尼和色瑞替尼治疗。另外，约 2% 的腺癌患者具有 BRAF V600E 突变，这些患者可使用 BRAF 抑制剂和 MEK 抑制剂联合治疗

7. 同步放化疗（concurrent chemoradiotherapy，CRT）可改善局部晚期不可切除的 III 期 NSCLC 患者的生存率。研究显示，在 CRT 后序贯给予检查点抑制剂度伐利尤单抗可改善该人群的总生存时间

8. 尽早开始姑息治疗，重点是转移性 NSCLC 患者的症状管理、心理社会支持和决策协助，可改善生活质量、延长生

存时间、减少过于激进的临终关怀

小细胞肺癌

- 局限期：标准治疗包括胸部放疗和化疗（顺铂联合依托泊苷）
- 广泛期：标准治疗包括联合化疗（铂类联合依托泊苷或铂类加伊立替康）。现已证明，PD-1 抗体阿替利珠单抗联合标准一线治疗可改善总体生存时间，并被视为标准的治疗方法
- 对完全缓解的患者进行预防性颅脑照射可减少中枢神经系统转移的风险
- 尽管最初缓解率很高，但大多数患者最终仍会复发。拓扑替康或伊利替康可能是复发患者的治疗选择。抗 PD-1 抗体纳武利尤单抗对于标准治疗失败的 SCLC 患者具有生存获益

预后

- 可切除的 NSCLC 患者的 5 年生存率约为 30%。目前，Ⅳ 期患者的 5 年生存率不断提高，使用免疫治疗后可有长期生存者，目前的试验报道生存率 > 20%
- 局限期 SCLC 患者的中位生存时间为 15 个月；广泛期 SCLC 患者的中位生存时间为 9 个月
- 转移性 NSCLC 患者的早期姑息治疗可以延长患者的生存时间，并显著改善患者的生活质量和情绪

 重点和注意事项

在有重度吸烟史的人群中使用低剂量计算体层摄影（low-dose computed tomography，LDCT）进行肺癌 CT 筛查，有助于增加肺癌患者中 Ⅰ 期患者的比例，并降低肺癌病死率。美国国家肺癌筛查试验（NLST 试验）显示，使用 LDCT 进行肺癌筛查可降低 20% 的肺癌病死率。最新指南建议每年对 55 ～ 74 岁的吸烟者或既往吸烟者进行 LDCT 筛查。戒烟超过 15 年或出现严重影响预期寿命的健康问题或有进行根治性肺部手术的能力或意愿时，可停止筛查。

相关内容

Horner 综合征（相关重点专题）

兰伯特-伊顿肌无力综合征（相关重点专题）

副癌综合征（相关重点专题）

上腔静脉综合征（相关重点专题）

推荐阅读

American Cancer Society: *Global cancer: Facts & figures*, ed 3. www.cancer.org/acs/groups/content/@research/documents/document/acspc-044738.pdf, 2015.

de Koning HJ et al: Reduced lung-cancer mortality with volume CT scattering in a randomized trial, *N Engl J Med* 382(6):505-513, 2020.

Gandhi L et al: Pembrolizumab plus chemotherapy in metastatic non-small-cell lung cancer, *N Engl J Med* 378(22):2078-2092, 2018.

Goldstraw P et al: Non–small-cell lung cancer, *Lancet* 378:1727-1740, 2011.

Gould MK: Clinical practice. Lung-cancer screening with low-dose computed tomography, *N Engl J Med* 371:1813-1820, 2014.

Horn L et al: First line azetolizumab plus chemotherapy in extensive-stage small-cell lung cancer, *N Engl J Med* 379(23):2220-2229, 2018.

Iannettoni MD: Staging strategies for lung cancer. *JAMA* 304(2296), 2010.

Jamal-Hanjani M et al: Tracking the evolution of non-small-cell lung cancer, *N Engl J Med* 376(22):2109-2121, 2017.

Latimer KM, Mott TF: Lung cancer: diagnosis, treatment principles, and screening, *Am Fam Phys* 81(4):250-256, 2015.

Mostertz W et al: Age- and sex-specific genomic profiles in non-small cell lung cancer, *JAMA* 303(6):535-543, 2010.

Moyer VA: On behalf of U.S. Preventive Services Task Force: screening for lung cancer: U.S. Preventive Services Task Force recommendation statement, *Ann Intern Med* 160:330-338, 2014.

Reck M, Rabe KF: Precision diagnosis and treatment for advanced non-small-cell lung cancer, *N Engl J Med* 377(9):849-861, 2017.

Siegel RL et al: Cancer statistics, *CA Cancer J Clin* 69(1):7-34, 2019.

Soria JC et al: Osimertinib in untreated EGFR-mutated advanced non-small-cell lung cancer, *N Engl J Med* 378(2):113-125, 2018.

Swanton C, Govindan R: Clinical implications of genomic discoveries in lung cancer, *N Engl J Med* 374:1864-1873, 2016.

Tammemagi MC et al: Selection criteria for lung cancer screening, *N Engl J Med* 368:728-736, 2013.

Temel JS et al: Early palliative care for patients with metastatic non-small cell lung cancer, *N Engl J Med* 363:733-742, 2010.

The National Lung Screening Trial research team: reduced lung-cancer mortality with low-dose computed tomographic screening, *N Engl J Med* 365:395-409, 2011.

Timmerman R et al: Stereotactic body radiation therapy for inoperable early stage lung cancer, *N Engl J Med* 303(11):1070-1076, 2010.

Xu Y et al: The association of PD-L1 expression with the efficacy of anti-PD-1/PD-L1 immunotherapy and survival of non-small cell lung cancer patients: a meta-analysis of randomized controlled trials, *Transl Lung Cancer Res* 8(4):413-428, 2019.

第41章 肥胖低通气综合征
Obesity-Hypoventilation Syndrome

Maheswara Satya Gangadhara Rao Golla

孙思庆　译　刘红梅　张小芳　审校

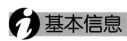 基本信息

定义

肥胖低通气综合征（obesity-hypoventilation syndrome，OHS），又称皮克威克综合征，通常被定义为肥胖（BMI ≥ 30 kg/m²）和无其他通气不足原因的日间高碳酸血症（动脉血气分析中 $PaCO_2$ ≥ 45 mmHg）。该综合征常伴有阻塞性睡眠呼吸暂停［呼吸暂停–低通气指数（apnea-hypopnea index，AHI）≥ 5 次/小时］或非阻塞性睡眠低通气（AHI ＜ 5 次/小时，$PaCO_2$ ＞ 55 mmHg 持续 10 min 以上，或 $PaCO_2$ 与白天相比增加 ＞ 10 mmHg，睡眠期间 ＞ 50 mmHg 持续 10 min）。高碳酸血症源于低潮气量以及呼吸中枢对低氧血症及 $PaCO_2$ 升高的不恰当反应。

同义词

皮克威克综合征

极度肥胖伴肺泡通气不足

肥胖肺泡通气不足综合征

ICD–10CM 编码
E66.2　肥胖低通气综合征（OHS）

流行病学和人口统计学

患病率：在过去 30 年里，全球肥胖的患病率增加了 1 倍以上，已经成为一种全球性流行病。2014 年，WHO 估计有 6 亿多成人肥胖。美国疾病预防控制中心（Centers for Disease Control，CDC）2015 年的一份报告估计，2011—2014 年，美国成人肥胖率为 36.5%。肥胖的流行很可能增加许多肥胖并发症的患病率，如 OHS。据估计，OHS 在普通人群中的患病率为 0.6%，在睡眠门诊接受睡眠呼吸障碍

评估的患者中为 8% ～ 20%。

好发性别和年龄：男性和 50 ～ 60 岁人群。

危险因素：

- 男性
- 50 ～ 60 岁
- 病态肥胖（BMI ≥ 40 kg/m^2）
- 严重阻塞性睡眠呼吸暂停（≥ 30 次阻塞性呼吸事件 / 睡眠小时）
- 腰臀比增加
- 颈围 > 45 cm

体格检查和临床表现

大多数 OHS 症状与阻塞性睡眠呼吸暂停相似：

- 白天过度嗜睡
- 疲劳
- 定向障碍
- 注意力不集中
- 情绪变化
- 晨起头痛

与阻塞性睡眠呼吸暂停相比更多见于 OHS 的症状和体征：

- 巩膜水肿（可能与高 PCO_2 导致脑血管舒张有关）
- 全身性水肿、劳力性呼吸困难、心脏和肝检查显示循环充血和肺心病的征象

病因学

- 肥胖患者通气不足的病因取决于许多因素
- 目前公认的慢性通气不足的 3 个假设（图 41-1）：肥胖导致

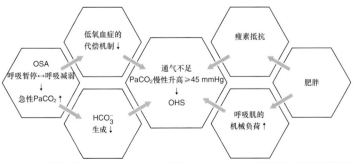

图 41-1　肥胖低通气综合征（OHS）的发病机制。OSA，阻塞性睡眠呼吸暂停

呼吸肌机械负荷增加；瘦素抵抗抑制中枢呼吸驱动导致通气不足恶化；阻塞性睡眠呼吸暂停患者对 PCO_2 水平升高的反应降低

- 通常亚临床 OHS 会因外部触发因素而转变为临床 OHS，如镇静药、过度利尿和其他系统性疾病

Dx 诊断

鉴别诊断

- 贫血
- 心力衰竭伴过度利尿
- 肝衰竭
- 卒中
- 中枢性睡眠呼吸暂停
- 阻塞性睡眠呼吸暂停
- 昼夜节律紊乱
- 吸毒或酗酒
- 抑郁症
- 甲状腺功能减退
- 镇静药
- 代谢异常（如低钠或高钠血症、高钙血症）
- 神经肌肉疾病
- 肺部疾病
- 不宁腿综合征

评估

- 详细的病史和体格检查有助于识别高危 OHS 患者。图 41-2 为筛查 OHS 的决策树。OHS 的诊断特征总结在框 41-1 中。框 41-2 总结了真碳酸性病态肥胖与 OHS 患者的生理学差异
- 对 BMI ≥ 30 kg/m² 或有睡眠呼吸障碍的患者进行 OHS 筛查
- Epworth 嗜睡量表（Epworth Sleepiness Scale，ESS）和斯坦福嗜睡量表（Stanford Sleepiness Scale，SSS）是最常用的日间嗜睡量表
- 如果怀疑阻塞性睡眠呼吸暂停，可使用 STOP-BANG 问卷进行筛查〔打鼾（snoring）、疲劳（tiredness）、观察到的呼吸暂

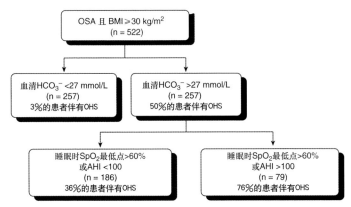

图 41-2　用决策树法在 522 例阻塞性睡眠呼吸暂停（BMI ≥ 30 kg/m² 和 AHI ≥ 5）患者中筛查 OHS。 在静脉血清 $HCO_3^- > 27$ mmol/L 的患者中，50% 的患者存在 OSA。在非常严重的 OSA（AHI > 100 或睡眠时 SpO_2 最低点 < 60%）患者中，OHS 患病率升高至 76%。AHI，呼吸暂停低通气指数；BMI，体重指数；OSA，阻塞性睡眠呼吸暂停；SpO_2，用脉搏血氧仪测量动脉血氧饱和度。（From Kryger M et al：Principles and practice of sleep medicine，ed 6，Philadelphia，2017，Elsevier.）

框 41-1　OHS 的诊断特点

肥胖
体重指数 ≥ 30 kg/m²

慢性低通气
清醒时日间高碳酸血症（海平面动脉 PCO_2 ≥ 45 mmHg）
静脉血清 HCO_3^- 或计算的毛细血管血气 $HCO_3^- > 27$ mmol/L

睡眠呼吸紊乱
阻塞性睡眠呼吸暂停（AHI ≥ 5 次事件 / 小时）
非阻塞性睡眠呼吸暂停［AHI < 5 次事件 / 小时，$PaCO_2 > 55$ mmHg 超过 10 min，或与清醒仰卧状态 $PaCO_2$ 相比 $PaCO_2$（或替代指标）增加超过 10 mmHg，在睡眠时增加到 > 50 mmHg 超过 10 min，或持续低氧血症伴静脉血氧饱和度 ≤ 88% 且无阻塞性呼吸事件］

排除其他通气不足的原因
严重阻塞性气道疾病（如慢性阻塞性肺疾病）
严重间质性肺疾病
严重胸壁疾病（如脊柱后凸侧弯）
严重甲状腺功能减退
神经肌肉疾病
先天性低通气综合征

$PaCO_2$，动脉血二氧化碳分压；PCO_2，二氧化碳分压
From Kryger M et al：Principles and practice of sleep medicine，ed 6，Philadelphia，2017，Elsevier.

框 41-2　真碳酸性病态肥胖与 OHS 患者的生理学差异

	真碳酸性病态肥胖	OHS
腰臀比	↑	↑↑
FEV$_1$/FVC	正常	正常或↓
总肺容量	正常	轻度↓
功能残气量	↓	↓
肺活量	正常或↓	↓↓
补呼气量	↓	↓↓
呼吸功	↑	↑↑
高碳酸血症 / 低氧通气驱动	正常	↓
吸气肌力量	正常	↓

FEV$_1$，第 1 秒用力呼气容积；FVC，用力肺活量

From Kryger M et al：Principles and practice of sleep medicine，ed 6，Philadelphia，2017，Elsevier.

停（*o*bserved apnea）、血压（blood *p*ressure）、*B*MI、年龄 > 50 岁（*a*ge > 50）、颈围 > 40.64 cm（*n*eck circuference > 16 inches）和性别（*g*ender）]

- 夜间多导睡眠图，以确认 AHI > 5
- 评估日间血氧饱和度（oxygen saturation，SpO$_2$）水平以衡量血氧合水平和血清 HCO$_3^-$ 水平评估 CO$_2$ 潴留情况
- 如果在室内空气中 SpO$_2$ < 90%，血清 HCO$_3^-$ > 27 mmol/L，BMI > 30 kg/m^2 并伴有潜在的睡眠呼吸障碍，应考虑行动脉血气分析来诊断 OHS
- 如果怀疑有神经肌肉疾病，考虑检查 FVC 和吸气负压（negative inspiratory force，NIF）
- 心电图和超声心动图有助于评估心脏和肺动脉高压的结构变化
- 带持续气道正压（CPAP）的多导睡眠图可以指导医生选择适当的正压通气设置
- 避免使用会降低呼吸动力和恶化通气的药物

实验室检查

- 在适当的临床环境下，在室内空气中进行动脉血气分析是诊断 OHS 的金标准

- 静脉血气分析、呼气末 CO_2、动脉毛细血管血气分析和经皮 CO_2 监测可作为动脉血气分析的替代方法，用于评估通气不足和 CO_2 潴留
- 在适当的临床环境下，血清 HCO_3^-（> 27 mmol/L）可作为 OHS 的很好的筛查工具。对于肾功能正常的患者，OHS 引起的呼吸性酸中毒通常可通过保留血清 HCO_3^- 来代偿
- 多项研究表明，在诊断为肥胖伴阻塞性睡眠呼吸暂停且肾功能正常的患者中，血清 $HCO_3^- < 27$ mmol/L 对排除 OHS 的诊断具有 97% 的阴性预测值
- 睡眠通气不足可通过连续呼气末 CO_2 或经皮 CO_2 水平来测量

影像学检查

- 超声心动图将有助于评估心脏和肺动脉高压的结构变化
- 如果怀疑有肺炎、慢性阻塞性肺疾病或任何肺部疾病，可考虑行胸部 X 线检查
- 根据临床需要考虑胸部 CT 或支气管镜检查

℞ 治疗

急性和慢性 OHS 的治疗方法有 4 种：气道正压通气（positive airway pressure，PAP）治疗、鼻导管吸氧、减重手术和口服呼吸兴奋剂。

非药物治疗

PAP 治疗：

- 有两种 PAP 治疗方法：CPAP 和双水平 PAP（bilevel PAP，BiPAP）。PAP 被认为是 OHS 的一线治疗方法
- 短期使用（$\leqslant 3$ 周）PAP 的益处：改善 $PaCO_2$ 和 PaO_2 水平以及睡眠呼吸障碍
- 长期使用（$\geqslant 4$ 周）PAP 的益处：改善 $PaCO_2$ 和 PaO_2、肺容积、呼吸中枢对 CO_2 的敏感性，以及可能降低死亡率
- 对于 CPAP 治疗失败（AHI $\geqslant 5$ 或 CPAP 治疗时平均夜间血氧饱和度 $< 90\%$）或对高 PAP 不耐受的患者，建议使用 BiPAP

氧气疗法：

- 约 40% 接受 PAP 治疗的 OHS 患者在睡眠期间有发生低氧血症的危险。可以用吸入尽可能低浓度的氧气来控制。然而，

无意中给予过量的氧气可能会显著降低每分通气量，从而导致高碳酸血症和呼吸性酸中毒

减重手术：

- 所有 BMI ≥ 40 kg/m² 或 BMI ≥ 35 kg/m² 且伴有肥胖相关并发症的患者均建议进行减重手术。近期研究表明，减重手术后 PaO_2、$PaCO_2$、FEV_1 和 FVC 有显著改善。手术成功后，14% 的 OHS 患者可能需要 PAP

气管切开术：

- 可用于对 PAP 治疗不耐受的患者

常规治疗

- 目前可用的两种呼吸兴奋剂：醋酸甲羟孕酮和乙酰唑胺
- 醋酸甲羟孕酮可刺激下丘脑呼吸中枢。临床资料显示对 $PaCO_2$ 水平无明显影响
- 乙酰唑胺会增加肾对 HCO_3^- 的排泄，导致代谢性酸中毒，从而增加呼吸动力。乙酰唑胺已被证明可以改善呼吸动力和降低 $PaCO_2$ 水平。然而，临床资料有限

转诊

对诊断不确定和（或）对 PAP 治疗无反应的患者可转诊至睡眠科专家处就诊。

 重点和注意事项

- 仅凭临床表现无法区分 OHS 和阻塞性睡眠呼吸暂停
- 如果患者在室内空气中的血氧饱和度 < 90%，血清 HCO_3^- > 27 mmol/L 和体重指数 > 30 kg/m²，并伴有潜在的睡眠呼吸障碍，进行动脉血气分析诊断 OHS
- PAP 是 OHS 非常有效的治疗选择

预防

- 避免使用镇静药
- 避免心力衰竭患者过度利尿
- 避免饮酒

患者和家庭教育

- 减肥

- 避免使用镇静药
- 避免摄入酒精和毒品
- 每日睡眠时使用 PAP 治疗

相关内容

睡眠呼吸暂停（相关重点专题）

肥胖（相关重点专题）

推荐阅读

Chau EH et al: Obesity hypoventilation syndrome: a review of epidemiology, pathophysiology, and perioperative considerations, *Anesthesiology* 117(1):188-205, 2012.

第 42 章　睡眠呼吸暂停
Sleep Apnea

Grace Rebecca Paul，Don Hayes Jr

张龙举　译　李爱民　方年新　审校

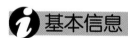 基本信息

定义

《国际睡眠障碍分类》第 3 版将睡眠呼吸障碍分为 5 类：中枢性睡眠呼吸暂停综合征（表 42-1）、阻塞性睡眠呼吸暂停障碍（obstructive sleep apnea disorder，OSA）、睡眠相关低通气障碍、睡眠相关低氧血症以及孤立症状和正常变异。美国睡眠医学学会将 OSA 定义为睡眠期间反复发作的上呼吸道阻塞，通常与氧合血红蛋白去解离有关。

同义词

睡眠呼吸暂停综合征

睡眠呼吸障碍

阻塞性睡眠呼吸暂停综合征

阻塞性睡眠呼吸暂停低通气综合征

ICD-10CM 编码

G47.30　未指明的睡眠呼吸暂停

G47.31　原发性中枢性睡眠呼吸暂停

G47.33　阻塞性睡眠呼吸暂停（成人）（儿童）

G47.37　其他疾病分类下的中枢性睡眠呼吸暂停

G47.39　其他睡眠呼吸暂停

P28.3　新生儿原发性睡眠呼吸暂停

流行病学和人口统计学

在美国，OSA 是一种常见疾病。Wisconsin 队列研究数据表明，在 30 ~ 49 岁的男性中，中重度睡眠呼吸障碍（AHI ≥ 15 次 / 小时）的患病率为 10%；50 ~ 70 岁男性为 17%；30 ~ 49 岁女性为 3%；50 ~ 70 岁女性为 9%。伴有日间过度嗜睡症状的成年男性 OSA 患

表 42-1　中枢性睡眠呼吸暂停的病理生理学分类

生理性	病理性
● 睡眠过渡期 ● REM 期	非高碳酸血症型 ● 相关躯体疾病 　1. 充血性心力衰竭 　2. 卒中后 　3. ESRD 　4. PAH 　5. 心房颤动 ● 高海拔地区 ● 特发性 高碳酸血症型 ● 先天性中枢性低通气综合征 ● 原发性慢性肺泡低通气综合征 ● 与 CSA 相关的其他 CNS 疾病 　1. 脑炎、肿瘤、脑卒中 　2. 解剖异常 　3. 神经退行性疾病 ● 与 CSA 相关的肌肉和 PNS 疾病（部分示例） 　1. 肌营养不良 　2. 酸性麦芽糖酶缺乏症 　3. Charcot-Marie-Tooth 病和其他神经系统疾病 　4. 脊髓灰质炎后综合征 　5. 重症肌无力 崩解性（如脑干损伤、阿片类药物诱发） 伴有 OSA 或上呼吸道疾病的 CSA（包括治疗紧急 CSA）

CNS，中枢神经系统；CSA，中枢性睡眠呼吸暂停；ESRD，终末期肾病；OSA，阻塞性睡眠呼吸暂停；PAH，肺动脉高压，PNS，周围神经系统；REM，快速眼动

From Kryger M et al：Principles and practice of sleep medicine, ed 6, Philadelphia, 2017, Elsevier.

病率为 3% ～ 7%，成年女性为 2% ～ 5%。肥胖和高血压患者的患病率可能更高。OSA 在儿童中的患病率估计为 1% ～ 6%。然而，据报道，在肥胖儿童和青少年中，阻塞性睡眠呼吸暂停低通气的发生率为 19% ～ 61%。危险因素包括肥胖、颅面和上呼吸道异常和下颌后缩畸形，而 OSA 家族史、吸烟、鼻塞和糖尿病是临床相关因素。在美国，估计仍有 2400 万人漏诊。

体格检查和临床表现

● 大多数患者没有意识到呼吸受到影响，因此可能不会就诊进

行评估。其他患者可能认为睡眠与就医无关因此未和医生作进一步沟通

- 夜间症状包括胃食管反流症状、夜尿和心绞痛
- 打鼾（可能很响，呈习惯性，并且会打扰他人）
- 常见中断打鼾及呼吸暂停
- 因喘息、阻塞或窒息感而觉醒
- 频繁觉醒导致睡眠不宁
- 日间症状：
  1. 非恢复性睡眠
  2. 清醒后没有感觉恢复精力
  3. 晨起头痛
  4. 清醒时口唇或喉咙发干
  5. 日间极度嗜睡，通常是在安静的活动中
  6. 日间疲劳
  7. 记忆力、注意力和认知功能下降，尤其是执行功能
  8. 容易生气，脾气暴躁，注意力不集中
  9. 儿童可表现为多动症
  10. 纤维肌痛的症状
  11. 认知能力下降（老年人群）
- 肥胖（体重指数 $> 30 \ kg/m^2$）。体重增加 10% 预示着罹患症状显著的 OSA 的可能性增加 6 倍
- 胰岛素抵抗或 2 型糖尿病
- 情绪波动、易怒、焦虑和（或）抑郁
- 性欲降低和（或）阳痿
- 男性颈围（中央型肥胖的替代指标）$> 43 \ cm$，女性 $> 37 \ cm$
- 因打鼾而导致口咽红斑
- 扁桃体肥大、软组织肿胀、硬腭高拱、悬雍垂下垂、舌体肥大及下颌后缩或小颌畸形
- 气道侧壁狭窄是男性 OSA 的独立预测因子
- 颅面畸形可导致 OSA，尤其是在儿童和非肥胖成人中
- 高血压
- 肺动脉高压
- OSA 家族史可增加患病风险，每一个近亲家庭成员发病都会进一步增加患病风险
- 表 42-2 总结了睡眠呼吸暂停患者的临床特征

表 42-2 睡眠呼吸暂停患者的临床特征

中枢性		
非高碳酸血症型	高碳酸血症型	阻塞型
失眠	日间嗜睡 晨起头痛	日间嗜睡
轻度间歇性打鼾	打鼾	明显打鼾
憋醒（窒息、呼吸困难）	呼吸衰竭	可见的呼吸暂停、喘息
体型正常	正常或肥胖 红细胞增多症 肺源性心脏病	普遍肥胖 上呼吸道狭窄

From Kryger M et al：Principles and practice of sleep medicine，ed 6，Philadelphia，2017，Elsevier.

病因学

- 肥胖或咽周脂肪沉积增加、下颌后缩和（或）小颌畸形、腺扁桃体肥大、巨舌症或神经肌肉无力导致上气道狭窄（图 42-1）
- 神经肌肉疾病、原发性中枢神经系统疾病（如脑卒中）或代

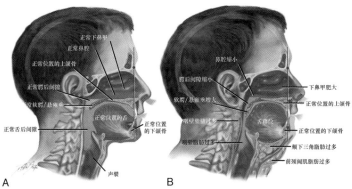

扫本章二维码看彩图

图 42-1 （扫本章二维码看彩图）正常和异常气道解剖。**A**. 健康且体重正常的 20 岁男性的头部和颈部中线矢状截面，显示正常的上气道和颌面空间及解剖结构。患者上、下面部骨骼正常，软组织指标（软腭、舌头、扁桃体、腺样体）正常，鼻内腔无异常。**B**. 随着年龄的增长和体重的增加，同一个人 30 年后，体重指数升高。虽然上、下面部骨骼的解剖结构保持不变，但由于脂肪细胞组织的脂肪组织增加并渗透到上气道的缝隙和空间中，尤其是咽后部及侧部组织、软腭和口腔底部，最终导致气流受阻。在 20 岁时，患者上气道空间正常（鼻内、腭后和舌后部位均清晰可见，并有适当的空间使气流顺畅无阻）。50 岁时，该患者出现阻塞性睡眠呼吸暂停：由于上气道、鼻内空间、腭后和舌后空间的限制，正常气腔（绿色）受到严重压缩。（From Posnick JC：Orthognathic surgery：principles and practice，St Louis，2014，Elsevier，992-1058.）

谢性疾病导致上气道肌肉张力降低

- 与阻塞性睡眠呼吸暂停低通气发病有关的其他疾病（如甲状腺功能减退、肢端肥大症）
- 图 42-2 显示了 OSA 的病理生理学结果

 # 诊断

鉴别诊断

- 贫血
- 焦虑或惊恐障碍
- 行为诱发的睡眠不足综合征
- 心脏病
- 中枢性睡眠呼吸暂停
- 昼夜节律紊乱
- 抑郁症
- 吸毒或酗酒
- 胃食管反流
- 甲状腺功能减退

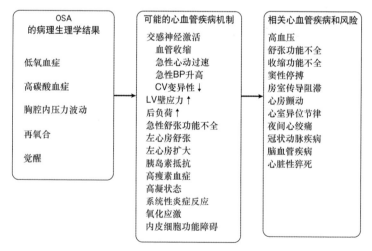

图 42-2 阻塞性睡眠呼吸暂停（**OSA**）的病理生理学结果引发多种急性和慢性心血管疾病的发病机制，促进了 **OSA** 与多种心血管疾病的相关性。BP，血压；LV，左心室。（From Mann DL et al：Braunwald's heart disease，ed 10，Philadelphia，2015，Elsevier.）

- 特发性睡眠增多伴睡眠时间长或短
- 睡眠卫生不良
- 失眠
- 药物影响
- 发作性睡病
- 夜间哮喘
- 夜间胃食管反流
- 夜间癫痫发作
- 肥胖低通气综合征
- 异态睡眠
- 帕金森病
- 周期性肢体运动障碍
- 原发性打鼾
- 肺部疾病
- 不宁腿综合征
- 轮班工作睡眠障碍
- 睡眠片段化（多种原因）

评估

- 评估应包括关于打鼾、可见的呼吸暂停、喘息或窒息发作、睡眠不安和日间过度嗜睡。图 42-3 为 Epworth 嗜睡量表，用于评估近 30 d 在 8 种不同情况下打瞌睡的可能性。柏林问卷和 STOP-BANG 筛查测试也是广泛使用的有效筛查工具
- 应记录情绪波动和性格改变
- 应分析患者的工作表现、驾驶困难或既往与日间过度嗜睡有关的机动车事故
- 其他问题包括晨起口干 / 咽干、晨起头痛、酗酒、体重增加、情绪或性格改变
- 应详细记录用药史，包括麻醉药、肌肉松弛剂和镇静剂的使用情况
- 应注意是否有 OSA 的家族史
- 除了表现出肥胖、颈围增大和可能的高血压，OSA 患者的体格检查通常无异常
- 夜间多导睡眠图（polysomnography，PSG）检查可以确诊阻塞性睡眠呼吸暂停低通气，是诊断的金标准（图 42-4）。PSG

Epworth嗜睡量表	
情况	得分
静坐及阅读	
看电视	
在公共场所静坐不动	
乘坐汽车	
午睡	
坐着与人谈话	
午饭后（未饮酒）静坐	
在车内遇堵车时停车数分钟	
总分(正常# 10)	

打瞌睡
0 = 从不
1 = 轻度可能
2 = 中度可能
3 = 很可能

图 42-3 Epworth 嗜睡量表。该量表用于询问患者在过去 1 个月中在 8 种不同情况下打瞌睡的可能性。（From Mason RJ et al：Murray and Nadel's textbook of respiratory medicine，ed 5，Philadelphia，2010，WB Saunders.）

应在患者的正常睡眠时间进行并包括仰卧位的所有睡眠阶段。尽管尚未批准其作为常规儿科检查，但目前的趋势是在家中而不是检查室内进行 PSG 来评估患者睡眠情况

- OSA 的严重程度由 AHI（表 42-3）决定，该指数由呼吸暂停和低通气的总次数除以总睡眠时间得出
- 推荐的成人患者严重程度分级的 AHI 临界值如下：

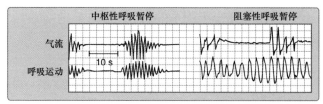

图 42-4 中枢性和阻塞性睡眠呼吸暂停：中枢性和阻塞性呼吸暂停中气流和呼吸运动之间的关系。 在中枢性呼吸暂停期间，气流的停止是在没有相关通气的情况下发生的。阻塞性呼吸暂停时会出现呼吸运动。[From Wellman A，White DP：Central sleep apnea and periodic breathing. In Kryger M，Dement W（eds）：Principles and practice of sleep medicine，ed 5，Philadelphia，2011，WB Saunders，1140-1152.]

表 42-3　定义 *

事件

呼吸暂停：持续 10 s 或更长时间的呼吸停止。阻塞性——持续的呼吸运动伴肋骨和腹部反常运动；中枢性——没有呼吸运动

低通气：使用了不同的定义。美国睡眠医学学会提出的评分标准包括以下两种定义：

1. 如果满足以下所有条件，则为低通气
   a. 鼻压力信号偏移；较基线水平降低 ≥ 30% 且至少 10 s
   b. 与事件前基线相比，氧饱和度水平降低 ≥ 4%
   c. 事件期间至少有 90% 的时间的呼吸振幅降低满足低通气标准

2. 如果满足以下所有条件，则为低通气
   a. 鼻压力信号偏移；较基线水平下降 ≥ 50% 且至少 10 s
   b. 与事件前基线相比，氧饱和度水平降低 ≥ 3%，或事件伴有觉醒（后者不需要饱和度下降）
   c. 事件期间至少有 90% 的时间的呼吸振幅降低满足低通气标准

3. 呼吸运动相关觉醒（RERA）：食管负压逐渐增加，通过压力突然改变到一个较低的负压水平和觉醒而终止；事件持续 10 s 或更长时间

反映严重程度的指标

呼吸暂停-低通气指数（AHI）：每小时睡眠中呼吸暂停和低通气的平均次数

呼吸障碍指数：每小时睡眠中呼吸暂停、低通气和 RERA 的平均次数

严重程度的共识定义

正常：< 5 次 / 小时

轻度睡眠呼吸暂停：5 ～ 15 次 / 小时

中度睡眠呼吸暂停：15 ～ 30 次 / 小时

重度睡眠呼吸暂停：≥ 30 次 / 小时

睡眠呼吸暂停综合征的概念

睡眠呼吸障碍伴主诉过度嗜睡

* 参见美国睡眠医学学会

From Mason RJ et al：Murray and Nadel's textbook of respiratory medicine，ed 5，Philadelphia，2010，WB Saunders.

1. 轻度：每小时 5 ～ 15 次呼吸事件（有症状）
2. 中度：每小时 15 ～ 30 次呼吸事件
3. 重度：每小时超过 30 次呼吸事件

- 与成人相比，儿童 OSA 的严重程度阈值较低
- 治疗轻度 OSA 的标准通常需要结合患者症状，包括日间过度嗜睡、心血管疾病、HTN 和情绪波动
- 在某些患者中，便携式睡眠检查或脉搏血氧饱和度监测可有效地替代 PSG 评估 OSA 的严重程度

实验室检查

- 如果怀疑患者患有肺动脉高压或肺源性心脏病，应进行动脉血气分析，以排除日间低氧血症和（或）高碳酸血症
- 如果怀疑甲状腺功能异常，应进行甲状腺相关检查
- 推荐检测空腹血糖水平，因为 OSA 会增加糖尿病的风险，而不受其他危险因素的影响
- 血常规有助于查找贫血原因；如有贫血则应检测铁含量，如果伴有不宁腿综合征则进行铁蛋白水平检测
- 如果怀疑有肺部疾病或评估患者神经肌肉疾病的严重程度，则应进行肺功能检查
- 如怀疑心功能不全，可行 12 导联心电图或超声心动图检查

影像学检查

- 颈部平片有助于评估患者软组织的解剖异常
- 如怀疑有肺部疾病，应行胸部 X 线检查

Rx 治疗

图 42-5 显示了针对阻塞性睡眠呼吸暂停机制进行分层的药物治疗。

非药物治疗

- 生活行为的改变：
  1. 超重和肥胖患者减重。有证据表明，减重可有效降低 OSA 的严重程度，如果效果显著，可能会使一些患者可以停止 CPAP 治疗
  2. 体重增加 10% 预计会使 AHI 升高约 32%，而发生中重度睡眠呼吸障碍的概率则增加 6 倍

3. 体重减轻 10% 可使 AHI 降低 26%

4. 减重手术可能改善某些患者的 OSA，但其确切作用尚不清楚。在近期一项针对肥胖 OSA 患者的试验中，尽管在减重方面存在显著差异，但与传统减重治疗相比，减重手术在降低 AHI 方面并无显著优异

5. 未减重的运动可能会改善 OSA

6. 睡前 4 ～ 6 h 避免饮酒

7. 避免使用麻醉剂、肌肉松弛剂和镇静药物

8. 睡眠卫生训练，尤其是避免睡眠剥夺

9. 避免或减少仰卧睡姿

10. 避免服用可能加重 OSA 的药物

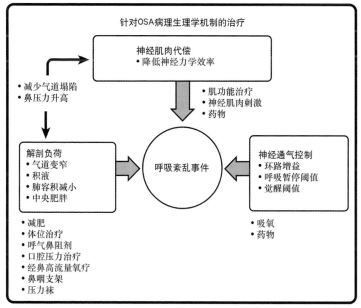

图 42-5　针对阻塞性睡眠呼吸暂停（OSA）机制分层的药物治疗。 特定治疗可以根据病理生理学机制来选择。OSA 被认为是上气道解剖负荷增加、神经肌肉代偿受损或呼吸中枢控制改变的结果。传统治疗（如 CPAP）可以增加鼻压力来克服解剖负荷。相比之下，上气道手术或减轻体重可减少气道塌陷。其他可以减轻上气道解剖负荷的治疗包括体位治疗、使用呼气鼻阻剂、口腔压力治疗、鼻咽支架置入术和压力袜的应用。针对神经肌肉功能损伤的治疗包括肌功能治疗、药物和神经肌肉刺激。可能影响呼吸中枢的治疗包括使用药物提高唤醒阈值和充分氧疗，这可能影响环路增益。（From Kryger M et al：Principles and practice of sleep medicine，ed 6，Philadelphia，2017，Elsevier.）

- 内科治疗：
  1. CPAP 是 OSA 的主要治疗方法。它可提供恒定的气道压力作为气道托板，缓解上气道阻塞
  2. 其他提供正压的方法包括：

     a. BiPAP，提供预定的吸气和呼气气道压力

     b. 自动滴定气道正压（auto-titrating positive airway pressure，APAP），根据气流变化、振动性打鼾或回路压力变化来增加或降低压力水平

  3. 由信誉良好且有资质的牙医制造的口腔矫治器可能对某些患者的轻度 OSA 有效，尤其是患有颌后缩畸形的患者。对于无法耐受 CPAP 的患者，下颌前移装置（mandibular advancement device，MAD）是 CPAP 的一个很好的替代选择。试验表明，尽管 CPAP 在降低 AHI 方面比 MAD 更有效（4.5 次事件 / 小时 *vs.* 11 次事件 / 小时），但使用 MAD 的患者自我报告的依从性比 CPAP 更高（每晚使用 6.5 h *vs.* 5.2 h）。中重度 OSAH 患者经最优 MAD 和 CPAP 治疗 1 个月后的重要健康结果相似，这可能是因为 CPAP 的较好疗效被 MAD 的较低依从性所抵消，从而导致相似的疗效。在改善血压、日间嗜睡或生活质量方面，MAD 和 CPAP 之间没有总体差异
  4. 应积极治疗过敏性鼻炎，包括鼻腔冲洗和直接抗感染治疗
  5. 尽管部分患者对 CPAP 的依从性良好，但仍存在日间过度嗜睡的症状，可能需要进一步研究或使用兴奋剂进行药物治疗
  6. 如果多次尝试 CPAP 均失败，且口腔矫治器不可选择，则应考虑进行手术。如果患者选择手术，应确保手术由经验丰富的耳鼻喉科医生根据气道塌陷的位置进行

- 外科治疗：
  1. 手术是为了矫正特定解剖区域的狭窄：鼻、咽和舌根 / 下咽部
  2. 腺扁桃体切除术常用于治疗儿童 OSA
  3. 鼻中隔畸形的患者应考虑行鼻中隔成形术 / 鼻甲切除术
  4. 悬雍垂腭咽成形术包括切除悬雍垂和软腭，对少数患者有效。很难预测哪些患者将从这种治疗中获益
  5. 腭部植入手术和牵引成骨上颌扩张术（distraction osteogenesis

maxillary expansion，DOME）是治疗硬腭高拱的其他选择

6. 舌下神经刺激（通过手术在上胸部放置植入物）有助于调动舌部肌肉，减少咽部塌陷，并减小上气道阻力

7. 气管切开术通常只适用于药物治疗失败或患有肺源性心脏病的重度 OSA 患者

预后

- 规律使用 CPAP 对日间过度嗜睡和打鼾的短期预后极好，但尚无针对大样本患者的长期影响的研究

- 尽管规律使用了 CPAP，部分 OSA 患者仍可能出现日间过度嗜睡的残留症状，这使得 FDA 批准莫达非尼用于嗜睡后遗症的治疗

转诊

- 推荐转诊至经验丰富的睡眠科专家，他们在治疗 OSA 方面非常专业，尤其是复杂睡眠障碍

- 对于患有腺扁桃体肥大的儿童和对体重减轻和 CPAP 治疗无反应的成人，应考虑转诊至耳鼻喉科进行手术治疗

- 对于某些轻度 OSA 患者，可选择有经验的口腔科医师进行口腔器械矫正

🛈 重点和注意事项

- 阻塞性睡眠呼吸暂停低通气是一种未被充分认识和诊断的常见疾病，因此识别危险因素对做出正确诊断至关重要

- 女性绝经后 OSA 患病率增加

- 针对 OSA 最有效的单一治疗方法是经鼻或面罩或其他接口（如果需要）进行 CPAP 治疗

- 在驾驶表现方面，OSA 患者比健康人群更容易受到饮酒和睡眠限制的影响

- OSA 是高血压和肺动脉高压、脑卒中、心房颤动和冠状动脉疾病的危险因素。在未经治疗的高血压和 OSA 患者中，使用 CPAP 可使血压降低，虽然幅度小，但具有统计学差异。在中重度 OSA 和已确定伴有心血管疾病的患者中，CPAP 治疗未显示出可以预防心血管事件

- OSA 也可能是消化性溃疡出血的独立危险因素

- 部分人群可能存在种族差异，南亚人的患病率和发生心血管
  事件的风险更高

推荐阅读

Kapur VK et al: Clinical practice guideline for diagnostic testing for adult obstructive sleep apnea: an American Academy of Sleep Medicine clinical practice guideline, *J Clin Sleep Med* 13(3):479-504, 2017.

Malhotra RK et al: Polysomnography for obstructive sleep apnea should include arousal-based scoring: an American Academy of Sleep Medicine position statement, *J Clin Sleep Med* 14(7):1245-247, 2018.

Marcus CL et al: Diagnosis and management of childhood obstructive sleep apnea syndrome, *Pediatrics* 130(3):576-584, 2012.

McEvoy RD et al: CPAP for prevention of cardiovascular events in obstructive sleep apnea, *N Engl J Med* 375:919-939, 2016.

Patel SR: Obstructive sleep apnea, *Ann Intern Med* 171(11):ITC81-ITC96, 2019.

Peppard PE et al: Increased prevalence of sleep-disordered breathing in adults, *Am J Epidemiol* 177:1006-1014, 2013.

Phillips CL et al: Health outcomes of continuous positive airway pressure versus oral appliance treatment for obstructive sleep apnea: a randomized controlled trial, *Am J Respir Crit Care Med* 187(8):879-887, 2013.

Prasad B et al: Determinants of sleepiness in obstructive sleep apnea, *Sleep*, 2018. [Epub ahead of print].

Semelka M: Diagnosis and treatment of obstructive sleep apnea in adults, *Am Fam Physician* 94(5):355-360, 2016.

Strollo Jr PJ, Soose RJ, Maurer JT et al: Upper-airway stimulation for obstructive sleep apnea, *N Engl J Med* 370:139-149, 2014.

Veasey SC, Rosen IM: Obstructive sleep apnea in adults, *N Engl J Med* 380:1442-1449, 2019.

第 43 章　急性呼吸衰竭
Acute Respiratory Failure

Jorge Mercado

童瑾　胡晶晶　译　徐国纲　审校

 基本信息

定义

呼吸衰竭是由呼吸系统存在一种或两种气体交换功能障碍（氧合和 CO_2 清除）而导致的状态。传统上将呼吸衰竭分为两种类型：Ⅰ型呼吸衰竭（低氧血症型）和Ⅱ型呼吸衰竭（高碳酸血症型）。其他资料来源也定义了Ⅲ型呼吸衰竭和Ⅳ型呼吸衰竭。Ⅲ型呼吸衰竭与肺不张相关，Ⅳ型呼吸衰竭与休克患者呼吸肌灌注不足有关。本章重点介绍Ⅱ型呼吸衰竭。表 43-1 总结了急性呼吸衰竭（acute respiratory failure，ARF）的分类。

Ⅱ型呼吸衰竭的定义为 $PaCO_2 > 45$ mmHg，这与肺部生成 CO_2 的速率成正比，与 CO_2 的清除速率成反比。低氧血症和高碳酸血症可能同时发生，具体取决于潜在疾病的发生部位和机制。

呼吸衰竭可呈急性或慢性。急性呼吸衰竭在数分钟到数小时内迅速发生，而慢性呼吸衰竭在数天或更长时间内缓慢发展。

同义词

呼吸功能不全

高碳酸血症型呼吸衰竭

低氧血症型呼吸衰竭

ICD-10 CM 编码

J96.00　急性呼吸衰竭

J96.01　低氧血症型急性呼吸衰竭

J96.02　高碳酸血症型急性呼吸衰竭

J96.90　未指明的急性呼吸衰竭

J96.91　急性呼吸衰竭，未指明有低氧血症

J96.92　急性呼吸衰竭，未指明有高碳酸血症

表 43-1　急性呼吸衰竭的分型

	Ⅰ型	Ⅱ型	Ⅲ型	Ⅳ型
低氧血症的机制	低 FiO2 通气/血流比值（V/Q）失调 肺内分流 弥散能力下降	肺通气不足	肺内分流 肺通气不足 V/Q 失调	外周组织低灌注或氧合不足
病理过程的部位	吸入空气成分 肺泡-毛细血管单位 血液的携氧能力	气道 中枢神经系统 神经肌肉系统 胸壁	肺泡-毛细血管单位塌陷伴局部通气不足	心血管组织 外周组织
临床综合征	心源性肺水肿 急性呼吸窘迫综合征 肺炎 间质性肺疾病 肺栓塞 肺动脉高压 肺不张 肺泡出血 CO 中毒 解剖分流	慢性阻塞性肺疾病 哮喘 中枢神经系统抑制（中毒） 中枢神经系统创伤或损害 神经肌肉疾病 骨骼疾病 肥胖低通气综合征	胸部或上腹部手术或创伤 术后镇痛不足 胸膜肿瘤或炎症 肺萎陷 膈下肿瘤或炎症 肥胖	脓毒症休克 低血容量性休克 心源性休克 细胞氧化受损 高代谢状态

FiO2，氧合指数

Modified from Jean-Louis V: Intensive care medicine: annual update 2008, Berlin Heidelberg, 2008, Springer-Verlag.

流行病学和人口统计学

- 据估计，美国有 190 万急诊出院的患者符合 ARF 的诊断标准
- 冬季可能是上呼吸道和下呼吸道感染的流行月份，因此在冬季会出现 ARF 的发病高峰
- 合并症（包括心脏、肺、神经系统、肾和肝相关的慢性疾病）及高龄会增加死亡风险

体格检查和临床表现

- 意识水平下降
- 脑血流量增加，颅内压增高
- 心肌收缩力降低

- 膈肌功能下降
- 氧合血红蛋白解离曲线向右移动
- 体征：
  1. 呼吸困难
  2. 嗜睡
  3. 头痛
  4. 意识错乱
  5. 扑翼样震颤
  6. 昏迷

病因学

详见表 43-2 和表 43-3。

表 43-2　急性呼吸衰竭潜在病因的鉴别诊断

中枢神经系统	脊髓、神经、肌肉	胸壁、胸廓	死腔增加
药物［麻醉药和（或）阿片类药物］ 肺泡低通气 外伤 脑膜脑炎 髓质局部肿瘤或血管异常 卒中影响髓质控制中心 严重碱中毒	药物 外伤 重症肌无力 格林-巴利综合征 电解质紊乱	创伤 脊柱后凸侧弯 连枷胸 胸膜疾病 硬皮病 病态肥胖 腹水 重度肠梗阻	阻塞性气道疾病 上呼吸道：急性会厌炎、异物吸入、气管肿瘤 下呼吸道：COPD、哮喘、囊性纤维化

COPD，慢性阻塞性肺疾病

表 43-3　导致缺氧和呼吸功能不全的病理生理学机制

肺外机制包括胸壁和骨骼异常（乏氧性缺氧）	吸入空气中氧气不足（高海拔、窒息） 通气不足（中枢神经系统创伤、药物毒性、神经肌肉和骨骼疾病） 上呼吸道阻塞导致通气不足（创伤和血管性水肿）
肺内因素（乏氧性缺氧）	V/Q 异常（肺栓塞、肺炎、误吸和肺气肿） 通过肺泡-毛细血管膜的弥散功能减弱（间质性肺疾病和肺血管病） 肺内分流（肺不张、肺炎、肝肺综合征和动静脉畸形）

续表

心脏从右向左分流；例如， 房间隔缺损（乏氧性缺氧）	—
血液输送氧气的能力不足 （贫血性缺氧）	贫血 血红蛋白病（高铁血红蛋白血症和 CO 中毒）
由于循环系统缺陷导致的 氧气输送不足（静态缺氧）	全身循环不足或衰竭（休克或心力衰竭） 局部循环不足（外周、脑和冠状动脉）
组织用氧能力异常（组织 性缺氧）	后期不可逆性休克 细胞氧化酶中毒（氰化物或砷中毒、重度乙醇 中毒） 细胞用氧代谢能力降低（严重维生素缺乏症； 如脚气病）

Vincent JL et al：Textbook of critical care，ed 7，Philadelphia，2017，Elsevier.

Dx 诊断

临床诊断主要根据体格检查结果，并由动脉血气分析结果证实。表 43-4 总结了从病史和体格检查中能够获得的常见线索。

表 43-4　病史、症状及临床检查中有助于急性呼吸衰竭初步诊断和管理的常见线索

病史及症状	体格检查中的体征	诊断
咳嗽、咳痰、分泌物	啰音或哮鸣音	肺炎、COPD 加重、支气管扩张
突发气短	叩诊和听诊正常，常可能出现下肢水肿，提示深静脉血栓形成	肺栓塞
大量吸烟史	哮鸣音、干啰音	肺气肿、慢性支气管炎
端坐呼吸、胸痛、夜间阵发性呼吸困难	心律失常、外周水肿、颈静脉怒张、外周灌注不足	充血性心力衰竭或急性冠脉综合征
外伤、误吸、输血	弥漫性湿啰音	急性呼吸窘迫综合征
过敏、哮鸣或气道疾病史	哮鸣音	哮喘、COPD
暴露于重金属、动物处理、灰尘或其他重大环境暴露	Velcro 啰音、杵状指	慢性间质性肺疾病

续表

病史及症状	体格检查中的体征	诊断
窒息、误吸、呕吐、口腔手术	吸气喘鸣、空气进入不佳	异物
药物滥用	瞳孔缩小或散大、精神状态改变、皮肤标志、鼻中隔穿孔、唾液分泌过多、呼吸频率降低	中枢神经系统抑制、中毒
接触已知会引起过敏的新药/化学物质或食物	口腔黏膜及舌肿胀；喘鸣或哮鸣	血管性水肿、过敏反应
进行性肌无力或运动不能	感觉异常	神经肌肉疾病
外伤、手术、吸入性损伤	单侧呼吸音消失、叩诊呈鼓音、气管偏曲	气胸
外伤、手术	呼吸音消失、叩诊呈浊音、气管偏曲	血胸

Vincent JL et al：Textbook of critical care，ed 7，Philadelphia，2017，Elsevier.

鉴别诊断

详见表 43-2。

评估

在开始支持治疗后，仔细寻找呼吸衰竭的根本原因至关重要，因为这可能对其最终治疗产生重要影响。

实验室检查

- 动脉血气分析（表 43-1）提示 CO_2 水平上升
- 基础代谢水平提示 HCO_3^- 水平升高

影像学检查

- 胸部影像学检查包括：
  1. 胸部 X 线检查
  2. 胸部 CT 平扫（怀疑有肺栓塞时需进行血管造影）
  3. 胸部超声

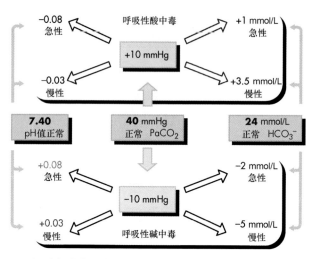

图 43-1 呼吸衰竭患者的动脉血气分析。（From Vincent JL et al：Textbook of critical care，ed 7，Philadelphia，2017，Elsevier.）

Rx 治疗

呼吸衰竭的初始治疗为支持治疗，旨在首先确定危急程度和（或）严重程度。纠正低氧血症、高碳酸血症和对潜在病因的治疗至关重要。表 43-5 总结了机械通气的潜在适应证。

表 43-5 机械通气的潜在指征

病理生理学机制	临床评估	正常范围	提示需要进行机械通气的评估 / 结果
低氧血症	P（A-a）O₂ 梯度（mmHg）	25 ～ 65	＞ 350
	PaO₂/FiO₂	425 ～ 475	＜ 300
	SaO₂	98%	在有氧供的情况下仍＜ 90%
高碳酸血症 / 肺泡通气不足	PaCO₂	35 ～ 45 mmHg	从患者基线急剧增加 pH 值＜ 7.2 精神状态下降
氧气输送 / 氧气消耗不平衡	乳酸升高	≤ 2.2 mg/dl	充分复苏后仍≥ 4 mg/dl
	混合静脉血氧饱和度降低	70%	充分急性复苏后仍＜ 70%

续表

病理生理学机制	临床评估	正常范围	提示需要进行机械通气的评估 / 结果
呼吸功增加	每分通气量	$5 \sim 10$ L/min	$\geqslant 15 \sim 20$ L/min
	死腔	$0.15 \sim 0.30$	$\geqslant 0.5$（急性）
吸气肌无力	NIP	$80 \sim 100$ cm H_2O	$< 20 \sim 30$
	VC	$60 \sim 75$ ml/kg	$< 15 \sim 20$
急性代偿性心力衰竭	颈静脉怒张		临床判断结合所列因素
	肺水肿		
	射血分数降低		
肺扩张不足	V_T（ml/kg）	$5 \sim 8$	$< 4 \sim 5$
	VC（ml/kg）	$60 \sim 75$	$< 10 \sim 15$
	呼吸频率（次 / 分）	$12 \sim 20$	$\geqslant 35$

FiO_2，吸入气氧浓度；NIP，吸气负压；P（A-a）O_2，肺泡-动脉氧分压差；PaO_2，氧分压；$PaCO_2$，二氧化碳分压；SaO_2，动脉血氧饱和度；VC，肺活量；V_T，潮气量
From Parrillo JE, Dellinger RP: Critical care medicine, principles of diagnosis and management in the adult, ed 5, Philadelphia, 2019, Elsevier.

非药物治疗

- 给予氧支持以治疗低氧血症，较严重的病例可能需要采用无创通气（BiPAP）或机械通气进行压力支持
- 使用无创或有创通气支持治疗高碳酸血症。选择哪种治疗方式主要取决于患者的临床表现、症状的严重程度、并发症、酸碱紊乱的程度以及精神状态
- 无创通气的禁忌证包括呼吸停止、血流动力学不稳定或无法保护气道的情况
- CO_2 水平监测目前尚未标准化，但症状的改变和（或）精神状态的恶化可以提示需反复进行血气分析
- 可以通过调节无创呼吸机的压力或通过切换到机械通气来纠正恶化的血气水平

常规治疗

通气支持，有创（机械通气）或无创通气。表 43-6 概述了各种机械通气模式的特征。表 43-7 总结了每种模式的潜在优点和缺点。

长期管理

- 部分患者需要长期通气支持，如 OHS 患者（肺泡通气不足）、

表 43-6　各种机械通气模式的特点

通气模式	触发	控制方式	切换方式	吸气流速
连续控制通气	时间	流速或压力	容量或时间	选择或减速
容量控制/辅助通气（VC/AC）	患者或时间	流速	容量	正方、减速或正弦曲线
压力控制/辅助通气（PC/AC）	患者或时间	压力	时间	减速
同步间歇指令通气	患者或时间	患者呼吸的压力	自主呼吸的流速	自主呼吸时减速
		呼吸机呼吸的流速（VC）或压力（PC）	呼吸机呼吸的容量或时间	正方（VC）、减速（VC 或 PC）、正弦曲线用于自发呼吸
独立的压力支持通气	患者	无	流速	减速

表 43-7　部分机械通气方式的潜在优势和劣势

模式	优势	劣势
控制通气	呼气时呼吸肌休息	需要使用镇静剂/神经肌肉阻滞剂
容量辅助控制通气	减少呼吸功 确保提供设定的潮气量（除非超过峰值压力极限警报）	对血流动力学有潜在的不良影响 可能导致不适当的过度换气和过高的吸气压力
压力辅助控制通气	限制峰值吸气压力	与容量辅助控制相同 潜在的过度换气或换气不足，伴随肺部阻力/顺应性改变
同步间歇指令通气	减少对正常心血管功能的影响	与辅助控制相比，增加了呼吸功 患者可能难以适应两种不同类型的呼吸机呼吸
独立的压力支持通气	患者更为舒适 改善患者-呼吸机互动 减少呼吸功	呼吸暂停警报仅为备份 患者忍受程度不同

神经肌肉疾病患者（肌萎缩侧索硬化）或 COPD 患者

- 在上述情况下，可以在睡眠时使用无创通气

相关内容

急性呼吸窘迫综合征（相关重点专题）

肺水肿（相关重点专题）

慢性阻塞性肺疾病（相关重点专题）

哮喘（相关重点专题）

间质性肺疾病（相关重点专题）

细菌性肺炎（相关重点专题）

支原体肺炎（相关重点专题）

肺囊虫肺炎（相关重点专题）

病毒性肺炎（相关重点专题）

肺栓塞（相关重点专题）

中毒（相关重点专题）

推荐阅读

Connors AF et al: Outcomes following acute exacerbation of severe chronic obstructive lung disease, the SUPPORT investigators (Study to Understand Prognoses and Preferences for Outcomes and Risks of Treatments), *Am J Respir Crit Care Med* 154(4 Pt 1):959-967, 1996, https://doi.org/10.1164/ajrccm.154.4.8887592.

Esteban A et al: Noninvasive positive-pressure ventilation for respiratory failure after extubation, *N Engl J Med* 350(24):2452-2460, 2004, https://doi.org/10.1056/NEJMoa032736.

Grippi M et al: *Fishman's pulmonary diseases and disorders*, McGraw-Hill Education, 2015.

Girault C et al: Noninvasive ventilation and weaning in patients with chronic hypercapnic respiratory failure: a randomized multicenter trial, *Am J Respir Crit Care Med* 184(6):672-679, 2011, https://doi.org/10.1164/rccm.201101-0035OC.

第 44 章　急性呼吸窘迫综合征
Acute Respiratory Distress Syndrome

Jorge Mercado

高艳锋　译　杨礼腾　张骅　审校

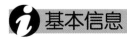 基本信息

定义

急性呼吸窘迫综合征（acute respiratory distress syndrome，ARDS）是由肺泡急性损伤导致的一种非心源性肺水肿，其特点是急性弥漫性浸润性肺部损伤引起肺间质及肺泡水肿从而导致严重的低氧血症和呼吸衰竭。ARDS 的主要特征为难治性低氧血症，是由肺泡毛细血管屏障完整性遭到损坏后富含蛋白质的液体引起肺泡水肿所致。

1994 年美欧共识会（American-European Consensus Conference，AECC）提出的 ARDS 定义包含以下内容：

1. 急性起病

2. 无论呼气末正压（positive end expiratory pressure，PEEP）水平如何，$PaO_2/FiO_2 \leqslant 200\ mmHg$

3. 胸部正位片提示双肺浸润影

4. 无充血性心力衰竭（PAWP $\leqslant$ 18 mmHg）或胸片和临床证据显示无左心房压力增高

2011 年通过的 ARDS 柏林定义（表 44-1）解决了 AECC 定义的一些局限性，并制定了以下标准：

- 起病时间：存在已知的危险因素及新发或加重的呼吸系统症状，并在 1 周内发病

- 胸部影像学检查（胸部 X 线或 CT 平扫）：双肺出现斑片状模糊影，且不能完全用胸腔积液、肺部结节或肺不张解释

- 肺水肿的原因：呼吸衰竭不能完全由心力衰竭或液体负荷解释；如果没有危险因素，需进行检查（如超声心动图）以排除静水压增高引起的肺水肿

- 氧合情况。如果海拔高于 1000 m，PaO_2/FiO_2 需要按以下公式纠正：$[PaO_2/FiO_2 \times （大气压 /760）]$

394

表 44-1 2012 年 ARDS 的柏林定义

起病时间	存在已知的危险因素及新发或加重的呼吸系统症状，并在 1 周内发病		
胸部影像学	双肺模糊影，且不能完全用胸腔积液、肺部结节或肺不张解释		
肺水肿	不能完全用容量过负荷或心力衰竭解释；若患者无 ARDS 的危险因素则需经客观检查（如超声心动图）鉴别心源性肺水肿		
氧合情况	轻度：200 mmHg $<$ PaO_2/FiO_2 $\leqslant$ 300 mmHg，且 PEEP 或 CPAP $\geqslant$ 5 cmH_2O	中度：100 mmHg $<$ PaO_2/FiO_2 $\leqslant$ 200 mmH_2O，且 PEEP $\geqslant$ 5 cmH_2O	重度：PaO_2/FiO_2 $\leqslant$ 100 mmHg，且 PEEP $\geqslant$ 5 cm H_2O

ARDS，急性呼吸窘迫综合征；CPAP，持续气道正压；PEEP，呼气末正压；PaO_2，动脉血氧分压；FiO_2，吸入氧浓度

From Weinberger SE: Principles of pulmonary medicine, ed 7, Philadelphia, 2019, Elsevier.

- 轻度：200 mmHg $<$ PaO_2/FiO_2 $\leqslant$ 300 mmHg 伴 PEEP 或 CPAP $\geqslant$ 5 cmH_2O
- 中度：100 mmHg $<$ PaO_2/FiO_2 $\leqslant$ 200 mmHg 伴 PEEP 或 CPAP $\geqslant$ 5 cmH_2O
- 重度：PaO_2/FiO_2 $\leqslant$ 100 mmHg，伴有 PEEP 或 CPAP $\geqslant$ 5 cmH_2O

同义词

成人呼吸窘迫综合征

ICD-10CM 编码

J80 急性呼吸窘迫综合征

流行病学和人口统计学

- 美国每年有超过 150 000 例 ARDS 患者，其中 7.1% 的患者需要入住 ICU，16.1% 的患者需要机械通气
- 一项针对 50 个国家的国际研究显示，10% 的 ICU 患者符合 ARDS 标准，其中 93% 的患者在入院后 48 h 内出现 ARDS。这项研究强化了 ARDS 被低估的观点
- 在美国，黑人、西班牙裔和其他少数种族群体患者发生院内脓毒症相关呼吸衰竭的概率明显较高

体格检查和临床表现

- 症状和体征：
  1. 呼吸困难
  2. 胸部不适
  3. 咳嗽
  4. 焦虑
- 体格检查：
  1. 呼吸过速
  2. 心动过速
  3. 高血压
  4. 反常呼吸和使用辅助呼吸肌
  5. 双肺粗糙捻发音或湿啰音
  6. 如有感染，可能出现发热

病因学

- 脓毒症（＞40% 的病例）
- 误吸：接近溺水、吸入胃内容物（超过 30% 的病例）
- 外伤（＞20% 的病例）
- 肺炎（在近期临床试验中，吸入胃内容物和败血症占 ARDS 病例的 85% 以上）
- 多次输血或血液制品
- 药物（如过量吗啡、美沙酮、海洛因；对呋喃妥因的反应）
- 有害性吸入（如氯气、高浓度 O_2）
- 复苏后
- 体外循环
- 烧伤
- 胰腺炎
- 有长期酗酒史的危重患者患 ARDS 的风险显著增加
- 表 44-2 总结了与 ARDS 发生相关的危险因素

Dx 诊断

鉴别诊断

- 充血性心力衰竭

表 44-2　急性肺损伤和急性呼吸窘迫综合征的危险因素

直接肺损伤	间接肺损伤
肺炎	脓毒症
吸入胃内容物	外伤
肺挫伤	体外循环
脂肪、羊水或空气栓塞	药物过量
接近溺水	急性胰腺炎
吸入性损伤	输注血液制品
再灌注性肺水肿	

From Vincent JL et al：Textbook of critical care，ed 6，Philadelphia，2011，Saunders.

- 间质性肺疾病（急性间质性肺炎、非特异性间质性肺炎、隐源性机化性肺炎、急性嗜酸性粒细胞性肺炎、过敏性肺炎、肺泡蛋白沉着症）
- 结缔组织病，如多发性肌炎
- 弥漫性肺泡出血
- T 细胞性淋巴管癌或 B 细胞淋巴瘤
- 药物引起的肺部疾病（胺碘酮、博来霉素）

评估

寻找潜在病因时应侧重于可治疗的病因（如脓毒症或肺炎等感染）。

- 动脉血气分析
- 血流动力学监测
- 支气管肺泡灌洗（部分患者）

实验室检查

- 动脉血气分析：
  1. 最初表现为不同程度的低氧血症，常规吸氧不能纠正
  1. 呼吸性碱中毒，PCO_2 降低
  2. 肺泡-动脉氧分压差增加
  3. 病情进展可出现高碳酸血症
- 支气管肺泡灌洗：
  1. 多形核细胞数量显著增加
  2. 嗜酸性粒细胞增多具有一定临床意义，因患者对皮质类固醇治疗有反应

- 血和尿培养
- 血液检测：
  1. 白细胞计数增加或减少，如果伴有感染，则核左移
  2. 脑钠肽水平正常或轻度升高
  3. 如伴有脓毒症或脓毒症休克，则乳酸水平升高

影像学检查

胸部影像学检查（图 44-1）

- 胸部 X 线检查在诱发事件后的最初几个小时内可能是正常的
- 通常在 24 h 内可观察到双侧间质浸润影；通常在基底和外周更为明显
- 胸部 CT：双侧弥漫性实变影，可见支气管充气征

Rx 治疗

非药物治疗

ARDS 的治疗属于支持治疗。

血流动力学监测：

- 用于 ARDS 的初步评估（排除心源性肺水肿）及后续监测。但在 ARDS 的常规治疗中无需使用肺动脉导管，试验表明，与中心静脉导管相比，早期使用肺动脉导管的临床管理对 ARDS 患者的死亡率和发病率没有显著影响，并且可能导致

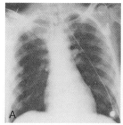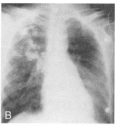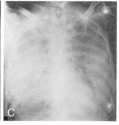

图 44-1 急性呼吸窘迫综合征。在一次交通事故中遭受严重创伤和失血的年轻男性患者的胸部 X 线片；肺部在 5 d 内从相对正常的 X 线片（**A**）到双侧浸润（**B**）再到双侧"白化"（**C**），并伴有严重的低氧血症。C 图中可见 Swan-Ganz 导管测量肺动脉楔状压（反映左心房压）。患者在最后一次拍摄后不久死亡。（From Souhami RL, Moxham J: Textbook of medicine, ed 4, London, 2002, Churchill Livingstone.）

更多的并发症

- 虽然 ARDS 没有动态诊断标准，但是肺水肿、高心排血量和低 PCWP 是 ARDS 的特征表现

- 应谨记，部分肺血管内容量超负荷和一过性肺水肿可能具有 ARDS 的血流动力学特征；充盈压也可通过增加胸内压或补液 而升高；酸中毒、低氧血症或脓毒症相关因素会降低心功能

机械通气：

- 无创正压通气（noninvasive positive-pressure ventilation，NIPPV）（如 BiPAP）仅适用于部分低氧性呼吸衰竭患者。近期一项随 机对照研究显示，经鼻高流量氧疗与 NIPPV 相比，可减少应 用呼吸机的天数和 I 型呼吸衰竭的死亡率。任何治疗都不应 延迟对临床恶化患者进行气管插管和机械通气

- 患者常需要机械通气保证足够的气体交换（表 44-3）。ARDS 中呼吸机参数设置的一般建议见表 44-4。建议采用低潮气量、 低平台压力的机械通气策略，以避免呼吸机相关性肺损伤。 在应用机械通气早期，通常采用辅助 / 控制通气模式：FiO_2 1.0（用较低吸氧浓度维持血氧饱和度）：尽可能将 FiO_2 维持 在 60% 以下

- 潮气量：初始潮气量设定为每千克预测体重 6 ml。如果平台 气道压力超过 30 cmH_2O，则潮气量从每千克预测体重 6 ml 降至 4 ml。使用预测体重概念是基于肺容量在很大程度上 取决于身高和性别。目标是维持平台压力（plateau pressure， Pplat）< 30 mmHg

- PEEP：PEEP ≥ 5 cm H_2O（以增加肺容量和保持肺泡扩张）。起 初 PEEP 应以 3 ~ 5 cm H_2O 开始逐渐增加（表 44-3），使动脉 氧饱和度 > 90%、FiO_2 < 60%、气道平台压力 < 30 ~ 35 cm H_2O。应牢记 PEEP 升高可降低心排血量，尽管 PaO_2 有所改 善，但实际上对组织氧合可能产生负面影响（组织氧合的主要 决定因素是血红蛋白、血氧饱和度和心排血量）。目前 PEEP 的最佳水平尚未确定。尽管较高水平的 PEEP 有助于预防危及 生命的低氧血症，并与符合 ARDS 标准的患者的住院死亡率 降低相关，但对于肺损伤较轻（PaO_2/FiO_2 > 200 mmHg）的 患者可能益处不大，而高 PEEP 水平治疗此类患者的策略可 能是有害的。事实上，2017 年发表的一项研究表明，开胸手 术会增加中重度 ARDS 患者的死亡率

表 44-3　ARDS 患者的呼吸机参数

计算预测体重（PBW）	● 男性：PBW（kg）= 50 + 0.91 [身高（cm）− 152.4] ● 女性：IBW（kg）= 45.5 + 0.91 [身高（cm）− 152.4]
呼吸机模式	● 容量辅助/控制
潮气量	● 初始 V_T: 6 ml/kg PBW —— 每 4 h 监测吸气平台压力（Pplat, 0.5 s 吸气暂停），且于每次改变呼气末正压（PEEP）或 V_T 后测量 ● 如果 Pplat > 30 cm H_2O，则将 V_T 降至 5 ml/kg 或 4 ml/kg ● 如果 Pplat < 25 cm H_2O 且 V_T < 6 ml/kg PBW，则将 V_T 增加 1 ml/kg
呼吸频率（RR）	● 首次改变 V_T 时，调整 RR 以保持每分通气量 ● 调整 RR 以维持 pH 值 7.30～7.45，但不超过 35 次/分，如果 $PaCO_2$ < 25 mmHg，则不得增加设定呼吸频率
吸气呼气比	● 1：（1～3）（无反比呼吸）
FiO_2、PEEP 和	● 使用以下 PEEP/FiO_2，保持 PaO_2 55～80 mmHg 或 SpO_2 88%～95%
氧饱和度	FiO_2　0.3～0.4　0.4　0.5　0.6　0.7　0.8　0.9　1 PEEP　5～8　8～14　8～16　10～20　10～20　14～22　16～22　18～25
酸中毒的处理	● 如果 pH 值 < 7.30，增加 RR，直到 pH 值 ≥ 7.30 或 RR = 35 次/分 ● 如果 pH 值仍 < 7.30，RR = 35 次/分，则考虑输注碳酸氢盐 ● 如果 pH 值 < 7.15，V_T 可能增加（Pplat 可能超过 30 cmH₂O）
碱中毒的处理	● 如果 pH > 7.45 且患者未触发呼吸机，则降低设定 RR，但不低于 6 次/分

续表

液体管理	● 一旦患者脱离休克，应采取保守的液体管理策略
	● 给予利尿剂或补液使中心静脉压（CVP）＜ 4 mmHg 或肺动脉嵌压（PAOP）＜ 8 mmHg
撤机时机	● 每日间断镇静
	● 每日筛查自主呼吸试验（SBT）
	● 当符合以下所有标准时行 SBT：
	1. FiO₂ ＜ 40% 和 PEEP ＜ 8 cmH₂O
	2. 未再使用神经肌肉阻滞剂
	3. 患者清醒并能配合完成指令
	4. 收缩压＞ 90 mmHg，停用血管活性药物
	5 气管分泌物极少，患者咳嗽和吸吐反射良好
SBT	● 将呼吸机压力支持调至 5 mmHg，PEEP 为 5 mmHg 或用 T 型管
	● 监测 30 ～ 90 min 心率、RR、血氧饱和度
	● 无危象时（如心动过速、呼吸过速、缺氧、烦躁、发汗）拔管

FiO₂. 吸入气氧浓度；IBW. 理想体重；PaCO₂. 动脉血二氧化碳分压；PaO₂. 动脉血氧分压；SpO₂. 动脉血氧饱和度
From Vincent JL et al: Textbook of critical care, ed 7. Philadelphia, 2017, Elsevier.

表 44-4 ARDS 患者的呼吸机参数设定

常规机械通气

模式		容量或压力控制
		当患者可自主触发呼吸机时，首选"气道压力释放通气"模式
潮气量	6～10 ml/kg	允许性高碳酸血症（PCO_2 增加＜5 mmHg/h）如 ICP 无升高，则患者可耐受 PCO_2 65～85 mmHg 动脉血 pH 值＞7.15
吸气末平台压	＜30 cmH_2O	超过此压力易产生气压伤和漏气
呼气末正压	10～15 cmH_2O	如果有不均匀性肺损伤，建议低水平 PEEP 如果弥漫性肺损伤，建议高水平 PEEP 早期俯卧位通气（6～12 h）
呼吸频率	20～60 次/分	根据年龄调整；高于正常值可改善高碳酸血症
吸气呼气比	1：（1～2）	监测内源性 PEEP
FiO_2	＜60%～80%	取决于患肺如何被复张 维持 PaO_2 40～60 mmHg，SpO_2 85%～95%

高频振荡通气

振幅压	30～50 cmH_2O	可观察到胸廓起伏
平均气道压	15～30 cmH_2O	有足够的胸廓扩张度（第 7～9 肋）
呼吸频率	3～10 Hz	降低以增加潮气量（通常不测量）
吸气呼气比	1：（1～3）	1：1 更合适弥漫性肺损伤
FiO_2	＜60%～80%	取决于患肺是否复张

FiO_2，吸入气氧浓度；ICP，颅内压；$PaCO_2$，动脉二氧化碳分压；PaO_2，动脉氧分压；PEEP，呼气末正压；SpO_2，血氧饱和度

From Fuhrman BP et al: Pediatric critical care, ed 4, Philadelphia, 2011, Saunders.

- 吸气流量：60 L/min
- 通气频率：ARDS 患者由于生理无效腔增加，肺容积较小，通常需要高达 35 次/分的通气频率才能达到理想的每分通气量。必须监测 auto-PEEP，过高的胸腔内气体潴留会抑制心排血量

- 允许性高碳酸血症：为维持低平台压，常需要低潮气量，这会导致每分通气量减少和通气不足，导致呼吸性酸中毒（PCO_2 增加和 pH 值降低）。多数患者（不包括脑水肿、急性冠脉综合征、癫痫发作、心律失常等患者）能够耐受低 pH 值而不会产生严重后果。当 pH 值 < 7.20 时，建议使用碳酸氢盐

- 镇静：γ- 氨基丁酸（gamma-aminobutyric acid，GABA）受体激动剂（包括异丙酚和苯二氮䓬类）是 ICU 患者常用的镇静剂。近期试验表明，$α_2$ 受体激动剂右美托咪定具有明显的优势，在相同的镇静水平下，应用右美托咪定治疗的患者机械通气的时间更短，发生谵妄、心动过速和高血压也较少。右美托咪定最显著的不良反应是心动过缓。对于接受机械通气的 ARDS 患者，早期持续应用神经肌肉阻滞剂的益处尚不清楚。在近期的一项试验中，对于采用高 PEEP 策略治疗的中重度 ARDS 患者，早期连续应用神经肌肉阻滞剂顺式阿曲库铵与接受常规治疗的 90 d 死亡率无显著差异

常规治疗

明确和治疗原发疾病：

- 血和尿培养及药物敏感试验，不推荐所有 ARDS 病例常规应用抗生素

- 迅速修复严重创伤导致的骨折

- 胰腺炎的晶体溶液复苏

- 液体管理：在大多数 ARDS 患者中，液体限制比宽松的液体方案有更好的结果。ARDS 患者的最佳液体和血流动力学管理应个体化；一般来说，如果 PCWP 有下降趋势且心指数降低，导致肾前氮质血症、少尿和相对心动过速，则建议使用晶体溶液

- 改变体位：体位的改变可以通过改善通气肺区域灌注的分布来改善氧合；对于难治性低氧血症患者，应尝试改变体位（侧卧位）干预。中重度低氧血症患者俯卧位可以改善氧合。一项 meta 分析（包括 Guerin 等近期的试验）表明，对于严重 ARDS 患者，早期长期俯卧位治疗（超过 16 h/d）可显著降低 28 d 和 90 d 死亡率

- 皮质类固醇：在 ARDS 中不建议常规使用皮质类固醇；对于

支气管肺泡灌洗液中有大量嗜酸性粒细胞的患者或重症肺炎患者，皮质类固醇可能是有益的。在使用皮质类固醇之前，应排除或充分治疗全身感染。使用甲泼尼龙并没有增加感染性并发症的发生率，但与神经肌肉无力的发生率较高有关。此外，在 ARDS 发病 2 周以上开始甲泼尼龙治疗可能增加死亡风险

- 营养支持：首选肠内营养支持，其对于维持胶体渗透压和血容量是必要的。使用抗氧化剂和补充膳食油脂的作用尚不明确，暂不推荐

- 气管造口术：对于机械通气超过两周的患者，气管造口是有必要的；在机械通气 5 ～ 7 d 后，需要与患者（如果清醒且有意识）和（或）家属 / 法定监护人讨论气管造口术的问题。早期气管造口术（转入重症照顾的前 4 d 内）不会降低死亡率，同时也会导致许多不必要的操作

- 所有 ARDS 患者都有深静脉血栓形成的风险

- 应用硫糖铝钠（鼻胃管法）、质子泵抑制剂（口服或静脉注射）或 H_2 受体阻滞剂（口服或静脉注射）预防应激性溃疡，应在有应激性溃疡高危的重症患者中应用

- 表面活性剂的使用仍存在争议。在发病最初的 24 h 内接受表面活性剂的患者比单纯标准治疗的患者在气体交换上有更大的改善；然而，使用外源性表面活性剂并不能提高生存率

预后

- 幸存的 ARDS 患者存在机体功能下降、精神疾病和生活质量下降的风险。ARDS 的预后因病因不同而不同。慢性肝病、肺外器官功能障碍、脓毒症和高龄患者预后较差。ARDS 幸存者面临着意外失业和大量减薪的高风险，58% 重返工作的人有残疾

- 无效腔系数升高 [（$PaCO_2$ > 2 $PeCO_2$）/$PaCO_2$；正常值 < 0.3] 与死亡风险增加相关

- 在 ARDS 中，可复张肺的百分比是可变的，且与对 PEEP 治疗的反应相关

- 总死亡率为 32% ～ 45%，多数由于脓毒症或多器官功能障碍

- 近期试验表明，与当前的标准治疗相比，使用经食管测量估计跨肺压的机械通气策略可以显著改善氧合和顺应性。这种

方法是否应被广泛采用需要进一步试验验证

- 治疗危及生命的顽固性低氧的策略［俯卧位通气、吸入 NO、ECMO、高频振荡通气、肺复张动作］可改善氧合，但其对死亡率的影响尚不清楚。在与 H1N1 感染相关的 ARDS 早期，ECMO 联合肺保护性通气是一种有益的治疗策略。体外气体交换允许低潮气量和低水平的吸入氧浓度，并允许较高的 PEEP。但 ECMO 成本高并且需要大量人力。ECMO 在 ARDS 中的作用和合理使用尚需进一步明确

- 严重 ARDS 应用 ECMO 的一般适应证如下：
  1. 严重低氧血症［如尽管使用高水平 PEEP（通常为 15 ～ 20 cmH_2O），但 PaO_2/FiO_2 仍＜ 80 mmHg］在潜在的可逆性呼吸衰竭患者中至少持续 6 h
  2. 经过规范有效的机械通气治疗后，仍存在严重的高碳酸血症（pH 值＜ 7.15）
  3. 经过规范有效的机械通气治疗后，仍有过高的吸气平台压（＞ 35 ～ 45 cmH_2O）

转诊

需行气管造口术的患者可转诊至外科（见"常规治疗"）

推荐阅读

ARDS Definition Task Force: Acute respiratory distress syndrome, the Berlin definition, *JAMA* 307(23):2526-2533, 2012.

Bellani G et al: Epidemiology, patterns of care, and mortality for patients with acute respiratory distress syndrome in intensive care units in 50 countries, *JAMA* 315(8):788-800, 2016.

Bime C et al: Racial differences in mortality from severe acute respiratory failure in the United States, 2008–2012, *Ann Am Thorac Soc* 13(12):2184-2189, 2016.

Briel M et al: Higher vs lower PEEP in patients with acute lung injury and SRDS, *JAMA* 303(9):865-873, 2010.

Brodie D, Bacchetta M: Extracorporeal membrane oxygenation for ARDS in adults, *N Engl J Med* 365:1905-1914, 2011.

Checkley W: Extracorporeal membrane oxygenation as a first-line treatment strategy for ARDS: is the evidence sufficiently strong? *JAMA* 306:1703-1704, 2011.

Frat JP et al: High-flow oxygen through nasal cannula in acute hypoxemic respiratory failure, *N Eng J Med* 372:2185-2196, 2015.

Guerin C et al: Prone positioning in severe acute respiratory distress syndrome, *N Engl J Med* 368:2159-2168, 2013.

Krag M et al: Pantoprazole in patients at risk for gastrointestinal bleeding in the ICU, *N Engl J Med* 379:2199-2209, 2018.

Papazian L et al: Neuromuscular blockers in early ARDS, *N Engl J Med* 363:1107-1116, 2010.

Pipeling MR, Fan E: Therapies for refractory hypoxemia in ARDS, *JAMA* 304(22):2521-2527, 2010.

Reade MC, Finfer S: Sedation and delirium in the intensive care unit, *N Engl J Med* 370:444-454, 2014.

Saguil A, Fargo M: Acute respiratory distress syndrome: diagnosis and management, *Am Fam Physician* 86:352-358, 2012.

Serpa Neto A et al: Association between use of lung-protective ventilation with lower tidal volumes and clinical outcomes among patients without ARDS, *JAMA* 308:1651-1658, 2012.

The National Heart, Lung, and Blood Institute PETAL Clinical Trials Network: Early neuromuscular blockade in the acute respiratory distress syndrome, *N Engl J Med* 380:1997-2008, 2019.

Thompson B et al: Acute respiratory distress syndrome, *N Engl J Med* 377:562-572, 2017.

Young D et al: Effect of early vs late tracheostomy on survival in patients receiving mechanical ventilation: the TracMan Randomized Trial, *JAMA* 309:2121, 2013.

第45章 肺不张
Atelectasis

Harinder P. Singh，Samaan Rafeq

刘红梅 译 童瑾 胡晶晶 审校

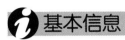 基本信息

定义

肺不张是指肺萎陷伴有一定程度的肺容积减少。肺不张有两种主要类型。阻塞性肺不张是最常见的类型，因肺泡与气管间的交通被阻塞时肺泡中的气体被重新吸收引起。非阻塞性肺不张通常是由壁胸膜和脏胸膜之间失去接触、压迫（胸腔积液）或表面活性物质丢失所致。

ICD-10CM 编码
J98.11 肺不张

流行病学和人口统计学

- 术后患者以及肺或胸壁损伤的患者肺不张的风险增加
- 石棉暴露可增加"球形肺不张"的风险
- 常见于接受机械通气的患者
- 肺不张无已知的种族或性别倾向
- 重力依赖区域更容易出现肺不张

体格检查和临床表现

- 呼吸音减低或消失
- 胸部叩诊异常
- 咳嗽、呼吸困难、语音震颤减弱、语音共振减弱
- 胸廓扩张度减小、呼吸过速、心动过速

病因学

- 正压通气（如机械通气）过程中反复肺膨胀和塌陷产生的剪切力引起创伤

407

- 气道阻塞（如支气管内肿瘤、淋巴结、异物、黏液堵塞）
- 支气管外压迫（如肿瘤、升主动脉瘤、左心房扩大）
- 胸膜疾病（如胸腔积液、间皮瘤、球形肺不张、气胸）
- 肺泡损伤（如有毒烟雾、胃内容物的吸入、感染、急性呼吸窘迫综合征）
- 胸壁异常（如外伤、脊柱侧凸、肋骨骨折、肥胖）
- 呼吸力学损伤或咳嗽反射减弱（如疼痛、麻醉后效应、腹胀、神经肌肉疾病）
- 表 45-1 为肺不张的解剖学病因

表 45-1　肺不张的解剖学病因

病因	举例
外部压迫肺实质	胸腔积液、气胸、胸腔内肿瘤、膈疝
支气管内阻塞，完全阻塞空气进入	淋巴结肿大、心脏扩大、肿瘤、异物、黏液栓、支气管结石
支气管腔内狭窄	异物、哮喘、肉芽肿组织、肿瘤、黏液栓等分泌、支气管扩张、肺脓肿、慢性支气管炎、急性喉气管支气管炎、塑形性支气管炎
细支气管腔内阻塞	细支气管炎、间质性肺炎、哮喘
呼吸困难或呼吸麻痹	神经肌肉异常、骨性畸形、石膏和手术敷料的过度压迫、膈肌运动不良或呼吸功能受限

From Kliegman RM：Nelson textbook of pediatrics，ed 21，Philadelphia，2020，Elsevier.

 诊断

鉴别诊断

- 肿瘤（必须排除支气管肿瘤）
- 肺炎
- 胸腔积液
- 头臂静脉异常和左肺韧带异常

评估

- 胸部 X 线检查（图 45-1）
- 胸部超声

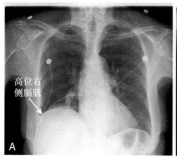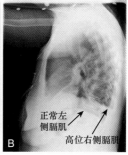

图 45-1 **膈肌升高的肺不张:肺容积减少的一个例子**。该患者的右侧膈肌在后前位(**A**)和侧位(**B**)胸部 X 线片均出现升高。这是对 X 线检查的正确解释吗?如果是,原因是什么?请考虑可能的原因。肺底积液可表现为类似影像,因为它的密度与肝、心脏和膈肌相同,并且会在患者直立的情况下在膈肌上分布。肺底积液时沿胸膜外侧可见新月形阴影,但此处并不存在。此外,胸腔积液会占据空间,使心脏向左偏移,然而在这个病例中,心脏稍向右偏。右下肺不张会导致肺容积减少,将心脏和半侧膈肌拉入肺组织正常的空间。这与观察到的影像特征一致。该区域的浸润影可以解释 X 线检查的结果,而由积液所致的可能性较小。一些简单的操作可能会缩小鉴别诊断的范围。胸部超声检查、卧位 X 线检查或 CT 检查可确定积液。(From Broder JS: Diagnostic imaging for the emergency physician,Philadelphia,2011,Saunders.)

- CT 扫描(俯卧位 CT 扫描时肺不张改善或减少可用于与其他病因鉴别)
- 纤维支气管镜检查(部分患者)

影像学检查

- 胸部 X 线可提示诊断,但在许多情况下无法确定诊断
- 超声检查有助于区分肺不张和积液或实变
- CT 扫描在怀疑支气管内肿瘤或外源性压迫支气管的患者中很有用
- 俯卧位影像有助于区分真正的实变和重力依赖性肺不张

® 治疗

非药物治疗

- 患者深呼吸,运动
- 诱发性肺活量训练

- 手持式 PEEP 装置（如 PEEP 阀、Acapella）
- 部分患者（如机械通气和气管切开）应用气管吸痰术
- 加湿
- 改善咳嗽和清除气道分泌物的治疗（胸部物理治疗、胸壁叩击和体位引流）
- 纤维支气管镜检查（部分患者）可能有助于黏液栓、异物清除或评估支气管内和支气管周围病变

急性期治疗

- 正压呼吸（通过面罩持续气道正压、机械通气患者给予呼气末正压）
- 使用黏液溶解剂（如乙酰半胱氨酸）
- 囊性纤维化患者使用重组人脱氧核糖核酸酶
- 特定患者给予支气管扩张剂治疗
- 术后和外伤病例的疼痛控制
- 大量胸腔积液、血胸或脓胸时行胸腔引流术
- 表 45-2 总结了肺不张的治疗

表 45-2　肺不张的治疗

肺不张的病因	治疗
胸腔积液或气胸	缓解压迫
黏液栓	气管或支气管镜抽吸术 持续气道正压
异物	支气管镜检查
哮喘	支气管扩张剂和皮质类固醇治疗 重组人脱氧核糖核酸酶（标签外使用） 加或不加支气管扩张剂的高渗盐水
神经肌肉疾病	间歇性正压呼吸 机械性吸-呼气咳痰机 无创双水平正压通气
囊性纤维化	气道廓清技术 加或不加支气管扩张剂的高渗盐水

From Kliegman RM：Nelson textbook of pediatrics，ed 21，Philadelphia，2020，Elsevier.

慢性期治疗

- 胸部物理治疗
- 吸入气体加湿
- 频繁进行经鼻–气管吸痰术

预后

因潜在的病因不同而预后不同。

转诊

- 应由呼吸科相关领域专家行支气管镜清除异物或对保守治疗无效的气道黏液堵塞
- 清除阻塞性肿瘤应转诊至外科

 重点和注意事项

专家点评

应教育患者经常改变体位以帮助清除气道分泌物。建议患者直立坐在椅子上，相对于仰卧位可以增加肺容积和肺活量。手术干预或肋骨骨折后，充分的疼痛控制至关重要。

第46章 石棉沉着病
Asbestosis

Imrana Qawi

童瑾 胡晶晶 译 杜英臻 审校

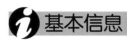 **基本信息**

定义

石棉沉着病是一种缓慢的，渐进性的弥漫性肺间质纤维化，是由于矿工、磨工和从事石棉纺织品和绝缘体加工的工人吸入剂量相关的石棉纤维所致。临床上，肺受累的特征主要是双侧弥漫性肺间质纤维化，下叶更明显，伴有胸膜增厚，常导致气短和干咳。

接触石棉会导致一系列肺部疾病，包括肺纤维化；局灶性和弥漫性石棉相关性胸膜斑（asbestos-related pleural plaque，ARPD）；恶性肿瘤（小细胞癌、非小细胞癌或间皮瘤）。

ICD-10CM 编码
J61 石棉和其他矿物纤维引起的肺尘埃沉着病

流行病学和人口统计学

- 在美国，每年每 100 000 人中有 5 ～ 10 例新发病例
- 吸入纤维暴露时间与临床表现的间隔时间较长（20 ～ 30 年）
- 最常见于 40 岁以上的从事从岩石矿床中初步提取石棉的工人，以及参与制造和安装含石棉产品的工人（如第二次世界大战中的海军造船厂；安装地砖、天花板、公共建筑中的管道覆盖物、墙壁绝缘和管道覆盖物）
- 吸烟者和酗酒者患病的风险最大

体格检查和临床表现

- 隐匿发作的气短和干咳通常是石棉沉着病的初始表现
- 随着疾病进展，呼吸困难加重，活动耐量随时间逐渐下降
- 频繁的阵发性干咳。咯血很少见，但有报道
- 在疾病的后期，咳嗽可能伴有黏痰

- 常可在肺底部闻及细微的呼吸末期啰音（湿啰音、捻发音）
- 杵状指、水肿以及颈静脉扩张
- 晚期可能有右心衰竭的表现

病因学

吸入石棉纤维。肺间质炎症和纤维化的发病机制与免疫机制有关。

已知石棉沉着病与血清抗核抗体和类风湿因子阳性有关。近期已有报道 IL-1β 在石棉沉着病病理生理过程及其全身自身免疫表现中的重要作用。

Dx 诊断

鉴别诊断

- 硅肺
- 肺铁末沉着病、其他肺尘埃沉着病
- 肺癌
- 肺不张

评估

接触史，诊断性影像学检查，肺功能检测。

实验室检查

- 通常没有帮助
- 红细胞沉降率可能轻度升高，抗核抗体和类风湿因子阳性（这些结果为非特异性，与疾病的严重程度或活动性无关）
- 肺功能检测：肺活量降低，肺总容量降低，DL_{CO} 减少
- 吸烟者可能存在 FEV_1 减少
- 动脉血气分析：低氧血症，晚期有高碳酸血症

影像学检查

- 胸部 X 线检查（图 46-1）：
  1. 肺下部小面积不规则阴影
  2. 影像学表现可从良性胸膜疾病（包括散在斑块、胸膜钙化、弥漫性胸膜增厚伴肋膈角钝化、叶间裂增厚）到石棉沉着病（弥漫性间质性肺纤维化）

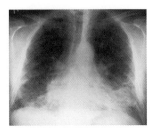

图 46-1　石棉沉着病。后前位 X 线片显示双肺基底部的粗线性模糊影遮盖了心脏边界。（From McLoud TC：Thoracic radiology：the requisites，St Louis，1998，Mosby.）

- 胸膜增厚、钙化斑块（见于膈肌下方和胸壁外侧）
- 胸部 CT 平扫（图 46-2）可确诊。胸部 HRCT 的典型表现包括多见于基底部的肺间质纹理增多（图 46-3）。随着疾病的进展，可以有蜂窝状改变`

Rx 治疗

非药物治疗

- 戒烟、适当营养、锻炼，以最大限度地发挥肺功能
- 必要时家庭氧疗
- 让患者离开石棉纤维暴露环境

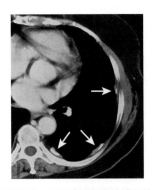

图 46-2　石棉相关性胸膜斑块。可见典型钙化胸膜斑块（箭头）。通常位于肋骨内侧。（From Webb WR et al：Fundamentals of body CT，ed 4，Philadelphia，2014，Saunders.）

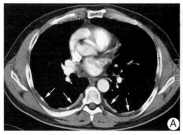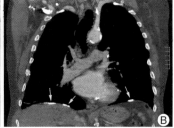

图 46-3 石棉暴露引起的胸膜斑块。（**A**）轴位和（**B**）冠状位 CT。胸膜斑块最常见于下胸部和膈肌胸膜（箭头）。它们可以部分或完全钙化或骨化。（From Adam A et al：Grainger & Allison's diagnostic radiology，ed 5，2007，Churchill Livingstone：In Grant LA：Grainger & Allison's diagnostic radiology essentials，ed 2，2019，Elsevier.）

常规治疗

- 及时识别和治疗呼吸道感染
- 需要时给予氧气
- 每年进行 1 次流行性感冒疫苗接种，每 6 年接种 1 次肺炎球菌疫苗
- 晚期病例可考虑进行肺康复训练，以提高心肺功能
- 已有一些针对 IL-1β 治疗肺纤维化进展的新数据，这为治疗石棉沉着病的自身免疫特点以及可能的肺部受累提供了新的观点[①]

预后

- 没有针对石棉沉着病的特异性治疗方法
- 死亡通常是由于肺心病导致的呼吸衰竭
- 弥漫性胸膜增厚和石棉沉着病与恶性腹膜间皮瘤的风险增加有关，且超出了与石棉接触程度有关的风险[②]
- 良性胸膜疾病或 ARPD 均与恶性胸膜间皮瘤的风险增加无关

[①] Niccoli L et al：Systemic autoimmune disease in asbestosis rapidly responding to anti-interleukin-1beta antibody canakinumab：a case report，BMC Musculoskelet Disord 14（16）：146，2015.

[②] Reid A et al：The additional risk of malignant mesothelioma in former workers and residents of Wittenoom with benign pleural disease or asbestosis，Occup Environ Med 62：665-669，2005.

- 无论吸烟状况如何，石棉沉着病都会增加患肺癌的风险。继发于石棉沉着病的弥漫性肺实质疾病的患者罹患肺癌的风险比无吸烟史的患者高近 40 倍

- 没有石棉沉着病和吸烟史的石棉暴露也会增加患肺癌的风险。石棉和吸烟的联合作用是叠加的，部分取决于石棉沉着病的存在。戒烟的石棉工人患肺癌的风险急剧下降，且在 30 年后接近非吸烟者

- 低剂量胸部 CT 平扫为检测石棉接触工人的早期肺癌提供了绝佳机会

- CT 比 X 线平片更敏感，未注射造影剂的 CT 通常足以进行评估，PET 扫描（PDG-PET）可能对间皮瘤患者更有用

- 发展为间皮瘤后患者的生存期为 4 ～ 6 年

推荐阅读

American Thoracic Society: Diagnosis and initial management of nonmalignant diseases related to asbestos, *Am J Respir Crit Care Med* 170(691), 2014.

Expert Panel on Thoracic Imaging et al: ACR appropriateness criteria review ACR Appropriateness Criteria® occupational lung diseases, *J Thorac Imaging* 31(1), 2016.

第47章 药源性实质性肺疾病
Drug-Induced Parenchymal Lung Disease

Javeryah Safi，Samaan Rafeq

罗玲 译 张骅 审校

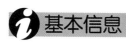 **基本信息**

定义

药源性实质性肺疾病（drug-induced parenchymal lung disease，DILD）是药物毒性对肺实质的损害。该病的诊断为排除性诊断。

同义词

药源性间质性肺疾病

药物的肺毒性（药物诱导的肺损伤）

间质性肺疾病，药源性

实质性肺疾病，药源性

ICD-10CM 编码
J70.2 急性药源性间质性肺疾病

流行病学和人口统计学

发病率：全球发病率未知，但可能占 ILD 病例的 2.5% ～ 3%。已知会引起肺毒性（包括 ILD）的药物超过 350 种。在美国，高达 10% 的使用化疗药物的患者会产生肺毒性。

患病率：未报告。

好发年龄和性别：高龄者易发生严重的药物不良反应。一些研究报道了 40 岁以上个体出现严重的药物不良反应。性别不是独立危险因素。

遗传学因素：有限的研究表明 DILD 的发病率可能存在种族差异。

危险因素：年龄、性别、种族、药物剂量、氧、药物相互作用、辐射、潜在的肺部疾病。

体格检查和临床发现

- 临床表现与其他实质性肺疾病相似，包括气短、干咳、发热、全身不适以及疲劳
- 目前无病理性临床、实验室检查、体格检查、影像学或组织学发现。DILD 被认为是排除性诊断
- 肺部查体无特异性，包括干啰音、Velcro 啰音以及吸气性哮鸣音，晚期阶段可见杵状指

病因学

- 机制因致病药物而异，且某些病例的机制目前尚不完全清楚。可能与直接细胞毒性作用和（或）免疫作用机制有关。表 47-1 总结了药物性肺疾病的组织学类型
- 已确定的两种可能的接触途径：吸入与血管系统
- 最初接触可导致急性毒性，并可能会发展为慢性炎症和纤维化改变，从而干扰气体交换
- 胺碘酮是引起 DILD 的已知原因，在 5% ~ 15% 的患者中，胺碘酮导致的 DILD 通常与高剂量使用有关（每天服用 ≥ 400 mg）。

表 47-1　药物性肺疾病的组织学类型

弥漫性肺泡损伤	弥漫性肺泡出血	间质性肺炎	机化性肺炎	嗜酸性粒细胞性肺炎
胺碘酮	抗凝剂 两性霉素 B	胺碘酮	胺碘酮 博来霉素 环磷酰胺	呋喃妥因 非甾体抗炎药 对氨基水杨酸 青霉胺 柳氮磺吡啶
博来霉素 环磷酰胺 甲氨蝶呤	环磷酰胺 阿糖胞苷	卡莫司汀 氯霉素 环磷酰胺 甲氨蝶呤 呋喃妥因	氯金酸钠 青霉胺 甲氨蝶呤	
丝裂霉素 美法仑 氯金酸钠	青霉胺		呋喃妥因 柳氮磺吡啶	

From Grant LA：Grainger & Allison's diagnostic radiology essentials，ed 2，2019，Elsevier.

其导致肺损伤的机制尚不清楚。慢性间质性肺炎是胺碘酮致
肺毒性的最常见表现，但也有报道显示胺碘酮可导致融合性
病变。这些病变中许多为闭塞性细支气管炎。胸部 CT（图
47-1）可以进一步确定这些病变

- 低剂量和高剂量甲氨蝶呤给药后数周至数月可能发生肺毒性。
  过敏性肺炎是其最常见的肺毒性表现。发生机制尚不清楚

Dx 诊断

鉴别诊断

- 急性呼吸窘迫综合征
- 肺泡蛋白沉着症

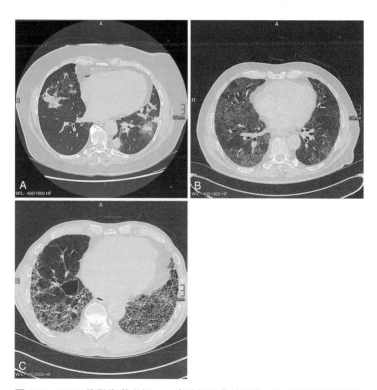

图 47-1 DILD 的影像学实例。A. 隐源性机化性肺炎。**B.** 非特异性间质性
肺炎。**C.** 普通型间质性肺炎。（From Schwaiblmair MM et al：Drug induced
interstitial lung disease，Open Respir Med J 6：63-74，2012.）

- 充血性心力衰竭
- 弥漫性肺病
- 过敏性肺炎
- 肺部恶性肿瘤
- 肺部感染
- 肺血管炎综合征
- 放射性肺炎
- 缺氧继发呼吸衰竭
- 职业性肺部疾病：
  1. 石棉沉着病
  2. 铍中毒
  3. 化工工人肺
  4. 煤矿工人肺尘埃沉着病
  5. 农民肺
  6. 硅肺
  7. 二氧化亚氮中毒
  8. 烟草工人肺

评估

- 患者近期接触致肺毒性药物且排除其他病因后，应考虑 DILD
- 表 47-2 和表 47-3 列出了与肺毒性相关的药物
- 图 47-2 显示 DILD 的各种影像学表现

实验室检查

- 血常规可显示嗜酸性粒细胞增多
- 动脉血气分析可能显示低氧血症

影像学检查

- 胸部 X 线检查（图 47-3）
- CT 扫描（图 47-4）
- 其他检查包括肺功能检测、纤维支气管镜行支气管肺泡灌洗、开放性肺活检

Rx 治疗

除了去除致病药物外，没有其他公认的治疗 DILD 的方法。

表 47-2　与间质性肺疾病相关的药物

抗菌药物
- 阿司匹林
- 依那西普
- 金
- 英夫利昔单抗
- 甲氨蝶呤
- 非甾体抗炎药
- 青霉胺

抗炎药
- 两性霉素 B
- 异烟肼
- 呋喃妥因
- 柳氮磺吡啶

生物制剂
- 阿达木单抗
- 阿仑单抗
- 贝伐单抗
- 西妥昔单抗
- 利妥昔单抗
- 曲妥珠单抗
- 肿瘤坏死因子（TNF)-α 阻滞剂

心血管药物
- ACE 抑制剂
- 胺碘酮

- 抗凝剂
- β 受体阻滞剂
- 氟卡尼
- 氢氯噻嗪
- 普鲁卡因胺
- 他汀类
- 妥卡尼

化疗药物
- 硫唑嘌呤
- BCNU
- 博来霉素
- 硼替佐米
- 白消安
- 卡莫司汀
- 苯丁酸氮芥
- 集落刺激因了
- 环磷酰胺
- 阿糖胞苷
- 去铁胺
- 多西他赛
- 阿霉素
- 厄洛替尼
- 依托泊苷
- 氟达拉滨
- 氟他胺
- 吉非替尼

- 吉西他滨
- 羟基脲
- 伊马替尼
- 干扰素
- 洛莫司汀
- 美法仑
- 甲氨蝶呤
- 甲基 -CCNU
- 丝裂霉素 C
- 亚硝基脲
- 紫杉醇
- 甲基苄肼
- 沙利度胺
- 长春碱
- 净司他丁

其他
- 溴隐亭
- 卡马西平
- 卡麦角林
- 甲基麦角胺
- 青霉素
- 苯妥英
- 西罗莫司
- 滑石

ACE，血管紧张素转化酶；BCNU，二氯乙基亚硝基脲（卡莫司汀）；CCNU，氯乙基环己基亚硝基脲（洛莫司汀）

From Schwaiblmair M et al：Drug induced interstitial lung disease，Open Respir Med J 6：63-74，2012.

非药物治疗

　　去除致病药物。支持性措施包括戒烟、控制基础肺部疾病和及时治疗合并的呼吸道感染。

常规治疗

　　目前，糖皮质激素已被用于快速改善气体交换和逆转影像学异常。

表 47-3　部分有肺毒性的化疗药物的药理作用

抗生素衍生药物	鬼臼毒素
● 博来霉素	● 依托泊苷
● 丝裂霉素 C	● 紫杉醇
	● 多西他赛
烷基化剂	
● 白消安	**新型抗肿瘤药**
● 环磷酰胺	● 全反式维甲酸（ATRA）
● 苯丁酸氮芥	● 吉非替尼
● 美法仑	● 甲磺酸伊马替尼
	● 伊立替康
抗代谢物	
● 甲氨蝶呤	**治疗恶性肿瘤的免疫调节剂**
● 6- 巯基嘌呤	● 干扰素
● 硫唑嘌呤	● IL-2
● 阿糖胞苷	● 肿瘤坏死因子 α
● 吉西他滨	● 纳武单抗
● 氟达拉滨	● 帕博利珠单抗
亚硝基脲	**其他化疗药物**
● 二氯乙基亚硝基脲（BCNU）	● 丙卡巴嗪
● 氯乙基环己基亚硝基脲（CCNU）	● 净司他丁
● 甲基 -CCNU	● 长春碱

From Mason RJ et al：Murray & Nadel's textbook of respiratory medicine，ed 5，Philadelphia，2010，WB Saunders.

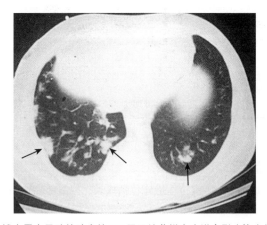

图 47-2　博来霉素导致的肺炎的 CT 显示结节样密度增高影（箭头）。这种由博来霉素引起的肺损伤的组织学特征是典型的闭塞性细支气管炎合并机化性肺炎。（From Mason RJ et al：Murray & Nadel's textbook of respiratory medicine，ed 5，Philadelphia，2010，WB Saunders.）

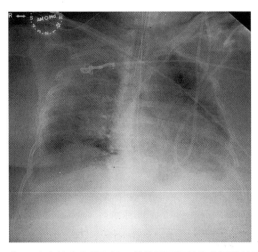

图 47-3 一位 **44** 岁女性患者的胸部 **X** 线片显示阿糖胞苷诱发的肺部疾病导致的急性非心源性肺水肿。组织学检查通常显示典型的肺泡内蛋白质物质形成透明膜，但几乎没有其他反应。（From Mason RJ et al：Murray & Nadel's textbook of respiratory medicine，ed 5，Philadelphia，2010，WB Saunders.）

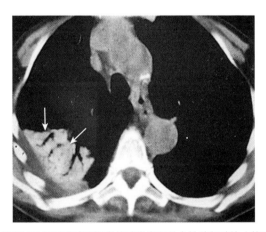

图 47-4 胸部 **CT** 显示胺碘酮诱发的肺炎出现融合性肺部肿块（箭头）。可见在没有增强的 CT 中，肿块明显比胸壁周围的软组织致密。（From Mason RJ et al：Murray & Nadel's textbook of respiratory medicine，ed 5，Philadelphia，2010，WB Saunders.）

补充和替代治疗

肺移植可用于治疗严重的不可逆性纤维化。

预后

大多数患者可以在社区环境中接受治疗。当诊断不清楚时，应转移到三级医院。

转诊

为了评估和诊断，建议尽早转诊至呼吸科相关领域专家处就诊。

 重点和注意事项

专家点评

- DILD 可表现为非心源性肺水肿（non-cardiogenic pulmonary edema，NCPE）/ 毛细血管渗漏综合征、过敏反应、隐匿性肺水肿或间质性肺炎。几乎可以观察到所有的 ILD 的组织病理亚型
- 肺功能检测结果通常与限制性肺疾病一致，表现为肺总量和肺扩散功能降低
- 支气管肺泡灌洗的发现为非特异性，但在适当的情况下可能有帮助。$CD4^+/CD8^+$ 比值降低提示 DILD。嗜酸性粒细胞升高（$> 40\%$）可见于 DILD 患者

预防

- 在开具已知会导致 DILD 的药物处方时，应密切观察
- 避免不必要给药

相关内容

急性呼吸窘迫综合征（相关重点专题）
间质性肺疾病（相关重点专题）

推荐阅读

Schwaiblmair: Drug induced interstitial lung disease, *Open Respir Med J* 6:63-74, 2012.

第48章 医院获得性感染
Health Care-Associated Infections

Marlene Fishman Wolpert

杜英臻　译　刘岗　张骅　审校

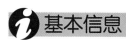 基本信息

定义

医院获得性感染（health care-associated infection，HAI）是指与住院相关的感染，通常是在入院后 ≥ 3 d 发生的感染。美国 CDC 和美国国家医疗安全网络（National Healthcare Safety Network，NHSN）制定了监测分类标准。血管导管相关感染的定义见表 48-1。

表 48-1　定义

	定义	评论
导管尖端定植	导管尖端细菌培养阳性，生长至 ≥ 15 cfu/ml（半定量）、10^2 cfu/ml（定量超声）或 10^3 cfu/ml 定量涡流	定性培养不应再使用
导管外出口处感染	压痛，硬结部位红斑 > 2 cm	渗出液培养阳性可证实出口部位感染
导管相关血流感染（CR-BSI）	外周静脉血培养有 1 次阳性，有感染的临床表现且导管尖端定植或阳性时间差超过 120 min，除导管外无明显菌血症来源	从外周静脉和 5∶1 的导管同时定量培养已很少使用 注：排除了其他感染源，这表明 ICU 患者感染的最终部位、程度等变异性极大。导管出口处的脓液强烈提示导管是感染源
中心导管相关血流感染（CLA-BSI）	有留置导管且除导管外无其他菌血症来源，1 次培养阳性且有感染的临床表现	因流行病学目的而如此定义，以便于收集标本。导管相关感染容易被高估，尤其是在 ICU 和肿瘤血液病患者中
导管相关脓毒症	拔管后 48 h 内感染的临床表现消失，导管尖端培养阳性，无其他明显感染源	占导管相关性感染的 30% ～ 50%。不易常规收集，但可能需要抗菌治疗（见正文）

BSI，血流感染；ICU，重症监护病房

From Vincent JL et al: Textbook of critical care, ed 7, Philadelphia, 2017, Elsevier.

同义词

医院获得性疾病（hospital-acquired condition，HAC）——美国医疗保险和医疗补助服务中心（CMS）将某些 HAI 定义为 HAC

院内感染

ICD-10CM 编码

A04.71　艰难梭菌引起的小肠结肠炎，复发

A04.72　艰难梭菌引起的小肠结肠炎，未指明复发

B95.62　耐甲氧西林金黄色葡萄球菌感染引起的其他疾病

J15.212　耐甲氧西林金黄色葡萄球菌引起的肺炎

A41.02　耐甲氧西林金黄色葡萄球菌引起的脓毒症

K68.11　术后腹膜后脓肿

T81.41XA　浅切口手术部位术后感染，初发

T81.42XA　深切口手术部位术后感染，初发

T81.43XD　器官和空腔手术部位术后感染，初发

T80.219A　中心静脉导管引起的感染，初发

J95.851　呼吸机相关性肺炎

T83.091A　留置导尿管的其他并发症，初发

T88.0XXA　免疫接种后感染，初发

T80.29XA　其他输液、输血和治疗性注射引起的感染，初发

T80.211A　中心静脉导管引起的血流感染，初发

T83.098A　其他导尿管引起的其他并发症，初发

流行病学和人口统计学

发病率（美国）：

- 至少有 4% 的住院患者会出现 HAI；此前估计患者人数为 170 多万
- 在 2011 年：
  1. HAI 死亡人数超过 75 000 人
  2. 在美国，每年用于 HAI 的医疗费用为 280 亿～ 330 亿美元
- 至少 1/3 的 HAI 是可以预防的
- HAI 会导致发病率和死亡率增加
- 为了减少 HAI，应进行全国性追踪

患病率（美国）： 2011 年，每年约有 648 000 人至少患 1 次 HAI。

好发性别：

- 总体上，男女性发病率大致相仿
- 老年女性以院内尿路感染为主

好发年龄： 新生儿和老年患者（＞60岁）风险最高。

发病高峰： 因感染部位而异。

危险因素： 任何年龄段的患者有以下情况均可能发生 HAI：

- 入住 ICU
- 插管
- 慢性肺病
- 肾病
- 昏迷
- 慢性尿道或血管导管插入术
- 营养不良
- 术后状态
- 糖尿病

体格检查和临床表现

不同的 HAI 有相应的临床表现。

病因学

- 细菌（革兰氏阴性菌占 HAI 的 30% 以上）
- 真菌
- 病毒

传播来源和方式：

- 患者自身的菌群
  1. 包括住院相关的耐药病原体
  2. 持续胃肠道定植后长期维持
- 未洗手的医务人员
  1. 医生
  2. 护士
- 入侵防御系统（完整皮肤、呼吸道纤毛、尿道括约肌和黏膜）
  1. 静脉通路 / 中心静脉通路
  2. 导管
  3. 呼吸机
  4. 外科伤口

5. 内镜和其他成像设备。近些年产碳青霉烯酶的耐碳青霉烯类肠杆菌的暴发同难以清洁的十二指肠镜有关

- 未能提供足够的负压和大容量气流室导致肺结核或播散性带状疱疹或水痘患者传染播散
- 未快速识别传染病患者并采取相应的处理（隔离或预防措施）
- 食物
- 传播媒介
- 衣物污染。尽管衣物污染和疾病传播之间的联系尚未经研究证实，但是已洗手者也会发生交叉感染
- 忽视注射安全导致肝炎和真菌性脑膜炎的暴发

1. 即使更换针头，也不要用同一个注射器给多个患者注射药物

2. 每位患者使用专用输液装置（如静脉输液袋或输液瓶、导管、接头），每次使用后做专项处理。不要给多个患者使用同一输液袋或输液瓶

3. 尽可能使用单剂量小瓶进行肠外用药，不要将单剂量小瓶中的药物给予多位患者，也不要将剩余物混合起来供以后使用

4. 一次性使用的单剂量小瓶没有防腐剂，应用于单个患者，一次性操作和注射

5. 使用单剂量或单瓶时，按照制造商的要求或在箱子使用完毕或操作结束时丢弃（以先后次序）

6. 胰岛素注射笔应该专人使用

增加风险的因素：

- 使用广谱抗生素

1. 产生耐药菌

2. 在医院微环境中，耐多药细菌作为流行菌群

3. 制订抗生素管理计划以减少这些风险

- 可能因认证机构或政府某些要求而造成风险增加
- 易感患者的特定危险因素

1. 免疫抑制（由于治疗、移植、艾滋病）

2. 高龄

3. 术后

4. 长期手术

5. 慢性肺疾病

6. 呼吸机依赖

7. 抗酸疗法

    8. 血管通路

    9. 高营养

    10. 入住 ICU

    11. 近期抗生素治疗

- 重症患者聚集

    1. 常有伤口或引流污染

    2. 交叉感染概率增大

预防策略： 降低 HAI 发病率最重要的方法是洗手和注意患者之间的手卫生。

- 常规用肥皂和水洗手至少 15 s
- 使用氯己定（特别适用于 MRSA 等革兰氏阳性菌）、酒精擦拭或其他抗菌剂
- 使用肥皂和水洗手的目的：

    1. 去除手部表面的油脂

    2. 冲洗油脂及细菌，清除可见污垢或体液

- 操作：

    1. 温水

    2. 必须包括所有表面

    3. 特别注意手指缝和污染更重的优势手（大多数人会反射性地清洗更清洁的非优势手）

- 酒精洗手液：

    1. 可提高洗手频率（手部干燥更快，无需使用盆和毛巾）

    2. 可显著减少 HAI

    3. 目前推荐用于所有日常健康防护

    4. 揉搓双手直到干燥，约 15 s

- 环境清洁：

    1. 新的补充性无接触技术（如过氧化氢蒸汽或气雾或紫外线照射）可能会减少环境艰难梭菌孢子、诺如病毒和耐药菌的污染

    2. 临床设备应按照制造商的说明进行适当消毒或灭菌

    3. 患者接触较多的物品应进行频繁、彻底的消毒

    4. 按照制造商的说明要求进行足够时间的消毒

MRSA：

- 2011 年和 2014 年，美国 MRSA 菌血症发生率降低 13%
- 院内感染相关性 MRSA 菌株通常对许多抗生素有抗药性，但

对万古霉素和甲氧苄啶-磺胺甲噁唑敏感

- 高危因素包括透析、近期因急性疾病住院或长期护理设施
- 控制措施包括手卫生、设备消毒、隔离防护服和标准预防措施
- 社区获得性耐甲氧西林金黄色葡萄球菌（CA-MRSA）可累及软组织，临床表现为疖、皮疹或所谓的"蜘蛛咬伤"，通常发生于近期住院或未与住院患者接触者
- CA-MRSA 一般无法在鼻孔中找到
- CA-MRSA 对氟喹诺酮类、克林霉素和（或）红霉素以及万古霉素和甲氧苄啶/磺胺甲噁唑敏感

万古霉素耐药肠球菌（vancomycin-resistant enterococcus faecium，VREF）：

- 1989—1993 年 VREF 引起的 HAI 百分比从 0% 上升到 9%，增长了 20 多倍。2005 年，VREF、万古霉素耐药大肠埃希菌和其他万古霉素耐药肠球菌属已成为常见和流行的医院内病原菌，占医院环境中肠球菌总数的 15%～40%
- 对氨苄西林耐药的 VREF 比例高达 80%
- VREF 定植或感染的易感因素包括住院接受抗生素治疗的天数、静脉注射、基础疾病、免疫抑制和腹部手术
- 有证据表明，交通工具像医护人员的手一样容易被污染从而成为传播途径
- 控制措施：
  1. 耐药菌定植或感染的患者积极隔离
  2. 限制使用广谱抗生素
  3. 遵守手卫生的最佳措施

艰难梭菌：

- 假膜性结肠炎可导致腹泻
- 艰难梭菌引起的腹泻占院内相关性腹泻的 15%～25%。近期调查发现，艰难梭菌是第三常见的 HAI 病原体，占 HAI 胃肠道感染的 70%
- 保证接触的预防措施及对孢子的消毒，如使用适当稀释的漂白剂、补充性无接触技术（银、过氧化氢蒸汽或气雾、紫外线、次氯酸）
- 酒精洗手液可能无法消灭这种微生物的孢子：可以在洗手池用肥皂和水洗手
- 孢子可散布在患者所处环境或室内

- 根据严重程度进行分级治疗，万古霉素或非达霉素用于治疗初次感染
- 艰难梭菌新菌株感染的发病率上升，新菌株产生的毒素增加了 23 倍
- 毒素分析在检测毒素的能力方面存在很大差异
- 只有未成形的粪便样本应行艰难梭菌检测
- PCR 和核酸扩增试验 / 环介导等温扩增检测（nucleic acid amplification test/loop mediated isothermal DNA amplification，NAAT/LAMP）比酶免疫分析（enzyme immunoassay，EIA）更敏感
- 抗生素可以通过改变正常肠道菌群而使人易感
- 可在没有已知危险因素的健康患者中出现
- 有时可引起中毒性巨结肠或暴发性结肠炎

诺如病毒：
- 患者突然出现恶心、呕吐和（或）腹泻
- 目前认为是全年而不是季节性发生
- 用漂白剂或对诺如病毒有效的药剂进行消毒
- 通常接触者需隔离的时间为平均潜伏期（如 3 d）以防止暴发

监测

- 早期识别感染至关重要
  1. 能够立即干预
  2. 能够宣传教育
- 前瞻性同期医院监测：
  1. 电子数据分析可提供准确的评估
  2. 复杂的计算机数据收集和分析是可行的
- 对高危操作和患者群体进行有针对性的监测。可能需要得到相关部门授权
- 常规数据评估和统计分析：
  1. 将特定设备的使用天数、特定操作的病例数或患者住院天数作为分母
  2. 通过身体部位和病原体增强对感染的早期识别
  3. 促进对潜在疫情的早期控制
- 积极监测或筛查耐多药微生物（multidrug-resistant organism，MDRO）培养；例如，MRSA 的高危人群

Dx 诊断

最常见的 HAI：

- 器械相关感染（26%）（中心导管相关血流感染、导管相关性尿路感染和呼吸机相关肺炎）
- 手术部位和其他软组织感染（22%）
- 肺炎（22%）
- 胃肠道感染（17%）

医院相关性尿路感染：

- 相关因素：
  1. 留置导尿管（如 Foley 导尿管）
  2. 导管护理不当（包括打开导管接头）
  3. 女性
  4. 未使用全身抗生素
- 检查结果：
  1. 发热
  2. 排尿困难
  3. 白细胞增多
  4. 脓尿
  5. 胁肋部或肋椎角压痛
- 常见微生物：
  1. 大肠埃希菌
  2. 念珠菌属
  3. 肠球菌属
  4. 假单胞菌属
  5. 克雷伯菌属
  6. 肠杆菌属
- 1%～3% 的医院相关性尿路感染出现脓毒症
- 减少导管相关性尿路感染的预防措施：
  1. 在插入和日常会阴护理期间细致运用无菌技术
  2. 避免使用不必要的导尿管；及时取出
  3. 切勿打开导管收集管接头（保持系统关闭）
  4. 使用无菌注射器获取所有标本
  5. 固定 Foley 管
  6. 尽快取出 Foley 导管

7. 用间断导管插入术代替 Foley 导管

医院相关性血流感染：

- 相关因素：
  1. 静脉通路
  2. 动脉通路
  3. 中心静脉压（central venous pressure，CVP）通路：导致中心导管相关性血流感染（central line associated bloodstream infection，CLABSI）
  4. 静脉炎
  5. 高营养
  6. 缺乏安全的注射操作
- 发热可能是唯一的症状
- 仔细评估所有血管导管的出口位置：
  1. 红斑
  2. 硬结
  3. 压痛
  4. 排脓
- 器械相关菌血症的常见微生物：
  1. 金黄色葡萄球菌（包括 MRSA）
  2. 长期静脉注射感染表皮葡萄球菌
  3. 肠杆菌属
  4. 克雷伯菌属
  5. 念珠菌属
  6. 铜绿假单胞菌可能来自水源或皮肤细菌
- 每年有 130 万患者发生静脉炎
- 每年约有 10 000 人死于静脉注射相关脓毒症
- 减少中心静脉导管相关性血流感染的预防措施：
  1. 在中心静脉导管插入过程中运用细致的无菌技术
  2. 重点应放在注意细节上，包括洗手，遵守导管插入和维护指南，适当使用消毒液（如氯己定），以便为中心导管插入做好皮肤准备
  3. 改良导管（如涂消毒剂导管）可降低锁骨下导管腔内定植感染和导管相关脓毒症的风险
  4. 减少常规使用静脉输液，并鼓励口服摄入
  5. 避免使用股静脉插入部位。锁骨下中线插入部位感染率低

于颈静脉

6. 预防 CLABSI 的措施包括手卫生、插入中心静脉导管前氯己定清洗皮肤准备、插入中心静脉导管的全屏障保护、去除不必要的导管、插入物品

7. 考虑 ICU 日常氯己定喷洒

8. 在美国，2014—2018 年 CLABSI 的发生率下降了 50%

9. 表 48-2 总结了预防 ICU 患者导管相关性血流感染（catheter-related bloodstream infection，CR-BSI）的推荐策略

表 48-2　ICU 预防 CR-BSI 的主要推荐策略

护理过程和结构

充足的护患比

须由有能力进行导管插入和维护的经过培训的人员进行操作

教育、评估知识，并审核 ICU 医务人员指南的遵守情况

根据建议实施持续质量改进计划，并适当进行调整

组织跟进机构的护理流程和 CR-BSI 率

参与监管网络

导管插入

手卫生

CVC 插入的全屏障预防措施

使用氯己定行皮肤准备

锁骨下静脉插管优于颈静脉或股静脉插管（应权衡机械并发症的风险）

避免锁骨下静脉入路留置透析导管

经皮下隧道行颈内动脉或股动脉短期 CVC

超声引导可减少颈动脉、股动脉插管次数及机械并发症

所有肺动脉导管均应使用无菌套管

不要定期更换 CVC（即使按照导丝更换程序）

仅在实施降低 CR-BSI 发生率的综合策略后 CR-BSI 水平仍较高时，短期 CVC 才充满磺胺嘧啶-氯己定

导管维护

如果松动、弄脏或受潮，应立即更换敷料

使用后应尽早拔除导管

每日对导管插入部位进行检查

CVC 用无菌透明或纱布敷料

当血液从插入部位渗出时应使用纱布

应使用浸有氯己定的凝胶或氯己定海绵敷料来减少动脉导管和 CVC 的 CR-BSI

在开始输注后 24 h 内更换用于输注血液制品和脂肪乳剂（包括异丙酚）的导管

更换注射装置的频率不超过每 4 日 1 次，但至少每 7 日 1 次

CR-BSI，导管相关性血流感染；CVC，中心静脉导管；ICU，重症监护病房

From Vincent JL et al：Textbook of critical care, ed 7, Philadelphia, 2017, Elsevier.

医院相关性肺炎：

- 更常见于 ICU
- 相关因素：
  1. 机械通气
  2. 插管：会导致呼吸机相关事件（ventilator-associated event，VAE）或呼吸机相关肺炎（ventilator-associated pneumonia，VAP）
  3. 意识变化
  4. 高龄
  5. 慢性肺疾病
  6. 术后
  7. 抗酸剂应用
  8. 床头未抬高
- 普通病房患者常见的肺炎症状：
  1. 咳嗽
  2. 咳痰
  3. 发热
  4. 白细胞增多
  5. 胸部 X 线检查肺部有新的浸润影
- ICU 患者的症状变化更加不易察觉，因为许多患者因慢性插管而有脓痰：
  1. 痰性状或量的变化
  2. 胸部 X 线检查有微小改变
- 常见微生物：
  1. 金黄色葡萄球菌（包括 MRSA）
  2. 铜绿假单胞菌
  3. 肠杆菌属
  4. 不动杆菌属
  5. 克雷伯菌属
- 较少见的微生物：
  1. 寡养单胞菌
  2. 军团菌属、黄杆菌属
  3. 呼吸道合胞病毒（婴儿）
  4. 腺病毒
- 可累及 1% 的住院患者

- 死亡率高（40%）
- 预防措施：
  1. 在吸痰和处理气道时强调无菌操作
  2. 不要定期更换呼吸机的呼吸管道和部件。温度和湿度交换器更换间隔时间应至少 48 h
  3. 排空呼吸器导管，避免液体流回呼吸器
  4. 定期洗手，以防止定植和患者之间的微生物转移
  5. 采取预防 VAE 和 VAP 的措施，包括抬高床头、预防深静脉血栓形成（deep vein thrombosis，DVT）、预防消化性溃疡病（peptic ulcer disease，PUD）、保持镇静、拔管能力测试、控制血糖、胃排空
  6. 考虑 ICU 患者使用氯己定进行口腔护理

手术和医院相关性软组织感染：

- 相关因素：
  1. 压疮溃疡
  2. 手术部位风险：污染或感染，美国麻醉医师协会（American Society of Anesthesiologist，ASA）将身体状况分 3 级或 4 级，手术时间超过全国平均水平，通常为 3 h
  3. 腹部外科手术
  4. 放置引流管
  5. 术前住院时间
  6. 外科医生
  7. 存在其他感染
- 检查结果：
  1. 硬痂边缘或下方有压疮伴波动
  2. 超出手术伤口边缘 > 2 cm 的红斑
  3. 压痛
  4. 硬结
  5. 红斑
  6. 波动
  7. 化脓
  8. 缝线裂开
- 常见微生物：
  1. 金黄色葡萄球菌（包括 MRSA）
  2. 肠球菌属
  3. 肠杆菌属

4. 不动杆菌属

5. 大肠埃希菌属

- 预防：

1. 仔细、频繁的皮肤护理，取适当体位，以防止压疮溃疡

2. 强调无菌手术操作

3. 使用经过正确清洗和消毒的仪器，并按照制造商的说明进行处理。尽量减少立即使用蒸汽灭菌（既往称快速灭菌）

4. 当处理术后伤口时，应洗手以减少定植

5. 限制在围术期 24 h 内预防性抗生素使用

6. 处理前，将污染的敷料双层包好（用戴手套的手握住，翻转手套包裹住敷料）

7. 外科护理改进项目（Surgical Care Improvement Project，SCIP）包括预防性使用抗生素、术前 1 h 内使用抗生素、术后 24 h 内停用抗生素、心脏手术患者控制早上 6 点的术后血糖、备皮时剪毛而不是刮毛、结直肠手术患者术后保持正常体温、术后第 2 天结束时移除 Foley 导管（除泌尿科、妇科或会阴手术，或在 ICU 期间使用肌肉松弛药、血管升压药/正性肌力药物外）

8. 当有时间进行去定植菌、氯己定冲洗和选择适当预防性抗生素以消除定植菌时，心内直视手术和骨科植入手术入院前应行鼻孔 MRSA 筛查

9. 入院前通常也会进行鼻孔 MRSA 筛查

10. 考虑在手术前一晚和手术日早上进行消毒淋浴

实验室检查

- 应根据特定 HAI 和特定情况

- 培养物通常用于正确识别病原体：

1. 尿

2. 血

3. 痰

4. 软组织

- 医院相关流行病学的分子分析：

1. 质粒指纹图

2. 限制性内切酶消化（质粒和基因组 DNA）

3. 肽分析

4. 免疫印迹法

5. 核糖体 RNA（ribosomal RNA，rRNA）分型

6. DNA 探针

7. 多位点酶电泳

8. 限制性片段长度多态性（restriction fragment length polymorphism，RFLP）

9. PCR

10. 提供点源或常见菌株的确认，并证实经典流行病学方法得出的假设

影像学检查

诊断 HAI 很少需要行影像学检查；有助于诊断深部手术部位感染。

 治疗

常规治疗

- 针对致病微生物：
  1. 抗生素
  2. 抗真菌药
  3. 抗病毒药
- 仔细考虑患者住院微环境中的常驻菌群后确定特异性治疗
  1. 经验性治疗
  2. 通常很难准确制订
  3. 通常不理想，除非患者的临床症状需要紧急治疗
- 根据医院内已知的流行病学风险，在抗生素选择上咨询有关专家意见（医院流行病学家或传染病学专家）
- 避免对定植（无感染征象或症状）但未感染患者的微生物进行不必要的治疗
- 预防传染病的传播
  1. 隔离或预防措施（空气传播、飞沫传播、接触传播的隔离预防措施及其组合）
  2. 经典模式［严格空气隔离和接触（皮肤和伤口）预防措施］已被更多简化的修订指南（空气传播、飞沫传播、接触传播的隔离预防措施及其组合）所代替
  3. 对某些疾病（如出血热）的预防措施不够谨慎是由取消对其严格隔离的策略而引起
  4. 保护医护人员免受血液或体液飞溅的通用或标准预防措施

5. 跟踪传染病患者（如诺如病毒感染或流行性感冒）的室友并在潜伏期采取预防措施

- 在所有预计会接触血液、体液或分泌物的患者使用通用或标准预防措施
  1. 手套
  2. 护目镜或眼罩
  3. 隔离衣用于阻止血液或潜在感染的物质
- 考虑积极隔离以限制耐多药微生物及其质粒的传播
  1. MRSA
  2. VREF
  3. 耐多药革兰氏阴性杆菌（multidrug-resistant gram-negative rod，MDR-GNR），包括超广谱 β - 内酰胺酶（extended-spectrum β-lactamases，ESBL）、耐碳青霉烯类药肠杆菌（carbapenem-resistant Enterobacteriaceae，CP-CRE）和部分鲍曼不动杆菌。新的微生物学解释标准（断点）可能导致不再报告耐药机制
  4. 新德里金属 -β- 内酰胺酶 1（New Delhi metallo-β-lactamase 1，NDM-1）：是革兰氏阴性肠杆菌科的一种新型耐碳青霉烯基因
  5. 耐黏菌素的大肠埃希菌。美国已发现两次使细菌对黏菌素产生耐药性的 *mcr-1* 基因。最近，在美国的一名患者中发现了 *mcr-9* 基因。这种耐药性可能会转移到其他细菌。黏菌素是治疗患者感染多重耐药菌的最后一种抗生素
  6. VIM 型和 IMP 型金属 -β- 内酰胺酶菌

处理

当医院发生感染性并发症时，应通知感染预防和控制服务机构或医院流行病学家；大多数（但不是全部）HAI 是可以避免的，应尽一切努力将医院相关的感染风险降至最低。在全国范围内成功实现和维持零"CLABSI"、零"导尿管相关尿路感染（catheter-associated urinary tract infection，CAUTI）"和零"VAP"保证了广泛使用针对零 HAI 的感染预防守则。

转诊

- 感染预防专家
- 医院流行病学家

重点和注意事项

专家点评

- 医护人员被锋利物品刺伤和口水飞溅所伤害相对较少，但几乎所有伤害都是可以预防的
  1. 护士受伤最多
  2. 常见原因：
     a. 针刺伤
     b. 手术刀和外科针头损伤
     c. 鲜血飞溅
  3. 预防：
     a. 不要重复使用针头
     b. 针头只能放在坚硬、不透水的塑料容器中
     c. 在手术室和手术过程中清晰告知器械通过，使用托盘传递
     d. 使用无针系统的血管通路和中立位移动中央静脉通路连接器
     e. 如果可能有气溶胶或飞溅物，请使用手套、面罩和护目镜／眼罩
     f. 切勿将针头或其他尖锐物品留在床上
     g. 不要把锋利的物品放在普通垃圾袋里
  4. 感染暴露后应立即咨询感染预防和控制工作人员，以确定是否需要采取预防乙型肝炎或 HIV 感染的措施
  5. 所有医护人员都应对乙型肝炎免疫（天然或疫苗）
- 以前被认为是污染物的真菌现在对癌症和器官移植患者来说是危险的
  1. 念珠菌属
     a. 耳念珠菌
     b. 高里念珠菌
     c. 克柔念珠菌
     d. 近平滑念珠菌
     e. 热带念珠菌
     f. 请注意，耳念珠菌已出现耐药性，有时对三类抗真菌均耐药。这种真菌传播迅速，可造成疫情暴发，导致侵袭性感染，死亡风险更高。这些耐多药菌株常被自动化实验室系统误认。建议在私人房间采取接触预防措施，注意日

常彻底的环境消毒。目前推荐的消毒剂对孢子有效

2. 曲霉属

3. 弯孢属

4. 双极菌属

5. 出血热菌

6. 链格孢霉属

7. 镰刀菌属

8. 泽兰属

9. 伊迪假丝酵母

10. 贝格力毛孢子虫

11. 糠秕马拉色菌

12. 汉森菌属

13. 大小孢子菌

- 所有卫生保健人员持续致力于预防：

  1. 每次 HAI 均应被视为一个机会，通过使用最佳操作，提高患者护理安全，减少感染风险

  2. 对于医护人员个人，必须了解到大量人群的小风险会导致大事件（即 HAI）

- 抗生素管理：

  1. 选择合适的抗生素

  2. 尽量减少万古霉素的使用

  3. 考虑降钙素诱导抗生素治疗脓毒症

  4. 遵循美国疾病预防控制中心核心要素和清单

- 美国医疗保险和医疗补助服务中心拒绝为某些 HAI 支付住院费用。将 HAI 结局与国家基准、最高百分位数和达到的标准化感染率（standardized infection ratios，SIR）进行比较，总报销金额与比较结果相关

  1. 医院获得性金黄色葡萄球菌感染的数量有所增加，尤其是心脏或骨科手术部位，术前对患者鼻腔金黄色葡萄球菌进行快速筛查和消除可降低感染率

  2. 提倡对 ICU 患者普遍清除 MRSA，因此无须将鼻孔筛检查作为减少血流感染和 MRSA 临床分离的方式

相关内容

艰难梭菌感染（相关重点专题）

耐甲氧西林金黄色葡萄球菌（相关重点专题）

耐多药革兰氏阴性杆菌（相关重点专题）

万古霉素耐药肠球菌（相关重点专题）

推荐阅读

Bearman G et al: Healthcare personnel attire in non-operating room settings, *Infect Control Hosp Epidemiol* 35(2):107-121, 2014.

Best EL et al: The potential for airborne dispersal of Clostridium difficile from symptomatic patients, *Clin Infect Dis* 50:1450-1457, 2010.

Bode LG et al: Preventing surgical-site infections in nasal carriers of Staphylococcus aureus, *N Engl J Med* 362:9-17, 2010.

Calfee DP et al: Strategies to prevent methicillin-resistant Staphylococcus aureus transmission and infection in acute care hospitals: 2014 update, *Infect Control Hosp Epidemiol* 35:772-796, 2014.

Castanheira M et al: Detection of mcr-1 among Escherichia coli clinical isolates collected worldwide as part of the SENTRY antimicrobial surveillance program during 2014-15, Antimicrobial Agents and Chemotherapy, posted online. Available at: http://aac.asm.org/content/early/2016/06/22/AAC.01267-16.abstract. Accessed 29 July 2019.

Centers for Disease Control and Prevention: Tracking *Candida auris*. Available at: www.cdc.gov/fungal/candida-auris/tracking-c-auris.html. Accessed 29 July 2019; last reviewed July 12, 2019.

Centers for Disease Control and Prevention: CRE Toolkit: Guidance for control of carbapenem-resistant Enterobacteriaceae (CRE). Available at: www.cdc.gov/hai/organisms/cre/cre-toolkit/. [Accessed 29 July 2019].

Centers for Disease Control and Prevention: *Core elements of hospital antibiotic stewardship programs.* Available at: www.cdc.gov/antibiotic-use/healthcare/implementation/core-elements.html. Accessed 29 July 2019.

Centers for Disease Control and Prevention: Carbapenem-resistant Enterobacteriaceae containing New Delhi metallo-beta-lactamase in two patients—Rhode Island, March 2012, *MMWR Morb Mortal Wkly Rep* 61(24):446-448, 2012.

Centers for Disease Control and Prevention (CDC): Guideline for hand hygiene in health-care settings. Available at: www.cdc.gov/handhygiene/providers/guideline.html. Accessed 29 July 2019, last reviewed 2016.

Centers for Disease Control and Prevention: Management of multidrug-resistant organisms in healthcare settings. Available at: www.cdc.gov/infectioncontrol/guidelines/MDRO/index.html. Accessed 29 July 2019.

Chapin KC et al: Comparison of five assays for detection of Clostridium difficile toxin, *J Mol Diagn* 13(4):395-400, 2011.

Clinical and Laboratory Standards Institute (CLSI): Performance standards for antimicrobial susceptibility testing, 21st informational supplement, CLSI document. M100–S24.

Cohen SH et al: Clinical practice guidelines for Clostridium difficile infection in adults: 2010 update by the Society for Healthcare Epidemiology of America (SHEA) and the infectious diseases Society of America (IDSA), *Infect Control Hosp Epidemiol* 31(5):431-455, 2010.

Darouiche RO et al: Chlorhexidine-alcohol versus povidone-iodine for surgical-site antisepsis, *N Engl J Med* 362:18-26, 2010.

EPA. List K: Registered antimicrobial products effective against Clostridium difficile spores. Available at: www.epa.gov/sites/production/files/2018-01/documents/2018.10.01.listk_.pdf, updated 2018. Accessed 29 July 2019.

EPA. List G: Registered antimicrobial products effective against norovirus, Availablewww.epa.gov/sites/production/files/2018-04/documents/list_g_disinfectant_list_3_15_18.pdf . [Accessed 29 July 2019], 2018. updated.

Huang SS et al: Targeted versus universal decolonization to prevent ICU infection, *N Engl J Med* 368(24):2255-2265, 2013.

Kallen AJ et al: Healthcare–associated invasive MRSA infection, 2005-2008, *J Am Med Assoc* 304(6):641-647, 2010.

Kufelnicka AM, Kirn TJ: Effective utilization of evolving methods for the laboratory diagnosis of Clostridium difficile infection, *CID* 52(12):1451-1457, 2011.

Magill SS et al: Multistate point-prevalence survey of healthcare-associated infections, *N Engl J Med* 370:1198-1208, 2014. Available at: www.nejm.org/doi/pdf/10.1056/NEJMoa1306801. Accessed 29 July 2019.

McDonald LC et al: Clinical Practice Guidelines for Clostridium Difficile Infection in Adults and Children: *2017 Update by the Infectious Diseases Society of America (IDSA) and Society for Healthcare Epidemiology of America (SHEA)*, *CID* 66:e1-e48, 2018. Available at: https://academic.oup.com/cid/article/66/7/e1/4855916. Accessed 29 July 2019.

National Action Plan to Prevent Healthcare-Associated Infections: *Roadmap to Elimination*. Available at: www.health.gov/hai/pdfs/hai-action-plan-executive-summary.pdf, 2013. Accessed 29 July 2019.

O'Grady NP et al: Preventing ventilator-associated pneumonia: does the evidence support the practice? *J Am Med Assoc* 307(23):2534-2538, 2012.

One and Only Campaign for Safe injections. Available at:. www.oneandonlycampaign.org. Accessed 29 July 2019.

Otter JA et al: The role played by contaminated surfaces in the transmission of nosocomial pathogens, *Infect Control Hosp Epidemiol* 32(7):687-699, 2011.

Peleg AY, Hooper DC: Hospital-acquired infections due to gram-negative bacteria, *N Engl J Med* 362:1804-1813, 2010.

Saint S et al: A program to prevent catheter-associated urinary tract infection in acute care, *N Engl J Med* 374:2111-2119, 2016.

Scott RD: The direct medical costs of healthcare-associated infection in U.S. hospitals and the benefits of prevention, Available at: www.cdc.gov/HAI/pdfs/hai/Scott_CostPaper.pdf, updated 2009. Accessed 29 July, 2019.

Society for Healthcare Epidemiology of America (SHEA): Compendium of strategies to prevent healthcare-associated infections in acute care hospitals: 2014 update. Available at: www.shea-online.org/index.php/practice-resources/41-current-guidelines/417-2014-update. Accessed 29 July 2019.

第49章 Goodpasture 病
Goodpasture Disease

Dhruti P. Chen，Koyal Jain

王俊轶　译　张龙举　审校

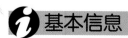 **基本信息**

定义

抗肾小球基底膜病又称 Goodpasture 病，是一种罕见的自身免疫性小血管炎疾病，可累及肺血管和肾血管，导致肺出血-肾炎综合征。肺出血-肾炎综合征的定义是合并存在的肺泡出血（如咯血、弥漫性肺泡浸润、贫血三联征）和急进性肾小球肾炎（rapidly progressive glomerulonephritis，RPGN）引起的急性肾损伤（acute kidney injury，AKI）。值得注意的是，肺出血-肾炎综合征可能只影响肾（AKI 和 RPGN）或者同时影响肾和肺，很少单独影响肺。

同义词

抗肾小球基底膜病

Goodpasture 综合征

ICD-10CM 编码
N01.7　急进性肾炎综合征伴弥漫性新月体性肾小球肾炎
N00.7　急性肾炎综合征伴弥漫性新月体性肾小球肾炎

流行病学和人口统计学

- Goodpasture 病呈双峰年龄分布，主要影响年轻人、白人、男性吸烟者，其次是老年人（＞50 岁，女性多于男性）
- Goodpasture 病占全部急进性肾小球肾炎病例的 5%～15%
- 80% 的患者 HLA-DR2 基因座阳性
- 20%～40% 有抗肾小球基底膜抗体的患者 ANCA 阳性
- Goodpasture 病也可能与其他肾小球疾病（如 ANCA-血管炎、狼疮和膜性肾病）同时发生
- 高达 5% 的接受肾移植的 Alport 病患者可能由于在移植后新

形成抗体而发生 Goodpasture 病
- 继发性 Goodpasture 病可能发生于使用免疫调节剂治疗或其他自身免疫性疾病（包括多发性硬化、类风湿关节炎、乳糜泻、溃疡性结肠炎和感染性心内膜炎）的患者

体格检查和临床表现

- 呼吸困难、咳嗽、咯血
- 皮肤苍白、发热、关节痛（初期症状可能较轻或无症状）
- 可见到血尿
- 蛋白尿引起小便泡沫增多（尽管肾病综合征并不常见）

病因学

Goodpasture 病由针对 IV 型胶原（肾小球基底膜的主要成分）α-3 链的自身抗体引起。疾病的表现取决于抗原的分布。抗体沉积导致免疫细胞和补体介导的组织炎症损伤，从而造成肺出血和肾小球肾炎。经过适当的治疗，抗体滴度会降低且很少会因抗体产生而再次复发。

Dx 诊断

鉴别诊断

- 肉芽肿性多血管炎
- 系统性红斑狼疮
- 嗜酸性肉芽肿性多血管炎（eosinophilic granulomatosis with polyangiitis，eGPA），既往称 Churg-Strauss 综合征
- 原发性混合型冷球蛋白血症
- 特发性急进性肾小球肾炎
- 药物性肾肺疾病（如青霉胺）

评估

实验室检查和临床评估、影像学检查和肾活检。

实验室检查

- 血清抗肾小球基底膜抗体（商用 ELISA）检测具有 95% 的敏感性和 95% ～ 99% 的特异性

- 血清补体（C3 和 C4）水平正常
- 无循环免疫复合物、ANCA（合并的情况除外）和冷球蛋白
- 尿液分析有镜下血尿、蛋白尿和红细胞管型
- 通过尿蛋白 / 肌酐比值定量蛋白尿
- 血尿素氮和肌酐升高
- 肾活检标本抗肾小球基底膜抗体免疫荧光检查示线性染色，通常伴有 C3 沉积
- 血常规和血清铁检查提示缺铁性贫血（尿和肺部失血导致）
- 支气管肺泡灌洗可提示存在肺泡出血并排除感染

影像学检查

胸部 X 线检查提示包括肺泡浸润或肺出血表现（图 49-1）的气腔病变。

治疗

常规治疗

- 使用白蛋白进行血浆置换治疗 1 ~ 2 周（如果存在出血风险，则用新鲜冰冻血浆），以及免疫抑制治疗［包括泼尼松 1 mg/（kg·d）和口服环磷酰胺 2 mg/（kg·d）］。一些医疗机构使用静脉注射环磷酰胺。利妥昔单抗虽然尚未在临床试验中被研究，但已用于可能不适用环磷酰胺的患者

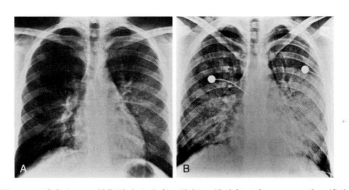

图 49-1　肺出血。A. 早期肺出血患者，胸部 X 线片仍正常。**B.** 4 d 后 X 线片示肺出血引起肺泡阴影的进展。（From Floege J et al：Comprehensive clinical nephrology，ed 5，Philadelphia，2015，Saunders，Figure 24-4）

- 如果发生肾衰竭，则进行血液透析
- 表 49-1 总结了影响 Goodpasture 病治疗决策的因素

表 49-1　影响 Goodpasture 病积极治疗决策的因素

	支持积极治疗的因素	不支持积极治疗的因素（肾预后不良的预测因素）
肺出血	有	无
少尿	无	有
肌酐	< 5.5 mg/dl（～ 500 μmol/L）	> 5.5 ～ 6.5 mg/dl（500 ～ 600 μmol/L）且 ANCA 阴性 肾活检显示严重损伤 没有早期肾移植意愿
其他因素	肌酐 > 5.5 ～ 6.5 mg/dl（500 ～ 600 μmol/L）但近期快速进展 ANCA 阳性 肾小球损伤不如预期严重 新形成的非纤维性新月体 适合早期肾移植	
相关疾病	无	通常免疫抑制的风险高

ANCA，抗中性粒细胞胞质抗体

From Floege J et al：Comprehensive Clinical Nephrology，ed 5，Philadelphia，2015，Saunders.

预后

致命性肺出血和不可逆的肾小球损害是死亡的主要原因。

转诊

- 转诊进行肾活检以指导治疗
- 考虑对终末期肾病患者进行肾移植

推荐阅读

Falk RJ et al: Case 24–2018: a 71-year-old man with acute renal failure and hematuria, *N Engl J Med* 379(6):568-578, 2018.

Greco A et al: Goodpasture's syndrome: a clinical update, *Autoimmun Rev* 14(3):246-253, 2015.

McAdoo SP, Pusey CD: Anti-glomerular basement membrane disease, *Clin J Am Soc Nephrol* 12(7):1162-1172, 2017.

Pedchenko V et al: Molecular architecture of the goodpasture autoantigen in anti-GBM nephritis, *N Engl J Med* 363:343-354, 2010.

第50章　汉坦病毒肺综合征
Hantavirus Pulmonary Syndrome

Maher Tabba

邢西迁　译　童瑾　胡晶晶　审校

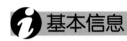 基本信息

定义

汉坦病毒肺综合征（Hantavirus pulmonary syndrome，HPS）是一种严重的传染性心肺疾病，通常由以鹿鼠为主要媒介的辛诺柏病毒（Sin Nombre virus，SNV）引起。

同义词

四角病

汉坦病毒心肺综合征（Hantavirus cardiopulmonary syndrome，HCPS）

ICD-10CM 编码

B33.4　汉坦病毒（心）-肺综合征（HPS）（HCPS）

流行病学和人口统计学

- 汉坦病毒于 1993 年首次在美国发现，现已在美洲各地被发现，大多数美国的病例发生在美国的西半部
- 截至 2012 年 12 月 31 日，美国报告的 HPS（汉坦病毒心肺综合征）病例数量为 616 例。在这些病例中，有 585 例发生在 1993 年以后，也就是最初发现 HPS 之后，而 31 例是经过回顾性鉴定的。在所有报告的病例中，36% 已导致死亡
- 到目前为止，美国四角地区的发病率高发时间是在 1993 年 6 月和 7 月
- HPS 在春季和夏季更为常见
- HPS 更常见于男性，很可能是因为环境暴露增加
- 平均发病年龄为 37 岁（8 ～ 83 岁）。但尚未发现该病在年龄较大的老年人身上发生
- 危险因素包括接触啮齿类动物、农村地区、接触啮齿类动物增加的职业以及进入密闭的建筑物

临床表现

- 最常见的症状是发热、头痛、恶心、呕吐、咳嗽、气短和肌肉痛。可无鼻漏或鼻塞
- 体格检查最常见的体征包括发热、低氧血症和呼吸过速。HPS 无皮疹、黏膜出血和周围水肿
- HPS 有两个阶段，即前驱期和心肺期，每个阶段持续 2 ～ 7 d。前驱期具有以下特点：
  1. 发热、寒战、头痛和肌肉痛，特别是腿部和背部
  2. 咳嗽、恶心、呕吐、腹泻、腹痛和全身不适
  3. 呼吸过速、心动过速和低氧血症
- 心肺期具有以下特点：
  1. 干咳和呼吸困难
  2. 急性肺水肿
  3. 低血压
  4. 心排血量减少
  5. 凝血障碍

病因学

- HPS 最常由 SNV 引起
- 主要媒介是鹿鼠
- 通过吸入受感染啮齿类动物雾化的粪便、尿液或唾液传播
- 美国尚未报告人与人传播的病例

Dx 诊断

鉴别诊断

- 急性呼吸窘迫综合征
- 肺炎（特别是非典型肺炎）
- 充血性心力衰竭
- 肺水肿
- 急性细菌性心内膜炎
- 胃肠炎、阑尾炎或胆石症
- 鼠疫
- 兔热病

- 组织胞浆菌病
- 球孢子菌病
- 心源性休克
- HIV/ 艾滋病
- 心肌梗死
- Goodpasture 综合征或肉芽肿性多血管炎（韦氏肉芽肿病）
- 其他病毒性出血热（表 50-1）

评估

- 诊断依据是临床标准（发热、低氧血症和双肺间质水肿）或特发性非心源性肺水肿的尸检证据，以及验证性实验室检查
- 实验室检查：快速条带免疫印迹试验（rapid strip immunoblot assay，RIBA）、免疫印迹法（Western blot）或 ELISA 检测 SNV 或其他汉坦病毒的 IgM 抗体
- 最初每 8 h 检测 1 次血常规
  1. 所有患者均表现为血小板减少，其进展是预示 HPS 心肺期最一致的指标
  2. 血细胞分类通常表现为核左移，伴非典型增大的淋巴细胞。白细胞计数不是衡量感染严重程度的可靠指标
- 乳酸水平 > 4 mg/dl 与高死亡率相关
- 血清 LDH 水平升高
- RIBA 检测 SNV 抗体
- 通过鉴定抗 SNV 的免疫球蛋白 M 和 G 抗体确认诊断

影像学检查

胸部 X 线检查显示双侧弥漫性间质水肿。

Rx 治疗

目前尚无已知的特效药或治疗，仅为支持性治疗。

非药物治疗

- 入住三甲医院 ICU
- 高呼气末正压通气和高 FiO_2 的机械通气
- 肺动脉导管置入术
- ECMO

表 50-1 病毒性出血热的病理学和临床表现

疾病	潜伏期（天）	发病	出血	皮疹	黄疸	心脏	肺	肾	中枢神经系统	眼
丝状病毒科										
埃博拉出血热	3～21	突发	++	+++	+	++?	+	+	+	+
马尔堡出血热	3～21	突发	++	+++	+	++?	+	+	+	+
沙粒病毒科										
拉沙热和卢霍出血热 [a]	5～16	逐渐	+	++	0	++	+	0	+	0
南美出血热 [a]	7～14	逐渐	+++	0	0	++	+	0	+++	0
布尼亚病毒科										
肾综合征伴出血热	9～35	突发	+++	0	0	++	+	+++	+	0
汉坦病毒肺综合征	7～35	逐渐	0（除安第斯病毒感染外）	0	0	+++	+++	+	+	0
裂谷热 [b]	2～5	突发	+++	+	++	+?	0	+	++	++
克里米亚-刚果出血热	3～12	突发	+++	0	++	+?	+	0	+	0
黄病毒科										
黄热病	3～6	突发	+++	0	+++	++	+	++	++	0
登革热	3～15	突发	++	+++	+	++	+	0	+	0
基萨那森林病	3～8	突发	++	0	0	+	++	0	+++	+
鄂木斯克出血热	3～8	突发	++	0	0	+	++	0	+++	+

0，体征不典型／器官受累不典型；＋，偶有体征／器官有受累；＋＋，常见体征／常见器官受累；＋＋＋，体征特征／器官受累严重

[a] 数据不足以分各种新旧世界沙粒病毒所产生的症状

[b] 出血热、脑炎和视网膜炎可以在裂谷热各裂谷热中单独出现

常规治疗

- 支持性措施
- 吸氧
- 必要时插管
- 血流动力学监测
- 由于考虑到潜在的毛细血管渗漏综合征，需谨慎行液体复苏
- 早期使用血管升压药
- 开始治疗时首先使用广谱抗生素
- SNV 没有明确的抗病毒治疗
- 糖皮质激素对降低死亡率没有效果，因此不推荐使用

预后

- HPS 心肺期存活患者的临床表现可迅速改善
- 没有严重的后遗症

转诊

美国新墨西哥大学医院是少数几个在 ECMO 治疗 HPS 方面有经验的机构之一。这种方法只适用于血流动力学不稳定且对传统治疗没有反应的危重患者。

 重点和注意事项

专家点评

- 该病虽然罕见，但有急性呼吸道疾病和 HPS 暴露史的患者应考虑 HPS。血小板减少、粒细胞核左移和循环免疫母细胞＞淋巴系总数的 10%（诊断三联征）在其他病毒性疾病中很罕见
- 对于原因不明的血小板减少和发热病例，尤其是在感染流行的地区，应始终考虑对汉坦病毒的检测

预防

灭鼠是预防汉坦病毒感染的主要途径。框 50-1 描述了美国疾病预防控制中心关于预防 HPS 的建议。目前尚无可用的预防性疫苗。

框 50-1　美国疾病预防控制中心关于预防 HPS 的建议

- 消除鼠患窝点
  1. 保持烹饪、进食和食物储存区的清洁
  2. 遮盖人类食物和动物饲料
  3. 及时清理和转运垃圾
  4. 封堵住宅的孔洞和裂缝，防止啮齿类动物进入
  5. 清理房屋和附属建筑周围的刷子和垃圾
- 通过使用捕鼠器和灭鼠剂来控制啮齿类动物数量；在发生鼠疫的地区，用杀虫剂控制跳蚤
- 安全清理鼠患地区
  1. 在清理之前，先进行出入口通风
  2. 用家用消毒剂或 10% 漂白液喷洒虫害区域及所有排泄物、巢和其他材料。清理干净后，密封在袋子中丢弃
  3. 避免扫地、吸尘或搅拌灰尘，直到该区域被消毒剂彻底弄湿
  4. 戴橡胶手套，并于脱手套前消毒，脱后洗手
  5. 在发生鼠疫的地区，应在捕鼠和筑巢材料上喷洒杀虫剂，防止跳蚤遗弃啮齿类动物寻找新宿主
- 户外活动时避免接触啮齿类动物
  1. 不要触碰大鼠粪便或巢穴，不要在洞穴附近或有垃圾的地方睡觉
  2. 避免喂食或接触啮齿类动物，即使它们看起来很友好

From Auerbach P：Wilderness medicine，Expert Consult premium edition—enhanced online features and print，Philadelphia，2012，WB Saunders.

推荐阅读

Centers for Disease Control and Prevention: Reported cases of HPS: HPS in the United States. Available at: www.cdc.gov/hantavirus/surveillance/index.html.

Denecke B et al: Hantavirus infection: a neglected diagnosis in thrombocytopenia and fever? *Mayo Clin Proc* 85(11):1016-1020, 2010.

第51章 肝肺综合征
Hepatopulmonary Syndrome

Kathleen Doo，Samaan Rafeq

吴文娟 刘岗 译 杜英臻 审校

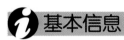 基本信息

定义

肝肺综合征是指存在肝病（通常为慢性）、动脉氧合降低、肺内血管扩张（intrapulmonary vascular dilations，IPVD）的一类综合征。

ICD-10CM 编码
K76.81 肝肺综合征

流行病学和人口统计学

患病率：见于 4% ～ 47% 的肝硬化患者，范围较大是因为缺乏统一的诊断标准。

好发性别和年龄：没有相关数据。

遗传学因素：数据表明，参与血管生成调控的基因多态性与肝肺综合征风险增加相关。

危险因素：无论程度或病因，任何肝病均可发生肝肺综合征，但在确诊的肝硬化和门静脉高压患者中更普遍。肝功能不全的严重程度与全身低氧血症严重程度间无明确关系。

体格检查和临床表现

- 呼吸困难
- 斜卧呼吸：由于通气-灌注不匹配的进一步恶化，与仰卧位相比，直立位或坐位时呼吸困难加重
- 直立位氧分压下降：由于通气-灌注不匹配的进一步恶化，与仰卧位相比，患者直立位或坐位时 PaO_2 降低
- 蜘蛛痣增加
- 严重低氧血症的体征［如发绀和杵状指（趾）］

病因学

　　肺内小动脉和肺动、静脉之间血管通道扩张导致通气–灌注不匹配和右向左分流。研究表明，虽然肝病患者出现血管扩张的机制尚不清楚，但 NO 在肝肺综合征的血管扩张中起一定作用。图 51-1 为肝肺综合征的病理生理学过程。新的研究领域包括由增殖的胆管细胞产生的内皮素 -1、肺血管的生成和阿片受体对 NO 产生的影响。

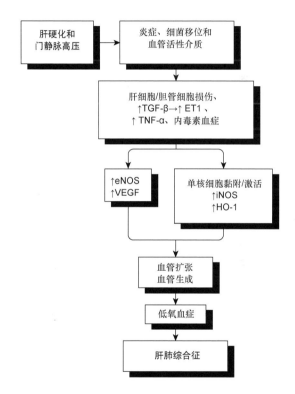

图 51-1　肝肺综合征的病理生理学过程。eNOS，内皮型一氧化氮合酶；ET1，内皮素 -1；HO-1，血红素加氧酶；iNOS，诱导型一氧化氮合酶；TGF-β，转化生长因子 -β；VEGF，血管内皮生长因子。(From Feldman M et al：Sleisenger and Fordtran's gastrointestinal and liver disease，ed 10，Philadelphia，2016，Elsevier.)

ⓓⓧ 诊断

鉴别诊断

- 门脉性肺动脉高压
- 腔静脉–肺动脉吻合术
- 遗传性出血性毛细血管扩张症（Rendu-Osler-Weber 综合征）
- 慢性肺疾病（如 COPD 或肺纤维化）合并肝病

评估

- 对于无其他原因（如 COPD、血栓栓塞）出现低氧血症的肝硬化患者，应考虑该诊断
- 评估包括实验室检查和影像学检查（见下文），但诊断主要基于临床症状

实验室检查

- 呼吸室内空气时行仰卧位和直立位动脉血气分析；在无其他原因的情况下 $PaO_2 < 80$ mmHg 或 A-a 梯度 $\geqslant 15$ mmHg（或 $\geqslant 65$ 岁者 $\geqslant 20$ mmHg）
- 肺功能检测显示 DL_{CO} 非特异性降低

影像学检查

- 最有效的筛查工具是经胸超声心动图气泡检查，以排除右向左分流；$3 \sim 8$ 次心跳后左心房出现混浊的微气泡提示肺血管床扩张
- 胸部 X 线检查可能显示非特异性双基底动脉间质型
- 闪烁灌注扫描：在脑或脾中发现锝 99m 标记的白蛋白表明肺血管扩张或心脏右向左分流
- 除非怀疑栓塞动静脉畸形（arteriovenous malformations，AVM），一般很少行肺动脉造影

ⓡⓧ 治疗

理想的治疗应针对肺血管扩张。大多数药物靶向 NO 生成、NO 合成酶或内皮素 -1 的活性、肺血管生成，甚至细菌移位，但尚无对照试验证明其有效。肝移植是唯一证明有效的治疗方法，绝大多数患者

肝移植后气体交换可得到改善或完全恢复。然而，$PaO_2 < 50$ mmHg 时的严重低氧血症与移植后高死亡率相关。尽管经颈静脉肝内门体分流术（transjugular intrahepatic portosystemic shunting，TIPS）目前不是肝肺综合征既定的治疗方法，但一些研究显示了其在 HPS 治疗中的益处。在肺 AVM 的情况下，弹簧圈栓塞是另一种可能的治疗方法。

非药物治疗

吸氧纠正低氧血症；吸氧后可以部分纠正 PaO_2。

常规治疗

吸氧纠正低氧血症。

长期管理

- 肝移植是唯一有效的治疗方法；大多数患者在移植后 1 年显示氧合改善。虽有一些数据显示重度肝肺综合征（$PaO_2 < 50$ mmHg）患者的预后较差，但死亡率似乎正在改善。图 51 2 展示了在肝肺综合征患者中筛选潜在的、需要肝移植患者的方法

补充和替代治疗

一项研究表明，大蒜补充剂可能会降低肝肺综合征患者的 A-a

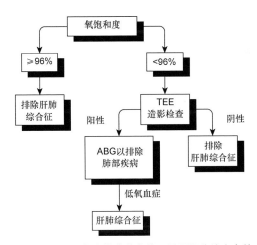

图 51-2　在肝肺综合征患者中筛选潜在的、需要肝移植患者的方法。ABG，动脉血气分析；TTE，经胸超声心动图。（From Feldman M et al：Sleisenger and Fordtran's gastrointestinal and liver disease，ed 10，Philadelphia，2016，Elsevier.）

梯度。含少量 L- 精氨酸的饮食未显示获益。

预后

确诊肝肺综合征的患者预后较差。与其他肝病患者相比，调整肝病严重程度后也显示肝肺综合征患者的死亡率高，中位生存时间短。根据一项自然病史研究，与严重程度且合并症相似的无肝肺综合征的肝病患者（5 年生存率估计为 63%）相比，肝肺综合征患者的 5 年生存率仅为 23%。

转诊

- 转诊给呼吸科相关领域专家处就诊以帮助确诊
- 转诊至肝移植中心

 重点和注意事项

专家点评

对于表现为呼吸困难而无液体超负荷引起肺水肿征象的肝硬化患者，应考虑肝肺综合征的诊断。

相关内容

肝硬化（相关重点专题）

第52章　躯体咳嗽综合征和痉挛性咳嗽

Somatic Cough Syndrome and Tic Cough

Danielle Goldfarb

战云飞　译　张小芳　张骅　审校

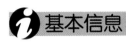 基本信息

定义

躯体咳嗽综合征（既往称心因性咳嗽）是一种能引起身体虚弱的慢性疾病，即使运用了广泛的医学评估手段，但仍无法解释咳嗽的原因。它是一种排除性诊断。咳嗽被认为是由心理或精神因素所致，而不是故意或假装产生的。

同义词

心因性咳嗽

痉挛性咳嗽

习惯性咳嗽

功能性咳嗽

不自主咳嗽综合征

心因性痉挛性咳嗽

心身性咳嗽

ICD-10CM 编码

F45.8　其他躯体形式障碍（注：ICD-10 使用 DSM-Ⅳ 的术语）

F45.1　未分类的躯体形式障碍

F95.9　未指明的抽动障碍（指痉挛性咳嗽）

F95.1　慢性发声抽动障碍（指痉挛性咳嗽）

DSM-5 编码

300.82　躯体症状障碍

307.20　其他特定的抽动障碍（痉挛性咳嗽）

307.22　慢性运动或发声抽动障碍

流行病学和人口统计学

有关躯体咳嗽综合征的研究数据有限。由于缺乏对照组，所有研究均为回顾性，且使用的定义和术语以及诊断标准的变化存在差异故缺乏高质量的证据。例如，2015 年发布的美国胸科医师学会（ACCP）指南建议将"心因性咳嗽"和"习惯性咳嗽"替换为"躯体咳嗽综合征"和"痉挛性咳嗽"，与精神疾病诊断与统计手册第 5 版（DSM-5）疾病分类一致。但是，在随后的研究或实践中这些建议尚未被完全采用。

发病率： 未知。

发病高峰： 躯体性咳嗽在 8 ～ 14 岁时达到发病高峰。

患病率： 未知。

好发性别和年龄： 在儿童中没有性别差异。在成人中，尽管数据有限，但可能以女性为主。躯体咳嗽综合征在儿童、青少年和年轻人中更为常见，并且是 6 ～ 16 岁儿童慢性咳嗽的最常见原因之一。躯体咳嗽综合征在成人中很少见，它可能被低估或未被诊断。

遗传学因素： 未知。

危险因素

- 目前尚无对躯体咳嗽综合征危险因素的系统研究
- 因为 2015 ACCP 指南建议诊断躯体咳嗽综合征的患者必须符合躯体症状障碍的标准（见下文），危险因素也应相似。包括以下因素的复杂相互作用：
  1. 易感因素：早期不良生活事件
  2. 诱发因素：近期所患的疾病、在工作 / 学校中遇到的问题和精神疾病
  3. 持续因素：身体虚弱、慢性压力、孤立、病态 / 疾病行为，以及误诊 / 误治
- 在人群研究中，慢性咳嗽、焦虑、抑郁的个体发病率增加，但不是所有个体

体格检查和临床表现

尽管没有可靠的临床特征能鉴别躯体咳嗽综合征与其他慢性咳嗽，但某些特征被认为可以支持诊断（表 52-1）。这些症状包括：

- 响亮的喇叭样干咳，睡眠中可消失，就诊时症状突出
- 上呼吸道感染时常开始咳嗽，无法缓解，并可能导致过多的

旷工／上课缺勤

- 对镇咳药物、支气管扩张剂、类固醇或抗生素无一致反应
- 咳嗽的持续时间差异很大，从数周到数十年不等
- 在儿童中，咳嗽对父母／其他成人的困扰通常比对患者的困扰更大，但很少影响游戏、说话或进食
- 咳嗽不是故意或伪装产生的
- 尽管进行了广泛的医学评估，儿童和成人的慢性咳嗽仍无法解释。痉挛性咳嗽的核心临床特点包括可抑制性、分散性、可暗示性、变异性和存在预兆。无论咳嗽为单次抽搐或多次抽搐中的一次，都支持痉挛性咳嗽的诊断。然而，躯体咳嗽综合征和痉挛性咳嗽的区别尚不完全清楚
- 已经报道了以不明原因的慢性咳嗽为表现的抽动秽语综合征病例，如果存在其他提示性体征，应考虑评估抽动障碍

表 52-1　躯体咳嗽综合征的临床特征

在诊所就诊时表现突出
睡眠中经常出现但并非总是如此
很少影响儿童玩耍、说话或吃饭
在短暂吸气后可能有犬吠样或喇叭样咳嗽，但非诊断性
可能导致过多旷课或旷工
通常在上呼吸道感染时开始，且不能痊愈
对镇咳药、支气管扩张剂、类固醇或抗生素无一致反应

病因学

- 躯体咳嗽综合征的确切原因尚不清楚。可能涉及多种因素，包括：
  1. 遗传学和生物学因素，如导致易感性的特征
  2. 家庭影响，可能是遗传的和（或）环境的
  3. 在情绪方面的认识不足或难以处理，导致患者将注意力转移到躯体症状，而不是在情绪或心理方面
  4. 例如，学习行为，从疾病中获得的注意力或其他好处通常在意识水平上不能被认识

Ⓓⓧ 诊断

鉴别诊断

儿童：

- 躯体疾病：咳嗽变异型哮喘、气道软化症、病毒感染后咳嗽、咳嗽受体敏感性增加、异物吸入、耳源性咳嗽、持续性细菌性支气管炎
- 精神病：抽动秽语综合征

成人：

- 躯体疾病：哮喘、胃食管反流病、药物相关（血管紧张素转化酶抑制剂）性咳嗽、肺癌、慢性支气管炎

评估

- 应对慢性咳嗽的常见和罕见原因进行全面的医学评估。慢性咳嗽管理流程有助于指导评估
- 临床问诊应询问精神病病史、药物滥用史、近期和过去的社会心理压力源、早期不良生活经历以及躯体疾病病史（特别是呼吸道），以及既往的药物和非药物治疗史。也应评估症状对工作 / 上课的影响
- 如果病史或体格检查提示该病，应进行实验室检查、影像检查和其他诊断检查，如胸部 X 线检查和肺功能检测
- 2015 ACCP 指南建议不要以是否存在夜间咳嗽或犬吠样或喇叭样咳嗽来确定躯体咳嗽综合征的诊断
- 基于躯体咳嗽综合征夜间咳嗽与白天咳嗽明显不同的基本原则，"咳嗽监测方法"可能有助于客观地识别白天与睡眠期间咳嗽特征的变化。该方法包括用专用设备测量咳嗽声和胸腹腔运动。但是，需要更多的研究来验证这种新技术
- 患者应符合 DSM-5 躯体症状障碍的标准，其中包括：
  1. 导致日常生活中断的一种或多种躯体症状
  2. 与这些躯体症状或相关健康问题有关的过多想法、感觉和行为。须至少需要满足以下两个条件：
     a. 健康相关的高度焦虑
     b. 对疾病症状的严重性不成比例的持续关注
     c. 为症状或健康问题投入过多的时间和精力

3. 症状持续时间＞ 6 个月

- 根据 DSM-5 标准，单纯痉挛性咳嗽持续时间超过 1 年将被视为慢性发声抽动障碍

℞ 治疗

- 躯体咳嗽综合征的主要治疗手段是非药物治疗。因缺乏对照研究而限制了治疗指导。目前已有多种干预措施，包括药物治疗、行为矫正和心理治疗。没有证据表明药物治疗是有效的
- 总体来说，研究报告的药物治疗（抗生素、镇咳药、抗组胺药、支气管扩张剂和类固醇）的获益不足
- 与被认为是反射性和非自主性的慢性咳嗽不同，功能性磁共振成像研究证明髓上组织（包括咳嗽时大脑皮质）通路的作用，以及积极抑制咳嗽过程中大脑行为的改变，提示咳嗽有自主部分参与
- 行为治疗是教会患者识别咳嗽诱发感觉，帮助患者"控制"咳嗽，并在治疗中发挥积极作用
- 催眠、暗示治疗（表 52-2）、安抚和咨询以及针对精神合并症的适当精神药物已被证明是有效的
- 转诊至心理学家或精神科医生处是合适的

表 52-2　躯体咳嗽综合征暗示治疗的步骤

1. 向患者解释，最初引起咳嗽的刺激物现在已经消失了，他们当前的咳嗽导致了持续的刺激和咳嗽的循环

2. 告诉患者每延迟 1 s 就会使咳嗽更容易被抑制

3. 指导患者集中所有的注意力抑制咳嗽的冲动 1 min。完成后逐步增加抑制咳嗽的时间，同时提供另一种行为策略以减少刺激，如喝温水或吸入雾化器的冷雾

4. 当患者表现出自主抵抗咳嗽时间延长的能力时，继续确信地认可这一成功

5. 当患者能够抑制咳嗽的冲动 10 min 后，询问"您现在开始感到能够抑制咳嗽的冲动了，对不对？"

6. 当患者能够始终肯定地回答这个问题时，"您是否觉得现在可以自己抑制咳嗽的冲动了？"然后可以结束治疗。注意：只有在患者止咳至少 5 min 后才问这个问题

7. 最后，表达信心和鼓励，让患者在家里能够抵抗咳嗽的冲动（自动暗示）

Adapted from Weinberger M，Lockshin B：When is a cough functional and how should it be treated？ Breathe 13：22-30，2017.

- Haydour 等对"心因性咳嗽"治疗研究进行了系统综述，其中包括 18 项非对照研究，发现催眠（3 项研究），暗示治疗（4 项研究）以及咨询和安抚（7 项研究）是最常用的干预措施

  1. 催眠可有效解决 78% 患者的咳嗽并改善 5% 患者的咳嗽

  2. 暗示治疗可治愈 96% 患者的咳嗽

  3. 小儿患者从这些治疗中受益最大

- 在 3 例小儿衰弱性慢性咳嗽病例中报道了声带注射 A 型肉毒毒素对打乱咳嗽周期有效。然而，10 天至 2.5 个月后咳嗽复发，行为治疗随后成功控制咳嗽

- 患者的价值观、偏好和潜在治疗的有效性应指导治疗选择

预后

- 如果及早诊断和治疗，通常可以通过行为疗法得到缓解（见上文），且预后良好

- 延迟诊断、误诊和误治会加剧慢性咳嗽的许多生理、社交和情感方面的不良反应，如躲避日常活动、人际交往困难、压力性尿失禁和避免与人交谈

- 因此，很难应用标准药物治疗控制的持续或反复发作的慢性咳嗽在与哮喘进行鉴别时必须考虑躯体咳嗽综合征

转诊

如果诊断考虑复杂的难治的精神病合并症，则应转诊至心理学家和（或）精神科医生。

 重点和注意事项

专家点评

- 慢性咳嗽的原因可能不止一个

- 较新的概念（包括特发性咳嗽、无法解释的咳嗽、咳嗽超敏反应综合征和喉头超敏反应）也用于描述医学上无法解释的咳嗽。需要进一步研究以更好地阐明这些疾病及其与躯体咳嗽综合征的区别

预防

尚无已知的预防措施。

推荐阅读

Haydour Q et al: Management and diagnosis of psychogenic cough, habit cough, and tic cough: a systematic review, *Chest* 146:355-372, 2014.

Imai E et al: An objective evaluation of nocturnal cough count and cough pattern in children with psychogenic cough, *Respir Investig* 55:334-337, 2017.

Leech J et al: Brain activity associated with placebo suppression of the urge-to-cough in humans, *Am J Respir Crit Care Med* 188:1069-1075, 2013.

Vertigan AE: Somatic cough syndrome or psychogenic cough—what is the difference? *J Thorac Dis* 9:831-838, 2017.

Vertigan AE et al: Somatic cough syndrome (previously referred to as psychogenic cough) and tic cough (previously referred to as habit cough) in adults and children: chest guideline and expert panel report, *Chest* 148:24-31, 2015.

Weinberger M, Lockshin B: When is a cough functional and how should it be treated? *Breathe* 13:22-30, 2017.

第 53 章　百日咳
Pertussis

Russell J. McCulloh

赵瑞　译　刘国梁　审校

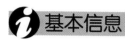 基本信息

定义

百日咳是一种以阵发性剧烈咳嗽为特征的长期上呼吸道细菌感染性疾病。

ICD-10CM 编码

A37.00　百日咳鲍特菌引起的百日咳，无肺炎

A37.01　百日咳鲍特菌引起的百日咳伴肺炎

A37.10　副百日咳鲍特菌引起的百日咳，无肺炎

A37.11　副百日咳鲍特菌引起的百日咳伴肺炎

A37.80　其他鲍特菌引起的百日咳，无肺炎

A37.81　其他鲍特菌引起的百日咳伴肺炎

A37.90　未指明的细菌引起的百日咳，无肺炎

A37.91　未指明的细菌引起的百日咳伴肺炎

流行病学和人口统计学

发病率（美国）：2016 年的病例报告为 15 737 例，其中 7 例死亡。这意味着病例报告的数量与前 3 年的每一年相比有所减少。2015 年和 2014 年病例报告分别为 20 762 例和 32 971 例。2012 年报告 48 277 例，为 1955 年以来报告病例数最多年份。2016 年发病率最高的是小于 6 个月的婴儿（85.5/100 000），其中第二高峰出现在 11 ~ 19 岁的青少年中（13.9/100 000）

发病高峰：

- 儿童
- 常见于 1 岁以下的儿童
- 青少年感染逐渐增加

好发年龄:

- 50% 见于 1 岁以下的儿童
- 20% 见于 15 岁以上的儿童
- 百日咳是典型的婴幼儿感染,但也是常被忽视的成人慢性咳嗽的病因。然而,近年来观察到百日咳的死灰复燃,近 50% 的病例在青少年和成人中确诊,这可能是由于免疫力下降和儿童早期无细胞疫苗的有效性低于老年人的全细胞疫苗

体格检查和临床表现

- 感染分为 3 期:卡他期、阵发期和恢复期
- 卡他期:通常起于 1 ~ 2 周类似普通感冒的前驱症状。得益于接种疫苗获得部分免疫的青少年和成人,这一阶段的症状可能是轻微的或没有症状
- 此阶段后,黏液的产生增加。过度流泪和结膜感染应高度怀疑百日咳
- 阵发期:黏液分泌增加后伴有剧烈的阵发性咳嗽、喘息和吸气性哮鸣音
- 部分儿童可出现窒息、发绀和缺氧;咳嗽后的恶心和呕吐是百日咳的特征
- 幼儿(尤其是< 6 个月)的病情严重甚至危及生命
- 如果持续时间过长,可出现明显的呼吸衰竭甚至呼吸暂停。阵发期可持续 2 周至 2 个月
- 恢复期:病程超过 2 个月,以咳嗽症状减轻为特征
- 百日咳的并发症见框 53-1

病因学

百日咳鲍特菌,一种附着在人的纤毛和呼吸道上皮的革兰氏阴性杆菌。

Dx 诊断

鉴别诊断

- 哮吼
- 会厌炎
- 异物吸入

框 53-1　百日咳的并发症

- 眶周水肿
- 结膜下出血
- 瘀点
- 鼻出血
- 咯血
- 皮下气肿
- 气胸
- 纵隔气肿
- 膈肌破裂
- 脐疝和腹股沟疝
- 直肠脱垂

From Marx J et al：Rosen's emergency medicine：Concepts and clinical practice，ed 7，Philadelphia，2010，Mosby.

- 细菌性肺炎
- 病毒性肺炎

评估

百日咳是常被忽视的引起青少年和成人慢性咳嗽的病因。咳嗽后呕吐和（或）吸气性哮鸣音增加了百日咳的可能性。因此，临床医生必须应用疾病的整体表现来进行诊断。

- 酶联免疫吸附试验可用于检测百日咳抗体。PCR 是最灵敏的快速检测百日咳的方法。PCR 检测仅用于确认符合百日咳症状和体征的患者的诊断。感染 1 个月后不太可能呈阳性，PCR 检测的灵敏度下降。抗生素治疗 5 d 后进行 PCR 检测可能导致假阴性结果，一般不建议使用
- 住院患者行血液培养
- 胸部 X 线检查
- 通常通过抽吸或用聚酯、人造丝或尼龙植绒拭子擦拭鼻咽后部后进行细菌培养
- 鼻咽分泌物的免疫荧光染色
- 可进行免疫球蛋白 G（IgG）或 A（IgA）的血清学检测。急性和恢复期免疫球蛋白增加两倍被认为是血清转化的证据。当未获得急性期血清时，单个 IgG 或 IgA 滴度升高也考虑诊断。对以后的疾病诊断很有用

实验室检查

血常规通常表现为明显的淋巴细胞增多：

- 白细胞计数高达 $18×10^9/L$
- 淋巴细胞占 70%～80%

影像学检查

如果怀疑继发性细菌性肺炎，胸部 X 线检查具有诊断价值。

 治疗

常规治疗

- 加强支持治疗：
  1. 充分补液
  2. 控制分泌物
  3. 气道维护
- 推荐使用抗生素（表 53-1），虽然抗生素能否改变病程尚存争议
  1. 阿奇霉素第 1 天服用 500 mg，第 2～5 天服用 250 mg。红霉素 50 mg/（kg·d），疗程 14 d。近期文献报道表明，7 d 的红霉素治疗方案可能和 14 d 的疗程一样有效。甲氧苄啶-磺胺甲噁唑每日 320 mg/1600 mg，分次服用，可用于对大环内酯类药物过敏或不耐受的患者
  2. 尽管未经证实，地塞米松 1 mg/（kg·d）分 4 次给药可用于严重且危及生命的阵发性发作
  3. 头孢曲松 75 mg/（kg·d），分 2 次给药，可广泛覆盖继发性细菌性肺炎
  4. 密切观察 < 6 个月的婴儿，因其出现呼吸暂停的风险较高
- 疫苗接种可有效预防疾病：建议所有儿童和成人都接种疫苗。建议儿童在 2 个月、4 个月、6 个月和 15～18 个月以及 4～6 岁时接受 5 联白喉、破伤风类毒素和脱细胞百日咳疫苗（diphtheria and tetanus toxoids and acellular pertussis，DTaP）系列
- 美国疫苗实践咨询委员会（ACIP）更新了破伤风类毒素、减毒活白喉和脱细胞百日咳疫苗（tetanus toxoid, reduced

表 53-1 各年龄组百日咳的推荐抗菌治疗和暴露后预防

年龄组	主要药物			替代药物 *
	阿奇霉素	红霉素	克拉霉素	TMP-SMZ
<1个月	推荐用药。10 mg/(kg·d) 单次给药, 疗程5 d (仅有有限的安全性数据)	不是首选。红霉素与婴儿肥大性幽门狭窄密切相关。如无阿奇霉素, 则使用; 40～50 mg/(kg·d), 分4次给药, 疗程14 d	不推荐 (无安全性数据)	2个月以下婴儿禁用 (胆红素脑病风险增加)
1～5个月	10 mg/(kg·d) 单次给药, 疗程5 d	40～50 mg/(kg·d), 分4次给药, 疗程14 d	15 mg/(kg·d), 分2次给药, 疗程7 d	禁忌证: 年龄<2个月。年龄≥2个月的婴儿: TMP 8 mg/(kg·d) 联合 SMZ 40 mg/(kg·d), 分2次给药, 疗程14 d
≥6个月的婴儿和儿童	第1天单次给药10 mg/kg (最大剂量500 mg), 第2～5天 5 mg/(kg·d) (最大剂量250 mg)	40 mg/(kg·d) (最大剂量1～2 g/d), 分4次给药, 疗程14 d	15 mg/(kg·d) (最大剂量1 g/d), 分2次给药, 疗程7 d	TMP 8 mg/(kg·d) + SMZ 40 mg/(kg·d), 分2次给药, 疗程14 d
青少年和成人	第1天单次给药500 mg, 第2～5天 250 mg/d	2 g/d, 分4次给药, 疗程14 d	1 g/d, 分2次给药, 疗程7 d	TMP 320 mg/d, SMZ 1600 mg/d, 分2次给药, 疗程14 d

SMZ, 磺胺甲噁唑; TMP, 甲氧苄啶

* 对于年龄≥2个月且对大环内酯类药物过敏、不能耐受大环内酯类药物或感染罕见的大环内酯类耐药百日咳杆菌的患者, 甲氧苄啶-磺胺甲噁唑 (TMP-SMZ) 可作为大环内酯类药物的替代药物

From Centers for Disease Control and Prevention: Recommended antimicrobial agents for treatment and postexposure prophylaxis of pertussis: 2005 CDC guidelines, MMWR Morbid Mortal Wkly Rep 54: 1-16, 2005.

diphtheria toxoid，and acellular pertussis vaccine adsorbed，Tdap）建议，19～64 岁成人可接种单剂 Tdap 疫苗代替常规破伤风–白喉类毒素（tetanus-diphtheria toxoid，Td）疫苗，65 岁及以上的老人如果与婴儿有密切接触（＜12 个月），建议接种单剂 Tdap 疫苗。ACIP 还建议所有孕妇每次妊娠时，最好在妊娠第 27～36 周期间接种一剂 Tdap 疫苗

- 阿奇霉素、克拉霉素或红霉素建议用于所有患有百日咳的高危人群、家庭接触者以及在 21 d 内接触过百日咳咳嗽的人：对大环内酯类药物不耐受者，每日口服两次甲氧苄啶–磺胺异噁唑

预防

密切注意按计划接种疫苗是最好的预防措施。

转诊

对入住 ICU 的致命性感染患者需转诊：
- 呼吸科相关领域专家
- 传染病学专家

 重点和注意事项

- 儿童百日咳的诊断很容易，但成人百日咳很少被诊断，往往被漏诊。既往健康的人症状持续不到 2 周，通常表现为持续剧烈的咳嗽咳痰，伴低热或不发热
- 儿童中约 11% 的百日咳病例可归因于拒绝疫苗接种，父母相信群体免疫能保护儿童，辟谣了群体免疫

推荐阅读

AAP Committee on Infectious Diseases: Pertussis (whooping cough). In Kimberlin DW et al: *Red book*, ed 30, Elk Grove Village, IL, 2015, American Academy of Pediatrics, 2015, Report of the Committee on Infectious Diseases, pp. 608-621.

Centers for Disease Control and Prevention: 2016 Provisional pertussis surveillance report, available at: www.cdc.gov/pertussis/downloads/pertuss-surv-report-2016-provisional.pdf. Accessed October 22, 2017.

Cornia PB et al: Does this coughing adolescent or adult patient have pertussis? *J Am Med Assoc* 304:890-896, 2010.

Kline JM et al: Pertussis: a re-emerging infection, *Am Fam Phys* 88:507-514, 2013.

Koepke R et al: Estimating the effectiveness of tetanus-diphtheria-acellular pertussis vaccine (Tdap) for preventing pertussis: evidence of rapidly waning immunity and difference in effectiveness by Tdap brand, *J Infect Dis* 10:942-953, 2014.

Paisley RD et al: Whooping cough in adults: an update on a reemerging infection, *Am J Med* 125:141-143, 2012.

Shapiro ED: Acellular vaccines and resurgence of pertussis, *J Am Med Assoc* 308:2149-2150, 2012.

Spector TB, Maziarz EK: *Pertussis, Med Clin North Am* 97:537-552, 2013.

第54章 纵隔炎
Mediastinitis

Glenn G. Fort

于鹏飞 译 张骅 审校

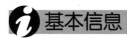 基本信息

定义

纵隔炎是指累及填充胸膜间隙和包围纵隔器官的结缔组织的感染。可呈急性或慢性。

同义词

纤维性纵隔炎

硬化性纵隔炎

肉芽肿性纵隔炎

ICD-10CM 编码
J98.5 纵隔炎

流行病学和人口统计学

急性纵隔炎（框 54-1）最常发生在胸骨正中切开术的术后感染，可能是一种危及生命的感染。大多数感染为细菌性。

慢性纵隔炎是一种慢性纵隔感染，其特征是侵袭性和压缩性炎症浸润。主要由真菌和部分细菌感染引起。

发病率：术后纵隔炎的发生率为 0.4% ~ 5%。

危险因素：纵隔感染有 4 种可能的来源：

- 创伤或外科手术中的直接污染（如心脏直视、食管）
- 血行或淋巴扩散
- 从颈部或腹膜后延伸的感染
- 肺、胸膜或胸壁的延伸感染

体格检查和临床表现

- 急性纵隔炎患者可出现急性发热、心动过速、胸痛、吞咽困

框 54-1　纵隔炎的分类

急性纵隔炎

 A. 由于食管的创伤性穿孔

  1. 自发性或非损伤性

  2. 异物相关

  3. 内固定或手术

 B. 由于邻近结构感染的播散

  1. 头颈部感染

  2. 肺部、胸膜、淋巴结或心包感染

  3. 膈下感染

  4. 脊柱骨髓炎

  5. 血行播散

 C. 术后的

慢性纵隔炎

From Cherry JD et al: Feigin and Cherry's textbook of pediatric infectious diseases, ed 8, Philadelphia, 2019, Elsevier.

  难或呼吸窘迫。可能有胸骨伤口感染或蜂窝织炎和（或）捻发音和胸壁水肿的表现

- 慢性纵隔炎患者大多无症状，直到出现与纵隔内或纵隔邻近结构的侵犯或阻塞有关的症状，如咳嗽、呼吸困难、哮鸣、胸痛、吞咽困难或咯血。慢性或硬化性纵隔炎的并发症包括：
  1. 上腔静脉综合征。组织胞浆菌感染是最常见的非恶性原因，以面部、颈部和躯干水肿、颈静脉扩张和头痛为特征
  2. 肺静脉或动脉阻塞
  3. 食管梗阻、肺源性心脏病、建构性心包炎
  4. 胸导管阻塞

病因学（表 54-1）

急性纵隔炎：

- 与头颈部感染或食管穿孔相关
  1. 厌氧菌：链球菌、韦荣球菌、梭形杆菌、放线菌、普雷沃菌、真杆菌、拟杆菌
  2. 需氧菌：链球菌、葡萄球菌、棒状杆菌、莫拉菌、肠道革兰氏阴性杆菌
  3. 真菌：白念珠菌
- 与心胸外科手术相关

表 54-1　纵隔炎的微生物学

头颈部感染或食管穿孔继发纵隔炎时，机体经常恢复

厌氧菌

革兰氏阳性球菌——消化链球菌属

革兰氏阳性杆菌——放线菌、优杆菌、乳酸杆菌

革兰氏阴性球菌——韦荣球菌

革兰氏阴性杆菌——拟杆菌属、梭形杆菌属、普雷沃菌属、卟啉单胞菌属

需氧菌或兼性厌氧菌

革兰氏阳性球菌——链球菌属、葡萄球菌属

革兰氏阳性杆菌——棒状杆菌

革兰氏阴性球菌——莫拉菌

革兰氏阴性杆菌——肠杆菌科、假单胞菌属、侵蚀艾肯菌

真菌——白念珠菌

继发于心胸外科手术的纵隔炎中有代表性的微生物及其感染率和范围

革兰氏阳性球菌

金黄色葡萄球菌，25%（7.1% ～ 66.7%）

表皮葡萄球菌，30%（6% ～ 45.5%）

肠球菌，10%（8% ～ 18.8%）

链球菌，2%（0% ～ 18.2%）

革兰氏阴性杆菌

大肠埃希菌，5%（0% ～ 12.5%）

肠杆菌，10%（4% ～ 21.4%）

克雷伯菌，3%（0% ～ 21.1%）

变形杆菌，2%（0% ～ 7.1%）

其他肠杆菌科，2%（0% ～ 20%）

假单胞菌，2%（0% ～ 54%）

真菌

白念珠菌，＜ 2（0% ～ 20.5%）

多种微生物，10%（0% ～ 40%）

其他偶尔报道的微生物

不动杆菌、沙门菌、军团菌、脆弱拟杆菌、棒状杆菌、洋葱伯克霍尔德菌、人型支原体、热带念珠菌、曲霉属、诺卡菌、克鲁沃菌、戈登菌、偶发分枝杆菌、龟分枝杆菌、支气管红球菌

其他引起纵隔炎的不常见原因

炭疽、布鲁氏菌病、放线菌病、肺吸虫病、链球菌肺炎

From Bennett JE et al：Mandell，Douglas，and Bennett's principles and practice of infectious diseases，ed 8，Philadelphia，2015，WB Saunders.

1. 革兰氏阳性菌：金黄色葡萄球菌、表皮葡萄球菌、肠球菌、链球菌
2. 革兰氏阴性菌：大肠埃希菌、肠杆菌、克雷伯菌、变形杆菌、假单胞菌、其他肠杆菌科
3. 真菌：白念珠菌

慢性纵隔炎：

- 荚膜组织胞浆菌是一种双态真菌，其在慢性纵隔炎中最常见，可引起纵隔肉芽肿或纤维性纵隔炎。真菌抗原从淋巴结渗漏到纵隔间隙被认为可引起过敏反应和随后的大量纤维化反应
- 其他：结核分枝杆菌、诺卡菌、放线菌、曲霉菌

 诊断

鉴别诊断

慢性纵隔炎：

- 可引起上腔静脉综合征的肿瘤（如霍奇金淋巴瘤、非霍奇金淋巴瘤、间皮瘤）
- 结节病
- 与放射相关的纵隔纤维化
- 硅肺

实验室检查

- 血常规及血细胞分类、C 反应蛋白和降钙素原提示细菌感染
- 标本微生物培养：需氧菌、厌氧菌和真菌，术中或任何脓性引流物
- 病理检查：可区分肿瘤和慢性纵隔炎，并可对组织标本进行特定的真菌染色

影像学检查

- 胸部 X 线检查：可显示纵隔增宽或纵隔脓肿，包括气泡或液平。食管穿孔时可见纵隔气肿（图 54-1）或气胸（表 54-2）
- 胸部 CT（图 54-2）：可显示与 X 线片相同的信息，但对纵隔受累程度的显示更敏感，且可指导引流用于治疗或诊断
- 对于硬化性纵隔炎，MRI 可能优于 CT

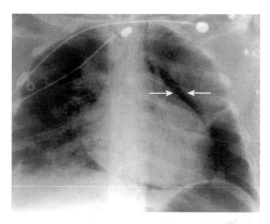

图 54-1　纵隔炎。胸部 X 线片显示纵隔炎患者有大片纵隔积气和心包积气（箭头）。（From Bennett JE et al：Mandell，Douglas，and Bennett's principles and practice of infectious diseases，ed 8，Philadelphia，2015，WB Saunders.）

表 54-2　手术部位感染 / 心脏手术后纵隔炎的危险因素

术前危险因素	手术危险因素	术后危险因素
年龄增加	急诊手术	需要重新探查
糖尿病	心脏移植	ICU 时间延长
金黄色葡萄球菌鼻腔定植	复杂的外科手术	需要机械通气＞48 h
曾行胸骨切开术	冠状动脉旁路移植术中使用胸内动脉	围术期血糖管理欠佳
慢性阻塞性肺疾病	手术时间延长	施行气管造口术
周围性血管病变	头发用剃刀刮，而不是用剪刀	术后心肌梗死
3 ～ 4 级心绞痛	抗生素使用时机不当	输注多种血液制品
肾衰竭需要血液透析	体外循环时间延长	术后低心排血量状态
心内膜炎病史	体外循环期间体核温度偏高（＞38℃）	
吸烟		
低心排血量		
合并感染		
术前住院时间延长		
术前使用心室辅助装置		

From Bennett JE et al：Mandell，Douglas，and Bennett's principles and practice of infectious diseases，ed 8，Philadelphia，2015，WB Saunders.

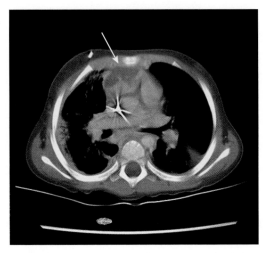

图 54-2 增强 CT 显示一急性肺炎链球菌菌血症和肺炎伴脓胸的儿童，前纵隔 3 cm×3 cm 不均匀性增强脓肿（箭头）。纵隔脓肿手术引流后培养物为无菌性。（From Cherry JD et al：Feigin and Cherry's textbook of pediatric infectious diseases，ed 8，Philadelphia，2019，Elsevier.）

治疗

非药物治疗

手术仍然是治疗纵隔炎的金标准治疗，可进行最佳引流和清创

- 开放技术：对急性纵隔炎进行感染组织清创，并对伤口进行开放填塞、延迟封闭或使用真空辅助封闭
- 封闭技术：清除感染组织，封闭胸骨，急性纵隔炎术后用引流管冲洗

急性期治疗

- 静脉注射抗生素：同样是治疗的基础，但如不行手术可能会治疗失败。应使用广谱抗生素直到有明确的培养结果。初始选择哌拉西林-他唑巴坦或美罗培南加万古霉素联合治疗急性纵隔炎疗效良好。其他的选择包括环丙沙星或头孢吡肟治疗革兰氏阴性杆菌，利奈唑胺治疗革兰氏阳性菌，甲硝唑治疗厌氧菌

- 疗程为 2 ～ 3 周，但有些病例可能需要 4 ～ 6 周

慢性期治疗

对于慢性纤维化或硬化性纵隔炎，目前尚无明确的治疗方法。抗真菌药物和类固醇通常无效。治疗的目的是通过缓解气道、血管或食管阻塞来缓解症状。手术治疗广泛纤维化的患者有很高的发病率和死亡率。

处理

患者需要广泛深度的伤口护理，可能需要真空辅助封闭和延长静脉注射抗生素。

转诊

- 胸外科医生和（或）头颈外科医生进行手术和清创
- 传染病学专家会诊进行抗生素的选择和长期管理

 # 重点和注意事项

专家点评

荚膜组织胞浆菌是一种双态真菌，常见于鸟类和蝙蝠的粪便中，在美国俄亥俄州和密西西比河谷最为多见。

预防

预防性使用抗生素需要在胸骨切开术的术前 60 min 内给予。如体重＜ 80 kg 可选择头孢唑林 1 g 静脉注射，如果体重＞ 80 kg 为头孢唑林 2 g 静脉注射，或头孢呋辛 1.5 g 静脉注射。如果患者对青霉素过敏或有 MRSA 感染史，或在 MRSA 感染常见的医院做手术，应使用万古霉素 1 g 静脉注射。

推荐阅读

Abu-Omar Y et al: European association for Cardio-Thoracic surgery expert consensus statement on the prevention and management of mediastinitis, *Eur J Cardiothorac Surg* 51(1):10-29, 2017.

Athanassiadi K: Infections of the mediastinum, *Thorac Surg Clin* 19:34-37, 2009.

Pastene B et al: Mediastinitis in the intensive care unit patient: a narrative review, *Clin Microbiol Infect* S1198-743X(19):30394-30395, 2019.

Peikert T et al: Fibrosing mediastinitis: clinical presentation, therapeutic outcomes, and adaptive immune response, *Medicine* 90(412), 2018.

第 55 章 膈下脓肿
Subphrenic Abscess

Glenn G. Fort

王楠　译　杜英臻　审校

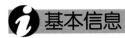 基本信息

定义

通常位于膈下被包裹的感染性液体的局部积聚，也可能累及肝和脾。

同义词

隔膜下脓肿

ICD-10CM 编码

K65.1　腹腔脓肿

K68.11　术后腹膜后脓肿

流行病学和人口统计学

发病率：尚不明确，但在所有腹部外科手术病例中，腹腔内脓肿的发生率为 1% ～ 2%。术前出现空腔脏器穿孔、排泄物溢出至腹膜或肠缺血时，其发生率会增加至 10% ～ 30%。

危险因素：

- 腹部手术，尤其是内脏意外穿孔
- 消化性溃疡穿孔
- 阑尾穿孔
- 憩室炎穿孔
- 肠系膜缺血伴肠梗阻
- 腹部创伤，尤其是穿透性创伤
- 异物摄入导致内脏穿孔

体格检查和临床表现

- 全身症状包括：
  1. 发热、全身不适或寒战

2. 咳嗽、呼吸频率加快、呼吸变浅或发出呼噜声

3. 患侧肩尖部痛（牵涉痛）

- 体格检查结果可包括：

1. 患侧叩诊浊音

2. 患侧呼吸音减弱或消失

3. 第 8 ～ 11 肋骨压痛

病因学

感染通常涉及多种微生物：需氧革兰氏阴性杆菌，最常见大肠埃希菌、克雷伯菌、肠杆菌和铜绿假单胞菌；革兰氏阳性球菌：绿色链球菌、肠球菌和金黄色葡萄球菌以及厌氧菌（见于 60% ～ 70% 的病例），如脆弱拟杆菌和梭状芽孢杆菌。

 诊断

鉴别诊断

- 肝脓肿
- 肝下脓肿
- 小囊脓肿
- 肺脓胸
- 膈疝

评估

最近行腹部手术（数周至数月）且具有上述全身症状和体格检查结果的患者均应进行检查。

实验室检查

- 血常规及血细胞分类计数可显示白细胞计数升高并核左移
- 约 50% 的患者血液培养呈阳性
- 对获得的样本行革兰氏染色和培养、需氧和厌氧菌鉴别

影像学检查

- X 线平片可以提示约 50% 的患者脓肿的位置，并可显示单侧膈和（或）膈下气液平面的升高
- 超声检查和 CT（图 55-1）更敏感
- 其他检查包括用镓 67 和铟 111 标记的白细胞扫描和 MRI

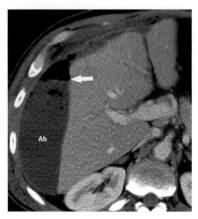

图 55-1 膈下脓肿。可见术后脓肿（Ab）是膈肌和肝之间的积液。肝肿块是液体定位的证据。气液平面（箭头）明显，由产气的大肠埃希菌引起。使用 CT 引导下的经皮导管引流成功治疗该脓肿。（From Webb WR et al: Fundamentals of body CT，ed 4，Philadelphia，2015，Saunders.）

Rx 治疗

感染源控制包括经皮引流或手术和静脉注射抗生素：

- 经介入放射学进行经皮引流术：
  1. 尽管影像引导的经皮穿刺引流的膈下定位可能存在问题，但经皮穿刺置管引流仍是首选治疗方法
  2. 方法包括肋下入路或肋间入路。肋间入路有较高的胸膜并发症风险，但这些并发症通常较轻微
  3. 使用的影像学检查方式包括超声、CT 和荧光检查
  4. 引流手术的并发症包括胸腔积液、气胸或脓胸
- 手术：脓肿复发或由于多发性脓肿不适合经皮引流术时可能需要手术
- 抗生素：应使用广谱抗生素覆盖革兰氏阴性菌、革兰氏阳性菌和厌氧菌，直到培养完成，并应在充分引流后继续使用至少 4 ~ 7 d。示例如下：
  1. 哌拉西林 / 他唑巴坦 3.375 g 静脉注射每 6 h 或 4.5 g 静脉注射每 8 h 1 次
  2. 美罗培南 1 g 静脉注射每 8 h 1 次或亚胺培南 0.5 ~ 1 g 静脉注射每 6 h 1 次

3. 环丙沙星 400 mg 静脉注射每 12 h 1 次＋甲硝唑 500 mg 静脉注射每 8 h 1 次用于青霉素类过敏患者

转诊

- 介入放射科
- 普通外科
- 传染病科

 重点和注意事项

专家点评

经皮穿刺引流术的成功率＞ 85%，复发率为 1% ～ 10%。

相关内容

继发性腹膜炎（相关重点专题）

推荐阅读

Preece SR et al: Safety of an intercostal approach for imaging-guided percutaneous drainage of a subdiaphragmatic abscesses, *AJR Am J Roentgenol* 202:1349-1354, 2014.

Solomkin JS et al: Diagnosis and management of complicated intraabdominal infection in adults and children: guidelines by the Surgical Infection Society and the Infectious Diseases Society of America, *Clin Infect Dis* 50:133-164, 2010.